braumüller

Dr. med. Christian Behrendt

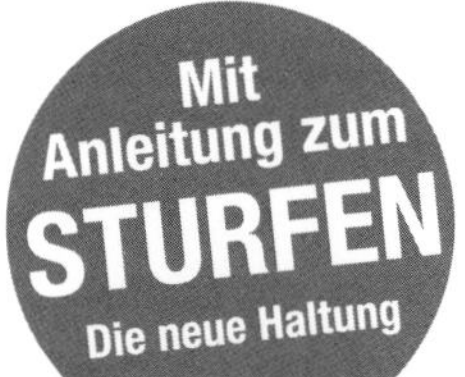

STARKER RÜCKEN

OHNE ANSTRENGUNG

Schmerzfrei durch Überwindung der Sitzkrankheit

braumüller

INHALT

TEIL II Die Lösung

Einführung

Sitzen ist ungesund. Stehen hingegen führt bei den meisten Menschen spätestens nach zwei Stunden zu Rückenschmerzen. Von diesen Rückenschmerzen durch das eigentlich gesunde Stehen muss man sich dann durch ungesundes Sitzen wieder erholen. Wie Sie dieses Paradox lösen, steht in diesem Buch.

Rückenschmerzen kommen vom Sitzen, auch bei denjenigen, die glauben, gar nicht so viel zu sitzen. Aufstehen, Bewegung und Sport lösen das Problem oft nicht und können sogar zu einer Verschlechterung führen. Zahllose Therapieverfahren stellen für Patientinnen und Patienten einen unübersichtlichen Dschungel dar. Hinzu kommt, dass die meisten Verfahren nicht ursächlich helfen, manche Therapien arbeiten sogar gegeneinander. Bei wirksamen Therapien besteht umgekehrt oft das Problem, dass viele Menschen es nach solchen Therapien nicht schaffen, regelmäßig Übungen als Vorsorge oder gegen bestehende Rückenschmerzen zu machen. Und so kehren diese Schmerzen häufig wieder.

In diesem Buch wird die Entstehung von Rückenschmerzen erklärt und es werden Methoden zur Schmerzbewältigung aufgezeigt, die selbst viele Ärztinnen und Ärzte sowie Therapeutinnen und Therapeuten noch nicht kennen. Es ist möglich, sein Leben so zu gestalten, dass nur gelegentliche oder auch gar keine Übungen erforderlich sind, um die Schmerzen der Vergangenheit angehören zu lassen. Insofern ist es auch ein Buch für Sportmuffel, denen es schwerfällt, ihren inneren Schweinehund zu überwinden, oder die schlicht zu wenig Zeit für ein anspruchsvolles Übungsprogramm haben. Zudem empfiehlt es sich für all jene, die trotz ausreichender Bewegung Schmerzen haben.

Ein neuer Lösungsansatz verbirgt sich hinter dem Begriff *Sturfen*. Es handelt sich dabei um eine Haltung, die ***St***ehen, ***S***itzen und (Internet-)S***urfen*** miteinander vereint. Sturfen verlegt das Training gewissermaßen direkt hinter den Schreibtisch – bei voller Leistungsfähigkeit. Sturfen ist für jeden Menschen geeignet, ob für Erwachsene oder Kinder, ob sportlich oder unsportlich, motiviert oder unmotiviert. Sturfen ist die nächste Dimension des Sitzens.

Um besser verstehen zu können, weshalb das Sturfen die Lösung für die Volkskrankheit Rückenschmerz sein kann, muss man wissen, wie Rückenschmerzen entstehen, wie sie falsch interpretiert und behandelt werden und wie die wirklich hilfreichen Therapien arbeiten. Ich lade Sie herzlich dazu ein, dies auf den nächsten Seiten zu entdecken. Ihr Rücken wird es Ihnen danken.

Teil I

Das Problem Rückenschmerz – bis heute ungelöst?

Das Problem Rückenschmerz

Die gute Nachricht zuerst: Unser Rücken hat keinen Konstruktionsfehler. Daher gibt es auch eine Lösung für die Volkskrankheit Rückenschmerz, wenngleich das für viele Menschen kaum vorstellbar erscheinen mag. Selbst für viele Ärztinnen und Ärzte sowie Wissenschaftlerinnen und Wissenschaftler scheint der Schmerz keine greifbare Ursache zu haben, daher ist er für sie auch so schwer behandelbar. Betroffene wiederum haben Angst, dass ihre Schmerzen chronisch werden könnten und sie um komplizierte Operationen nicht herumkommen. Speziell dann, wenn auch die gängigen Vorsorgemaßnahmen versagt haben.

Das generelle Missverständnis auf beiden Seiten kommt daher, dass Rückenschmerzen als Folge einer natürlichen Abnutzung aufgefasst werden, die selbst oft mit hoher Eigeninitiative wie Muskelaufbau, Dehnungen und Sport nicht in den Griff zu bekommen sind. Daher scheint es, als bliebe nichts anderes übrig, als mit den Schmerzen zu leben und sie im besten Fall mithilfe therapeutischer Maßnahmen einzudämmen – oft ohne dauerhaften Erfolg.

Es ist eine logische Folge der Funktionsabläufe der menschlichen Natur, dass die Fehlbenutzung des Körpers zu Schmerzen führt, auch wenn diese nicht immer an der Stelle auftreten, an der sie verursacht worden sind. Therapien folgen dieser Logik unseres Körpers oftmals nicht. Sie setzen nicht bei der Ursache selbst an, sondern versuchen vielmehr, den Schmerz an der Stelle, an der er auftritt, zu lindern. Zudem basieren sie oft auf der unkritischen Annahme von der allgemeinen Richtigkeit positiv besetzter Begriffe. So glauben etwa viele – ich würde fast sagen die meisten –, dass Sport und Bewegung generell ein Allheilmittel gegen Rückenschmerzen sind. Das stimmt aber nur bedingt. So ist etwa die Wirbelsäule zwar äußerst beweglich, bei den meisten Bewegungsarten wie beispielsweise dem Laufen wird sie jedoch zumeist nur auf zwei Beinen durch die Gegend getragen, anstatt dass sie selbst bewegt wird.

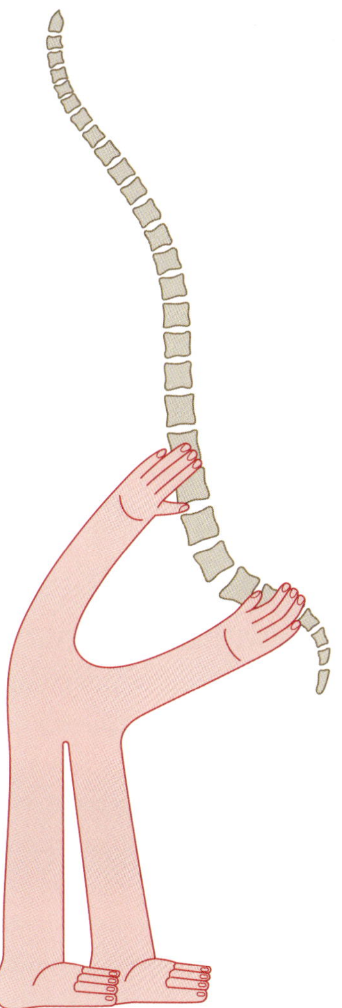

Die sehr bewegliche Wirbelsäule wird in vielen Fällen, statt sie selbst zu bewegen, einfach nur auf zwei Beinen durch die Gegend getragen. Bewegung wird somit falsch verstanden.

Die meisten Therapieverfahren und -empfehlungen lösen also das zugrunde liegende ursächliche Problem nicht. Dabei gibt es einen manifesten Grund für den Rückenschmerz. Seine Entstehung erfolgt über eine Verkettungskaskade mehrerer aufeinanderfolgender Schritte, die erst am Ende zu Schmerz und Abnutzung führen. Praktisch kein Therapieverfahren setzt an allen Gliedern dieser Kette an.

Ärztinnen und Ärzte raten fast willkürlich – so erscheint es zumindest oft – zu Bewegung oder zu Schonung. Bei manchen Schmerzen wird ein striktes Bewegungs- und Sportverbot ausgesprochen, bei anderen wiederum wird Bewegung sogar ausdrücklich empfohlen. Genauso werden Kräftigung und Dehnung in einem Atemzug empfohlen, ungeachtet der Tatsache, dass das eine das Gegenteil des anderen sein kann. Wie ist es dann, wenn man zwei Erkrankungen hat? Eine, die man besser mit Schonen und eine, die man besser mit Bewegung heilen soll – sollte man sich dann teilen? Betroffene haben somit auch oft das Problem, dass sie vor lauter Empfehlungen nicht mehr wissen, was richtig ist.

Wir haben genug Muskeln

Unser Körper baut Muskulatur nach Bedarf auf und auch wieder ab. Wird mehr Kraft benötigt, wachsen die Muskeln, wird sie nicht mehr benötigt, werden die Muskeln wieder schwächer. Im Fitnessstudio nutzt man genau diesen Mechanismus. Durch das Krafttraining wird dem Muskel vorgegaukelt, er brauche mehr Kraft, und die Muskelmasse nimmt zu. Jedoch auch ohne Kraftsport wird sich die Muskulatur immer auf den notwendigen Bedarf einstellen. Der Muskelauf- und -abbau funktioniert unendliche Male ganz ohne unser Eingreifen. Was nicht von selbst funktioniert, ist die Dehnung. Dehnbarkeit und Elastizität von Muskeln sind vielmehr das Ergebnis einer gezielten Betätigung. Bei fehlender bzw. nach geringer Dehnung regelt der Muskel als Schutz gegen Verletzungen ab. Die Folge ist ein verkürzter Muskel, der sich nicht mehr elastisch auf die Länge bringen lässt, die er ursprünglich hatte. Der Mechanismus, mit dem man einen Muskel wieder dehnbar machen kann, ist das fehlende Glied in der Kette der Behandlung der Volkskrankheit Rückenschmerz.

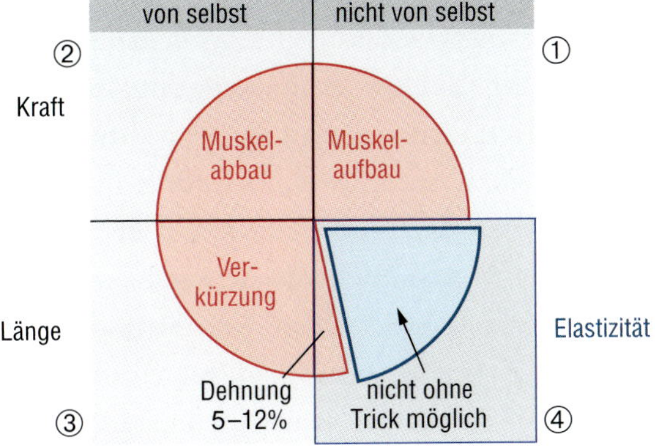

In den beiden oberen Quadranten ist die muskuläre Kraft dargestellt: Rechts oben (①) zeigt sich der Kraftaufbau, links (②) der von selbst entstehende Muskelabbau, wenn kein Reiz für Kraft besteht. In den beiden unteren Quadranten ist die Muskelverkürzung beziehungsweise die Elastizität der Muskeln dargestellt: Links unten (③) ist die Muskelverkürzung zu sehen. Im rechten unteren Quadranten (④) ist links die gewöhnliche Dehnung abgebildet. Sie ist nur bedingt möglich, da der Körper aufgrund eines Schutzmechanismus die Dehnungsfähigkeit begrenzt. Rechts ist der restliche Elastizitätsgewinn dargestellt, den der Körper nur unter gewissen Voraussetzungen zulässt, und der sich nicht von selbst einstellt.

Schmerzen haben einen Sinn

Fast jeder Mensch hat im Laufe seines Lebens einmal Rückenschmerzen. Viele leiden sogar dauerhaft an Rücken- und/oder Gelenkschmerzen. Die Ursache sind schädigende Faktoren durch muskuläre Verkürzungen, für die unser Körper zwar Kompensationsmechanismen entwickeln kann, allerdings nur bis zu einem gewissen Grad: Nehmen die schädigenden Faktoren überhand, sendet er als Impuls ein Schmerzsignal aus, damit der Mensch etwas ändert.

Beim Griff auf eine heiße Herdplatte wird die Hand reflektorisch weggezogen. Der Schmerz verhindert so weitere Schäden. Eine ähnliche

Logik ist auch für orthopädische Probleme wie Rückenschmerzen auszumachen. Schmerzen entstehen durch Fehlbenutzung des Körpers und sie hören bei Abstellen der Ursache oft wieder auf. Anders gesagt: Droht keine Gefahr einer weiteren Schädigung mehr – wird der Schmerz also nicht mehr gebraucht –, stellt der Körper ihn einfach wieder ab, und zwar meist sofort. Das Richtige ist also gerade bei Rückenschmerzen in vielen Fällen nicht das, wofür es die meisten halten. Um Schmerzen effektiv bekämpfen zu können, muss man sich ihre Genese vergegenwärtigen bzw. ihre Entstehungsgeschichte rekonstruieren.

Schmerz ist kein Fehler im System und er rührt auch nicht von einer Schädigung oder Abnutzung des Körpers her, auch wenn sogar Ärztinnen und Ärzte das behaupten. Fragt man sie nach der Ursache für Schmerz, bekommt man gelegentlich zur Antwort, der Körper sei eben nicht für das Alter, das wir heute erreichen, geschaffen. Sie führen dann exemplarisch Generationen vor uns an, die schon allein deshalb nicht so alt geworden sind, weil es ihnen an medizinischer Versorgung und Hygiene mangelte und sie zumeist schwerer körperlicher Arbeit ausgesetzt waren, sodass sie im Alter von vierzig Jahren aus denselben Gründen tatsächlich gebrechlich wurden und vergreisten. Dagegen, dass unser Körper nicht für eine Lebensspanne von hundert Jahren ausgelegt sein sollte, verwehre ich mich jedoch.

Was ist Schmerz?

In meinen ersten Jahren als Arzt glaubte ich selbst, dass ein abgenutztes Gelenk oder eine ebensolche Bandscheibe schmerzen würden. Knorpel und Bandscheiben haben jedoch gar keine Schmerzrezeptoren. Durch viele neue Therapieverfahren habe ich gelernt, dass Schmerz fast immer vom Muskel ausgeht, gelegentlich auch von der Gelenkkapsel. Und selbst starke Schmerzen gehen manchmal von einem ganz winzigen Punkt aus.

Warnschmerz versus Schädigungsschmerz

Der Warnschmerz

In der Regel ist der erste Schmerz, den wir spüren, ein sogenannter *Warnschmerz*, manchmal kommt vor dem Schmerz – gewissermaßen als Vorwarnung – ein Knackgeräusch. Das Knacken ist die Folge eines zu hohen Drucks auf ein Gelenk. Das Phänomen verdankt sich Flüssigkeitsverschiebungen im Gelenk oder ist durch Reibungen von Sehnen versursacht. Generell ist es so, dass der Körper ein Signal gibt, bevor ihm ein Schaden droht. Dieser erste Schmerz, der Warnschmerz, ist auf Röntgen- oder MRT-Bildern in der Regel nicht zu sehen, da der Körper strukturell ja noch in Ordnung ist. Vielmehr weist der Schmerz auf eine Überlastung beziehungsweise auf eine Fehlbelastung hin. Der Körper möchte mit dem Schmerzsignal dazu auffordern, die Fehlhaltung aufzugeben, damit kein Schaden entsteht – nicht mehr und nicht weniger.

In so einem Fall mithilfe von bildgebenden Verfahren wie Röntgen oder Magnetresonanztomografie (MRT) nach irgendwelchen Schäden zu suchen, ergibt also nicht unbedingt Sinn, mit der Einschränkung, dass sich ein Arzt bei einem neuen Patienten zuerst einmal einen Überblick verschaffen und schwere Erkrankungen ausschließen möchte.

So tröstlich es klingen mag, dass Schmerz in seinem Anfangsstadium keine Spuren auf Bildern hinterlässt, so wirft es zugleich auch viele Probleme auf – besonders in Zeiten wie diesen, in denen die Medizin zu einer Gerätemedizin geworden ist und die Erfahrung des

Arztes nicht mehr zu zählen scheint. Was nicht schwarz auf weiß in einem Bericht steht, existiert nicht. Muskuläre Schmerzen erscheinen oft nebulös. Ist nichts Eindeutiges zu sehen, wird dann oft die Psyche bemüht. Zu Unrecht allerdings, da sie in den meisten Fällen nicht die Ursache der Beschwerden ist.

Ärztinnen und Ärzte sowie Patientinnen und Patienten erhalten durch Röntgen- und MRT-Bilder unter Umständen einen falschen Eindruck. Letztere sind enttäuscht, für die erlittene Qual keine sichtbare Bestätigung zu bekommen. Erstere wiederum interpretieren den unauffälligen Befund oft falsch, weil sie keine behandelbare Schmerzursache erkennen können. In einigen Fällen, vor allem bei jungen Menschen, wissen sie dann nicht weiter. Es folgen dann oft eher allgemein gehaltene Ratschläge zur Umsetzung einer sportlicheren und gesünderen Lebensweise, meist gepaart mit der Empfehlung zum Muskelaufbau.

Patientinnen und Patienten mit Schmerzen verlangen nach Bildern. Es gibt ein Gefühl von Sicherheit, wenn man das Kind beim Namen nennen kann. In Wahrheit ist es jedoch oft gar nicht so entscheidend, was ein Bild zeigt. Vielmehr ist es wichtig, den Schmerz als Alarmsignal ernst zu nehmen und seine Ursache ausfindig zu machen. Bilder dienen vor allem Ärztinnen und Ärzten, die im Falle einer notwendigen Therapie, wie einer Operation oder zum Beispiel einer gezielten Spritzenbehandlung, damit eine genauere Behandlung planen können. Um eine Physiotherapie zu machen, bedarf es meist keiner Bilder. Ärztin oder Therapeut sollten durchaus auch ohne Bilder mit einer Behandlung beginnen. Erst dann, wenn der Schmerz nicht besser wird, sind Bilder wirklich erforderlich.

Ganz generell wichtig ist umgekehrt, bei Schmerzen schon im Anfangsstadium tätig zu werden. Schließlich gilt es, einen Schaden, der im Entstehen begriffen ist, zu verhindern. Selbst der Beginn eines chronischen Schmerzes, und zwar auch dann, wenn dieser als leicht empfunden wird, erfordert ein Eingreifen. Wenn auf Bildern nichts zu sehen ist, muss eine Ärztin oder ein Therapeut wissen, weshalb es üblicherweise zu Schmerzen in der betroffenen Region kommt.

Leider ist Schmerz in seinem Anfangsstadium oft schwer einzuordnen. Er wird daher von vielen Ärztinnen und Ärzten und auch von ganzen Ärztegesellschaften in Ermangelung einer Erklärung als *unspezifisch* abgetan. So wird es auch in ärztlichen Leitlinien propagiert. *Unspezifisch* bedeutet hier nicht nur, dass man kein sichtbares Korrelat für den auftretenden Schmerz hat, sondern es spricht auch für ein Unwissen über die Ursache des Schmerzes.

Einen *unspezifischen Schmerz* gibt es meiner Erfahrung nach nicht. Eine simplifizierende Sicht, sprich die Klassifikation als *unspezifisch*, wird dem komplexen Organ Rücken mit seiner knöchernen Wirbelsäule, seinen Muskeln, Gelenken, Bandscheiben und Nerven nicht gerecht.

Die Suche nach den Ursachen von Schmerzen wird durch das Faktum erschwert, dass akute Schmerzen zumeist nach vier bis acht Wochen von selbst vergehen. Schließlich können die Alarmglocken nicht pausenlos schrillen. Diese spontane Schmerzreduktion wird dann als Erleichterung empfunden, ist jedoch insofern tückisch, als dann auch kein Antrieb mehr gegeben ist, maßgeblich etwas zu ändern. Der Mensch ist eben ein Gewohnheitstier, und so bleibt es vielen dann auch nicht erspart, dass der Schmerz nach einer gewissen Periode wieder zurückkehrt. Das zugrundeliegende Problem ist in den meisten Fällen allerdings nicht behoben worden. Die vermeintliche Heilung des Schmerzes ist nämlich keine Entwarnung, sondern verdankt sich der Kompensationsfähigkeit unseres Körpers, die diese Schmerzreduktion bewirkt hat.

Im Grunde ist jeder Schmerz erst einmal als Warnschmerz anzusehen. Auch ein solcher sollte therapeutisch behandelt werden. Wenn er jedoch nicht vergeht oder immer wieder kommt, ist das nach spätestens sechs Wochen ein Fall für die orthopädische Praxis. Spätestens dann braucht es eine Ärztin oder einen Arzt.

Der Schädigungs- oder Defektschmerz

Anders verhält es sich bei einem Schmerz, der einen irreparablen Schaden anzeigt oder auf eine Schädigung der Struktur zurückzuführen ist. In so einem Fall spricht man von einem *Schädigungs- oder Defektschmerz*. Letzterer ist jedoch zum Glück nicht der Normalfall. Sollten Sie also Schmerzen haben, können Sie vorerst davon ausgehen, an keinem Schädigungsschmerz, sondern an einem Warnschmerz – einem „guten Schmerz" – zu leiden, der dazu da ist, Sie auf etwas aufmerksam zu machen, und zwar selbst dann, wenn Röntgen- und MRT-Bilder zahlreiche Abnutzungen zeigen. Aus eigener Erfahrung weiß ich, dass auch in einem solchen Fall Hilfe möglich ist. Dennoch geben sich viele Menschen zu früh mit der Diagnose der Abnutzung ihrer Gelenke oder Wirbelsäule zufrieden und gehen davon aus, dass nur eine Operation helfen würde. Im Falle einer Spinalkanalstenose oder einem Wirbelbruch kann eine frühzeitige Operation sinnvoll sein, ansonsten gibt es meist andere Optionen. Dass so viele Patientinnen und Patienten davon überzeugt sind, dass ihnen nur eine Operation helfen könne, liegt daran, dass sie oft bereits viele aufwendige und zuweilen auch kostspielige Therapien hinter sich haben, die wenig bis kaum wirksam waren. Das bestätigt sie in ihrer Annahme, dass es gar keine hilfreiche Therapie geben würde und der operative Eingriff der letzte Ausweg aus dem Leidensweg sei. Bis auf wenige Ausnahmen sind jedoch ein Schmerz und eine Schädigung am Rücken auch ohne Operation und auf Dauer zu beseitigen.

In der Schmerztherapie tendiert man immer öfter dazu, Schmerzen mit opiumhaltigen Betäubungsmitteln zu behandeln. Schmerzmittel sollen dann das Warnsignal, das man als solches nicht identifiziert hat, unterdrücken. Es kommt der menschlichen Bequemlichkeit entgegen, an seiner Lebensweise nichts ändern zu müssen. In Wahrheit führt das jedoch oft zu einer Abhängigkeit von Medikamenten. Das ist nichts anderes als ein Missbrauch des Körpers, der an sich ein perfekt ineinander arbeitendes System ist. Die massenhafte Anwendung von Schmerzmitteln, die Zulassung immer neuerer Arzneimittel und die immer breitere Anwendung werden die Menschheit vermutlich nicht heilen. Ganz im Gegenteil: Die Massenanwendung von Opioiden in den USA mit zahlreichen Drogenabhängigen und Toten ist als *Opioidkrise* in die Geschichte eingegangen.

Es ist aber nicht alleine die Nutzung starker Medikamente, die problematisch ist. Neueste Studien zeigen, dass selbst die frühzeitige Verwendung von leichten Schmerzmitteln wie Ibuprofen in der Anfangsphase von Rückenschmerz ein 1,76-fach erhöhtes Risiko einer Chronifizierung des Schmerzes haben, als wenn auf Medikamente ganz verzichtet würde. Es wird daher wissenschaftlich diskutiert, dass man den Einsatz von Schmerzmitteln bei akuten Schmerzen grundsätzlich überdenken sollte (Parisien et. al. 2022).

Schmerzen sind mit Sicherheit schwer zu ertragen, dennoch ist es nicht legitim – und auch nicht sinnvoll – jedes Mittel zu ihrer Bekämpfung heranzuziehen. Wir müssen Schmerzen vielmehr begreifen als das, was sie sind, als ein Alarmsignal unseres Körpers, das uns vor einer Schädigung in weiterer Folge schützen will.

Definition von Rückenschmerzen

Grundsätzlich unterscheidet man zwischen zwei verschiedenen Schmerzen, dem akuten, der plötzlich auftritt, und dem chronischen, der andauernd da ist oder immer wieder kommt. Als schmerzhafter wird der akute empfunden, jedoch kann auch der chronische sehr unangenehm sein.

Den akuten Schmerz kann man noch einmal unterteilen, und zwar in einen spezifischen und einen unspezifischen Schmerz.

Der unspezifische Rückenschmerz

Dem unspezifischen Rückenschmerz ist keine eindeutige Pathologie zuzuordnen bzw. ist keine eindeutige Pathologie auf Röntgen- oder MRT-Bildern zu sehen. Der unspezifische Rückenschmerz hat in der Regel eine Dauer von maximal sechs bis acht Wochen und sollte dann eigentlich von selbst vergehen. Er kann sich als Hexenschuss bemerkbar machen, jedoch auch ein Schmerz sein, der nicht eindeutig zuzuordnen ist. Leider kommt es immer wieder vor, dass ein spezifischer Rückenschmerz nicht als solcher erkannt und für einen unspezifischen gehalten wird. Mit dem unspezifischen Rückenschmerz beschäftigen sich zahlreiche medizinische Fachgesellschaften. Da er nicht eindeutig zu fassen ist – so der allgemeine Konsens –, beanspruchen alle möglichen Fachgruppen von der Orthopädie über die Psychiatrie und Neurologie die Therapie für sich.

Der spezifische Rückenschmerz

Der spezifische Rückenschmerz ist auf bildgebenden Verfahren zu sehen oder kann sich als Lähmung oder Taubheit bemerkbar machen. Konkret handelt es sich dabei beispielsweise um einen Bandscheibenvorfall, einen Wirbelbruch, eine Wirbelgelenksarthrose oder eine Spinalkanalstenose. In der Regel kann er durch medizinische Intervention zumindest verbessert werden. Methoden wie die Operation von Bandscheibenvorfällen, die Versteifung von Wirbelarthrosen und das Ausfräsen von Spinalkanalstenosen können – müssen aber nicht – helfen.

Fehlannahmen bei Rückenschmerzen

Eine Medizin ohne Ursachenforschung

Die Prävention von Erkrankungen oder Schmerz kann nur dann effizient erfolgen, wenn man die Ursachen erkennt – und abstellt. Eines der Hauptprobleme unserer Medizin besteht darin, dass es nicht wirklich von Interesse ist, weshalb ein Schaden eingetreten ist. Unser Gesundheitssystem ist auf das Erkennen und Behandeln von Krankheiten fokussiert, nicht jedoch auf ihre Auslöser. Fragt man seinen behandelnden Arzt danach, bekommt man oft lapidare und eher allgemein gehaltene Antworten wie „Es ist halt so". Zumeist wird die Lebensführung (zu wenig Sport, zu viel Sport, zu viel Zucker, zu viele Zigaretten) oder die Lebenshaltung (Defizite nach einer schweren Kindheit, eine schwierige psychische Disposition) angeführt. Vordergründig betrachtet, klingt das alles ganz plausibel, und man kann geneigt sein, sich damit zufriedenzugeben. Geht man dem Ganzen auf den Grund, erkennt man jedoch schnell, dass viele Antworten einfach nicht der Realität standhalten. Denn wie verhält es sich beispielsweise mit all jenen Patientinnen und Patienten, die Schmerzen haben, obwohl sie jung, fit, nicht übergewichtig sind und nicht rauchen? Auch solche gibt es nämlich – und gar nicht wenige davon. Für sie hat man andere Antworten parat: Es handle sich etwa um den falschen Sport, um die falsche Haltung und so weiter.

Die Suche nach Ausreden

Bei orthopädischen Erkrankungen schwingt immer die Eigenverantwortung mit, gepaart mit der zu erwartenden Mahnung der Ärztin oder des Arztes, sich mehr zu bewegen. Vielleicht ist dies ein Grund, weshalb viele Menschen auch Antworten dort suchen, wo einen keine persönliche Schuld treffen kann. Rheuma, Borreliose und Nervenkrankheiten werden zumindest als solche angesehen. Auch wenn neurologische oder rheumatische Krankheiten wirklich ernste Krankheiten sind, die niemandem zu wünschen sind, sind viele Patientinnen und Patienten mit einer Diagnose aus diesen Fachbereichen zufrieden gestellt. Bei einer Krankheit aus dem Bereich Rheumatologie handelt es sich in der Regel um Autoimmunerkrankungen, also um einen Angriff des Körpers auf sich selbst. Grob gesagt und ohne in Details gehen zu wollen, scheint nachvollziehbar, dass der Patientin oder dem Patienten hier kaum ein Eigenverschulden vorgeworfen werden kann. Neurologische Erkrankungen werden in der Regel als Krankheiten der Nerven angesehen, weshalb die Schuldfrage auf die Nerven geschoben wird. Das ist zumindest oft die Sichtweise der daran Erkrankten. Echte Nervenerkrankungen sind zum Glück selten, leider aber auch sehr schwerwiegend. Der überwiegende Teil der Nervenschädigungen entsteht durch Druck auf Nerven durch andere Strukturen, meistens durch Muskeln oder Sehnen. So kommt es beispielsweise beim Karpaltunnelsyndrom durch eine chronische Sehnenerkrankung in den Händen zur Nerveneinengung. Wird der Kanal gespalten, in dem Nerven und Sehnen liegen, und damit mehr Platz für die geschwollenen Sehnen und den dadurch eingeengten Nerv geschaffen, kommt der Schmerz durch die Druckentlastung zur Ruhe. Auch Kopf- und Gesichtsschmerzen sind überwiegend durch muskulären Druck auf Nerven verursacht. In der Wahrnehmung der Erkrankten scheint auch hier kein Zusammenhang zum eigenen

Verhalten zu bestehen. Tatsächlich ist die Druckschädigung von Nerven jedoch oft die Folge einer einseitigen Bewegungsrichtung unseres Körpers und somit unserem gesellschaftlich antrainierten Verhalten zuzuschreiben.

Der Bequemlichkeit kommen dabei alle Arten von Ausreden entgegen, suggerieren sie doch, dass man nicht selbst, sondern jemand anderer die Schuld an dem misslichen Zustand trägt. Nicht selten lässt man sich auch gerne bestätigen, Opfer eines gebrechlichen Körpers zu sein, da auch das weitestgehend der Verantwortung enthebt und von der aktiven Beteiligung an der Heilung entbindet. Auch wird der eine oder die andere als Krankheitsgewinn vom Mitleid seiner Umgebung profitieren.

Natürlich sind Krankheiten und Schmerzen auch immer in irgendeiner Form schicksalhaft. Schließlich gibt es Menschen, die gänzlich ungesund leben und weder krank werden noch Schmerzen haben. Andere wiederum, die sehr körperbewusst sind, erkranken schwer. Dieses Lebensrisiko können wir nicht restlos ausschalten, egal, wie gut die Maßnahmen auch sein mögen. Unterstützung von Seiten der Umgebung ist daher bei jeder Erkrankung angebracht, ob verschuldet oder unverschuldet.

Prävention kann quälen

Als Kind musste ich stundenlang Geige üben. Mein Großvater war ein begnadeter Geiger gewesen, also sollte auch der Enkel das Geigespielen lernen, damit meine Mutter wiederum einen neuen Partner zum Musizieren gehabt hätte. Meine kläglichen Versuche an der Geige führten in meinem Fall lediglich dazu, dass meiner Mutter auffiel, dass ich einen krummen Rücken hatte. Der Doktor stellte dann eine Skoliose fest, daraufhin wurde ich alle sechs Monate durchleuchtet und musste über Jahre hinweg wöchentlich zur Physiotherapie. Soweit ich mich erinnern kann, habe ich in all den Jahren die mir aufgetragenen Übungen nicht mehr als dreimal zuhause nachgeturnt. Meine Skoliose ist nicht besser geworden. Der springende Punkt: Die Übungen, die auch heute noch kleinen Kindern mit einem ähnlichen Problem gezeigt werden, helfen kaum, und wenn, dann nur kurzfristig. Aus heutiger Sicht muss ich sagen, dass sie das Problem nicht hätten lösen können, und zwar auch dann nicht, wenn ich sie gewissenhaft ausgeführt hätte. Kinder und Jugendliche animiere ich heute mehr zu einer Verhaltensänderung bzw. den Einbau von bequemen Alltagspositionen. Damit kommen sie oft besser zurecht als mit sechs Sitzungen Physiotherapie, deren Therapieerfolg meist nach Wochen ohne regelmäßige Übungen wieder nachlässt.

Bei mir führte mein Skoliose-Problem in weiterer Folge dazu, dass mir meine Mutter bei jedem Mittagstisch einen Klaps auf den Rücken mit dem sehr gut gemeinten Ratschlag „Junge, sitz grade" gab, auch noch während meiner Pubertät. Gefühlt habe ich diesen Spruch öfter gehört als es Mittagessen gab. Mein Lateinlehrer fragte mich irgendwann einmal, ob mein Vater Offizier sei, weil ich immer so gerade sitzen würde. Nein, mein Vater war kein Offizier, die Skoliose war trotzdem weiter da, und Geige kann ich bis heute nicht spielen. Immerhin weiß ich nun genau, weshalb diese Ratschläge weder mir geholfen haben noch anderen Kindern je helfen werden. Die Ursachen für unsere Rückenprobleme sind eben ganz andere.

Echte Prävention

Vorsorge ist grundsätzlich etwas Gutes. Prävention von Erkrankungen kann jedoch nur erfolgen, wenn man die Ursachen kennt und abstellt. Natürlich sind Empfehlungen sich zu bewegen, sich gerade zu halten oder abzunehmen nicht unbedingt falsch, aber sie greifen zu kurz, gerade bei dem Problem Rückenschmerz. Deshalb schützen uns auch Rückenkurse nicht unbedingt vor Rückenschmerzen, schon weil die Ursache von Rückenschmerzen noch nicht identifiziert war, als die meisten dieser Kurse ins Leben gerufen wurden.

Da unsere Medizin sehr darauf bedacht ist, Schäden zu suchen und zu reparieren, kümmert sie sich bis heute zu wenig um die Ursache der Schäden. Echte Prävention, also ein ernst gemeinter Schutz vor Krankheiten, beginnt jedoch beim Abstellen der Krankheitsursachen. Weiß man, weshalb und wie Rückenschmerz entsteht, kann man effiziente Ratschläge erteilen, die dabei helfen, Rückenschmerzen & Co. den Garaus zu machen. Umsetzbar sollten sie natürlich sein.

Was unseren Körper angeht, gibt es zwei Arten zu helfen. Bei der Ersteren handelt es sich um den Erhalt der Gesundheit, die ein Abstellen möglicher Krankheitsursachen impliziert.

Bei Zweiterer geht es um die Unterstützung von Kompensationsmechanismen, damit sich der Körper selbst helfen kann. Dazu zählt alles, was Therapeutinnen und Therapeuten sowie Ärztinnen und Ärzte machen, ganz gleich ob es Vorsorge und Prävention genannt wird oder ob es sich um Maßnahmen wie Physiotherapie, Spritzen, Anwendungen aller Art und Schmerzmittel handelt.

Erst im dritten Schritt wird ein Eingriff in Betracht gezogen, der die Struktur verändert, wie eine Operation oder eine gezielte Ausschaltung von schmerzendem Gewebe. Aber, und das ist wichtig, auch Operationen können dazu führen, eine Therapiefähigkeit herzustellen, damit die oben genannten Verfahren zur Gesunderhaltung und des Abstellens der Krankheitsursachen überhaupt möglich werden können.

Gesund = echte Prävention Findet praktisch nicht statt!	**Gesunderhaltung** • Verzicht auf Sitzen seit der Kindheit • das Ausüben von Sportarten von Kindesbeinen an, die einen großen Bewegungsumfang der Gelenke fördern	**Abstellen von Krankheitsursachen** • das Rückgängigmachen seit der Kindheit bestehender muskulärer Verkürzungen
Kompensation Prävention / „Vorsorge" und Medizin	**Unterstützung des Körpers bei der Kompensation** • Medizin • Orthopädie • Spritzen • Physiotherapie • Krafttraining • Medikamente • Bewegung, Sport	**Reparatur von Schäden** • Operationen • Verödung von Nerven

THERAPIEVERFAHREN:
In der oberen Reihe sind die zwei Verfahren aufgeführt, die vorbeugen oder die Krankheitsursache abstellen, in der Orthopädie aber beide nicht genutzt werden. In der unteren Reihe ist die von der Medizin angewandte Unterstützung des Körpers bei der Kompensation angeführt. Auch Gesundheitsprogramme, die präventiv bezeichnet werden, sind zumeist keine echte Prävention, sondern ebenso nur kompensierend.

Medizin, wie sie heute praktiziert wird, ist fast ausschließlich kompensierend, ursächliche Heilung fördert sie meist nicht. Gerade in letzter Zeit ist jedoch *Präventivmedizin*, also die vorbeugende Medizin, zu einem Modewort geworden. Leider ist es aber nicht damit getan, dass man die Krankenkassen in Gesundheitskassen umbenennt. Schon gar nicht dann, wenn die Leistungen, die von ihnen erbracht werden, gerade die Prävention, also die Gesunderhaltung, ausschließen. Denn was als Prävention angeboten wird, ist oft keine echte Prävention, weil es die Krankheitsursache nicht abstellt, sondern auf kompensatorischer Ebene bleibt und auf dem Boden der Krankheitsursache Übungen verschrieben werden, statt erst die Ursache abzustellen und damit ein Gleichgewicht herzustellen. Gerade im Bereich der Orthopädie und Schmerztherapie hat das fatale Folgen, wie wir noch sehen werden.

Sitzen ist das neue Rauchen

Eine kleine Geschichte des Sitzens

Das heutzutage geradezu epidemische Auftreten von Rückenschmerzen legt den Verdacht nahe, unser Rücken sei eine Art Schwachstelle, die in der Evolution nicht berücksichtigt oder übergangen worden sei. In Wirklichkeit ist es so, dass wir selbst dafür sorgen, dass wir gerade dort Schmerzen bekommen. Das liegt zu einem Großteil daran, dass wir nicht dazu gebaut sind, stunden- und tagelang in einem Büro vor einem Computer zu sitzen. Das Sitzen ist eine Erfindung der Neuzeit, wie der deutsche Journalist Matthias Heine in einem brillanten Artikel in der *Welt* vom 6. April 2019 zusammenfasst, der hier im Original wiedergegeben werden soll:

Neulich bekamen wir erklärt: Sitzen ist das neue Rauchen. Stühle sind schädlich für die Volksgesundheit wie Zigaretten und müssten eigentlich Schockbilder von Hämorrhoiden und kaputten Rücken auf der Lehne haben. Auf der Suche nach den Urhebern dieses orthopädischen Desasters stößt man logischerweise auf alte weiße Männer. 2000 Jahre alte weiße Männer, um genau zu sein.

Bei den Römern lässt sich erstmals ein Möbelstück nachweisen, das mit seinen vier Beinen und seiner viereckigen Sitzfläche heutigen Vorstellungen von einem Stuhl nahekommt. Bei Tisch bevorzugten sie aber bekanntlich die Liegeposition. Stühle mit Lehne – Kathedra genannt – wurden Symbol der Macht eines öffentlichen Amtsträgers. Vorbilder dafür waren die Fürstenthrone, die es – aus Stein oder Holz – bereits seit dem Altertum in vielen Kulturen gegeben hatte.

Bis ins 20. Jahrhundert saßen die meisten Völker entweder auf Matten, Steinen, Baumstümpfen oder sie hockten sich hin. Die Ägypter erfanden den Schemel oder Hocker in der dreibeinigen Variante mit runder Sitzfläche. Von dort breitete er sich global aus, blieb aber immer eher ein Hilfsmittel für Handwerker und im Alltag eine Ausnahme.

Sitzen war Luxus. Zwar waren neben den Hockern auch schon Bänke bekannt. Aber in Kirchen stand das Volk, kniete oder ging umher. Die Kathedra, der Lehrstuhl des Bischofs, wurde Symbol seiner Hoheit bei der Auslegung des göttlichen Wortes. Nach ihr ist die Kathedrale benannt, die Bischofskirche, eine echte Grundzutat des Abendlandes. Und mit dem Heiligen Stuhl ist die Kathedra des Nachfolgers Petri in Rom gemeint.

Erst seit dem 14. Jahrhundert breiteten sich Stühle und Bänke in Gotteshäusern allmählich aus, die Reformation machte sie schließlich alltäglich. Der Protestant sitzt. In der Orthodoxie dagegen, dem Christentum jenseits der östlichen Grenzen des Abendlandes, ist es bis heute eher unüblich, in der Kirche zu sitzen. Ausnahmen gibt es für Hochgestellte und körperlich Schwache. Von der frühen Neuzeit an breiten sich dann Stühle mit Lehnen auch in bürgerlichen Häusern aus. Aber erst im 19. Jahrhundert waren sie allgegenwärtig. Beim Zusammenprall der Kulturen durch Kolonialismus und Imperialismus galten sie den Nicht-Europäern vielerorts als Inbegriff weißer westlicher Seltsamkeit – so wie das Schuhetragen und das Essen mit Messer und Gabel.

Quelle: Heine, Matthias: Was Sie über den Stuhl wissen müssen.
In: Welt (6. April 2019). Online abrufbar unter: https://www.welt.de/kultur/article191445889/Abendland-fuer-Angeber-Was-Sie-ueber-den-Stuhl-wissen-muessen.html [Stand 24.08.2022]

Das viele Sitzen ist verantwortlich für die Volkskrankheit Rückenschmerz. Der Mensch ist nicht fürs Sitzen gemacht. Zumeist sind es die Büromenschen, die die orthopädischen Praxen regelrecht stürmen. Handwerker kommen zwar auch gelegentlich, jedoch nicht in derselben Frequenz. Schuld gibt man dann im Regelfall der mangelnden Bewegung. Das ist jedoch nicht der wahre Grund. Nachdem die Modeverkäuferin, die so gut wie nie sitzt, auch unter Rückenschmerzen leidet, muss es auch noch eine andere Ursache oder vielleicht auch nur einen Aspekt am Sitzen geben, der schuld ist und den wir noch nicht berücksichtigt haben.

Allgemein wird angenommen, dass das Problem bei Sitzen die Unbeweglichkeit ist. Das ist falsch. Vielmehr ist es eine durch Stunden des Sitzens verkürzte Muskulatur, vor allem auf der Vorderseite des Körpers. Eine zentrale Rolle spielt dabei der Hüftbeugemuskel (Psoasmuskel), jedoch auch viele weitere Muskeln am Rücken, Bauch, Ober- und Unterschenkel.

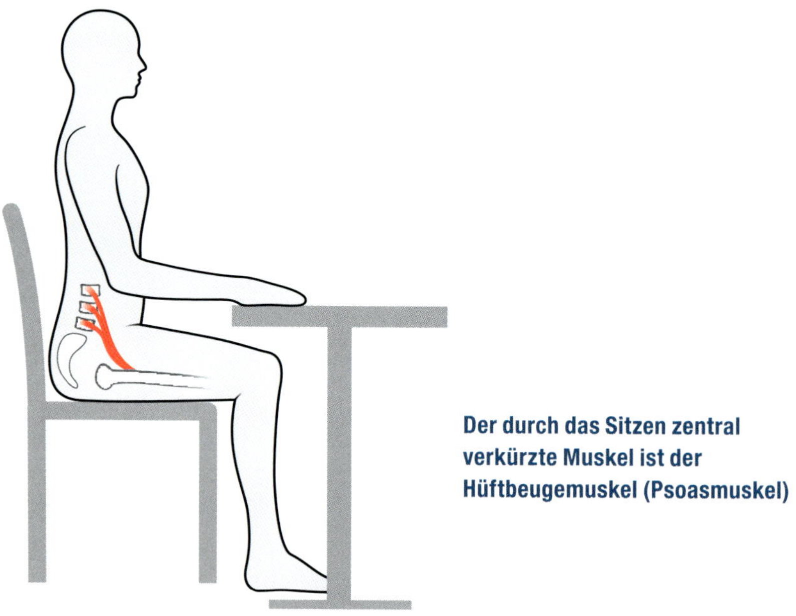

Der durch das Sitzen zentral verkürzte Muskel ist der Hüftbeugemuskel (Psoasmuskel)

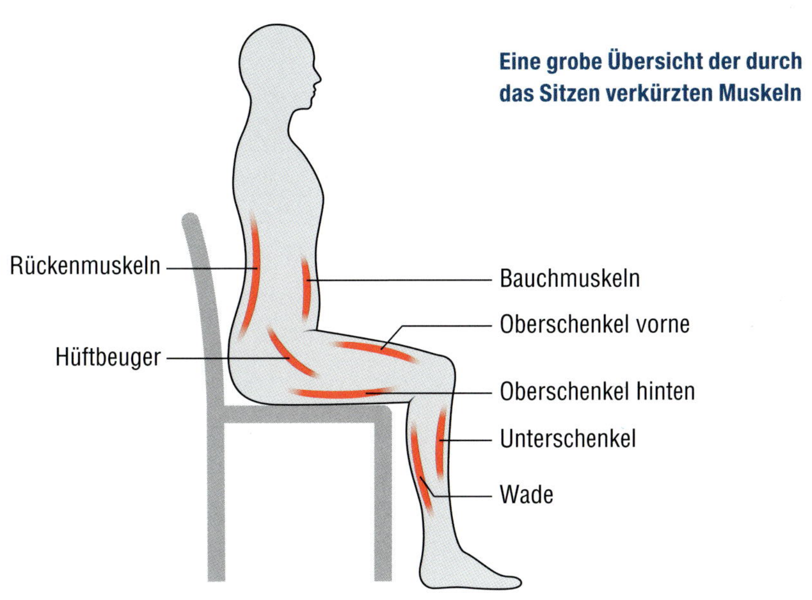

Eine grobe Übersicht der durch das Sitzen verkürzten Muskeln

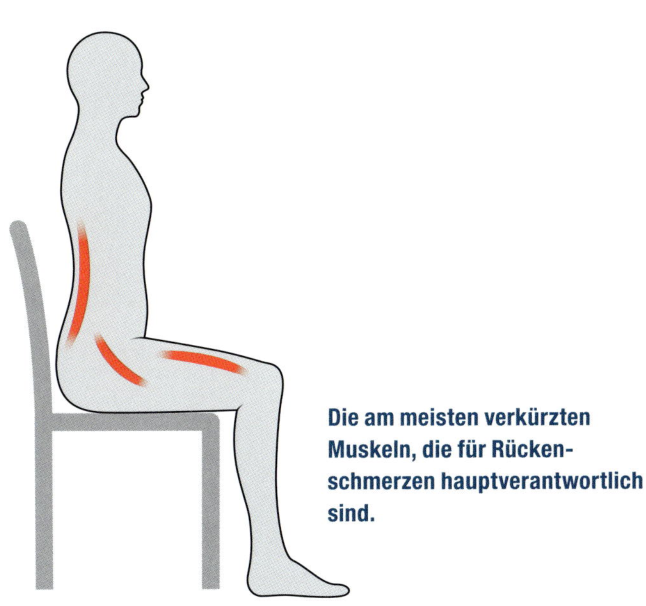

Die am meisten verkürzten Muskeln, die für Rückenschmerzen hauptverantwortlich sind.

Die Schuldfrage beim Rückenschmerz

Wenn der Körper falsch benutzt wird, kommen Kompensationsmechanismen zum Tragen, die die Fehlbenutzung ausgleichen möchten. Insofern sind die meisten selbst an ihren Schmerzen schuld, auch wenn das niemand so gerne hören möchte. Natürlich ist es keine persönliche Schuld, da es sich ja niemand von uns aussuchen kann, was die Gesellschaft, in der wir leben, von uns abverlangt. Man müsste sich regelrecht aus dem System abkoppeln und sich ganz anders verhalten als die anderen wie etwa der deutsche Arzt Martin Oswald, der sämtliche Stühle aus seiner Praxis verbannt hat und in der Hocke arbeitet.

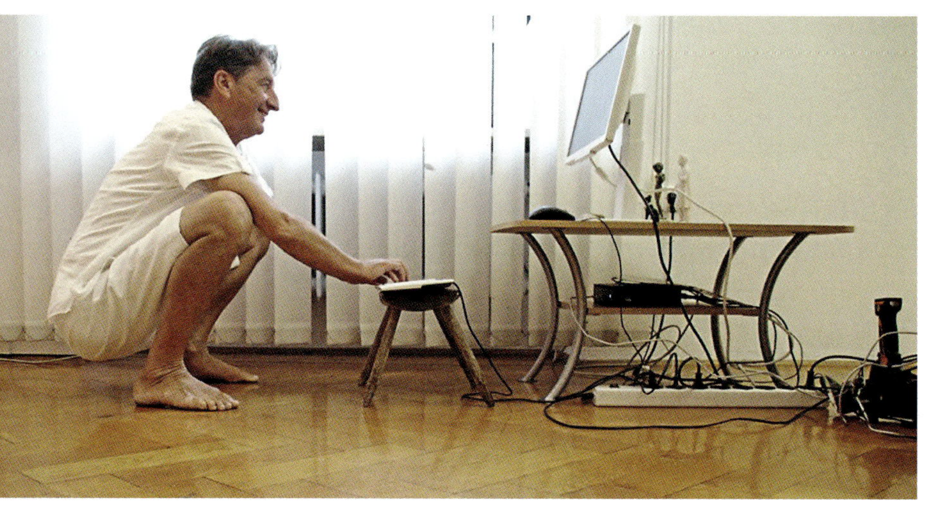

Der Arzt Dr. Oswald arbeitet in seiner Praxis nur in der Naturhocke.

Was durchaus gesund wäre, dürfte für die meisten Menschen jedoch keine Option sein. Unsere Gesellschaft ist auf eine Sitz- und Stehhöhe adaptiert, und das Hocken gilt nicht als akzeptierte Arbeits- und Kommunikationshöhe.

Hocken

Unsere natürliche Haltung vor dem Sitzen war das Hocken. Manche Länder haben mit dem Sitzen nie wirklich begonnen. Ein Blick in asiatische Länder zeigt, dass die Menschen dort stundenlang auf dem Boden hocken können. Ihre Waden und Unterschenkelmuskeln sind durch das Sitzen nicht verkürzt und lassen ein bequemes Hocken zu. Seit Jahren ist dieses Phänomen bekannt.

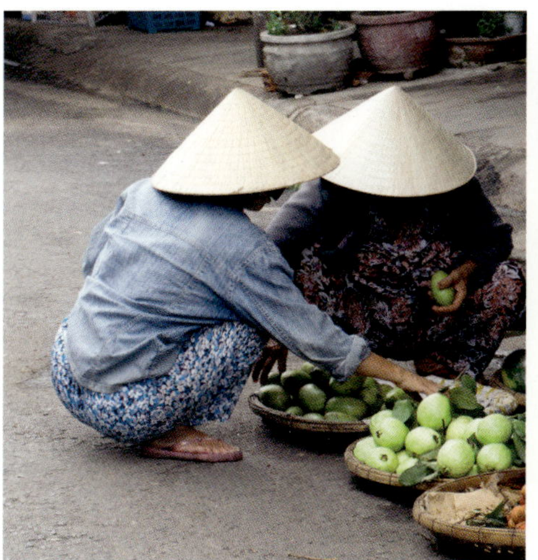

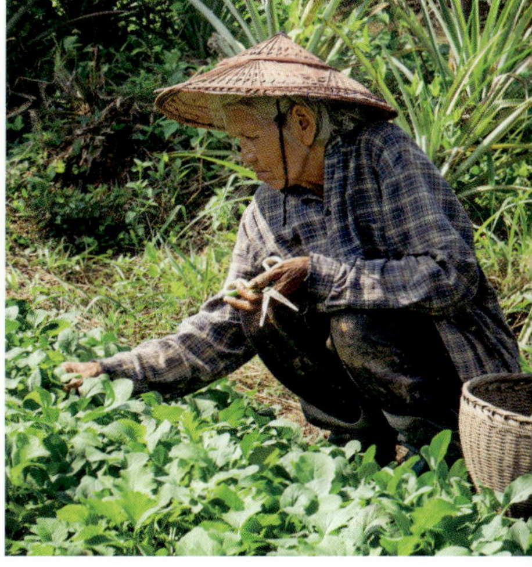

In vielen asiatischen Ländern wird überlicherweise noch in der Naturhocke gearbeitet.

Entspannungshocke

Wie an den Kindern, bei Naturvölkern und sogar noch in einigen asiatischen Ländern zu sehen ist, entspricht die Hocke unserer natürlichen Haltung. Sie können das an Ihren Kindern oder Enkeln selbst beobachten. Für kleine Kinder ist es ganz natürlich, dass sie sich zum Spielen spontan hinhocken, die Füße stehen flach auf dem Boden, vor allem auch die Fersen, und das Kind kann ganz stabil spielen.

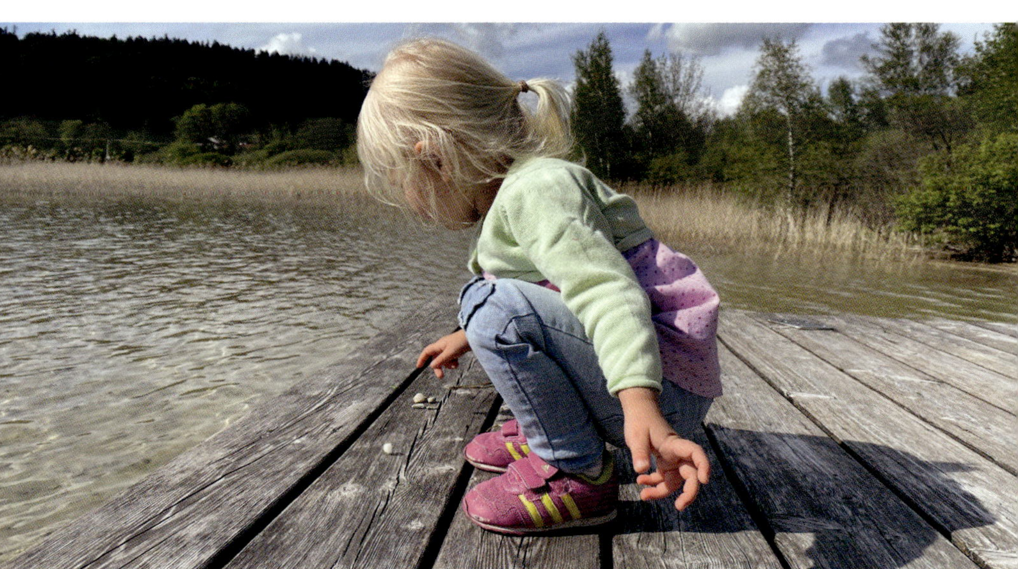

Bei Kindergartenkindern oder vor der Kindergartenzeit hocken sich die Kinder zum Spielen einfach spontan hin. Die Ferse bleibt dabei auf dem Boden. Die Arme können auch nach hinten gestreckt werden, ohne dass das Kind umfällt.

Schon nach dem ersten Schuljahr können Sie dann beobachten, dass sich Ihr Kind weniger häufig zum Spielen hinhockt und die Fersen immer weniger auf dem Boden aufgestellt werden. Die Füße werden beim Hocken immer mehr auf die Zehen gestellt.

Wenn Sie nach zwei bis drei Jahren Schule ein Kind bitten, bei der Hocke die Fersen auf dem Boden zu lassen, wird es oft noch gehen. Sie sehen dann, dass die Arme nach vorne gestreckt werden, um ein Fallen nach hinten zu vermeiden. Nehmen diese Schulkinder die Arme in eine Neutralposition neben den Körper – wie die Kleinkinder – fallen sie nach hinten um. Grund dafür ist die durch das Sitzen bereits verkürzte Waden-, Unterschenkel- und Fußmuskulatur, die die starke Beugung im Sprunggelenk nicht mehr zulässt, wodurch der Körperschwerpunkt weiter hinten liegt als von der Natur vorgesehen. Das Fußgewölbe richtet sich damit nicht mehr auf, und so werden dann oft auch Einlagen erforderlich.

Kurz gesagt, verkürzt sich durch das Benutzen von Stühlen die Muskulatur bereits in der Schulzeit so stark, dass die Naturhocke nicht mehr eingenommen werden kann. Stattdessen hebt sich bei westlichen Menschen die Ferse beim Versuch, sich hinzuhocken – eine Position, die der Sportmediziner Prof. Dr. Schnack als „Europäische Krampfhocke“ bezeichnet hat.

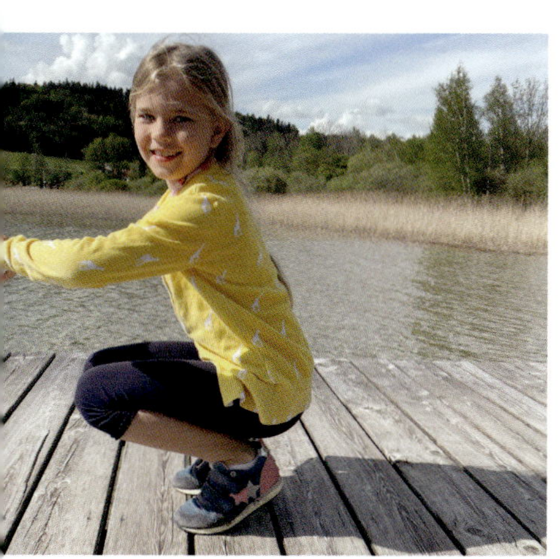

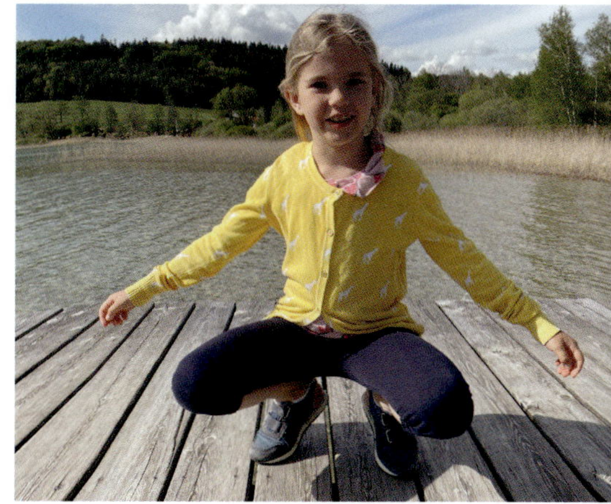

Bei Schulkindern ist es durch das Sitzen zur Muskelverkürzung gekommen, hier deutlich am Beispiel der Unterschenkelmuskulatur, wodurch es nicht mehr möglich ist, mit der Ferse auf dem Boden zu bleiben.

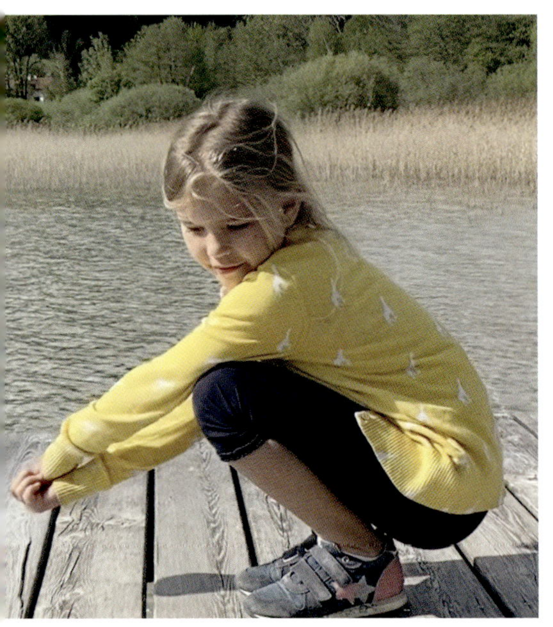

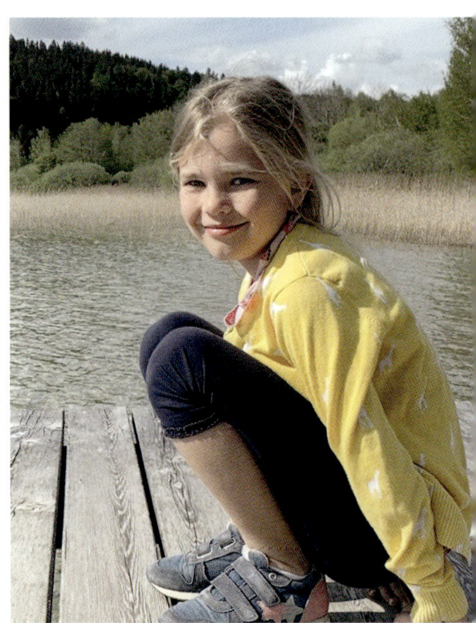

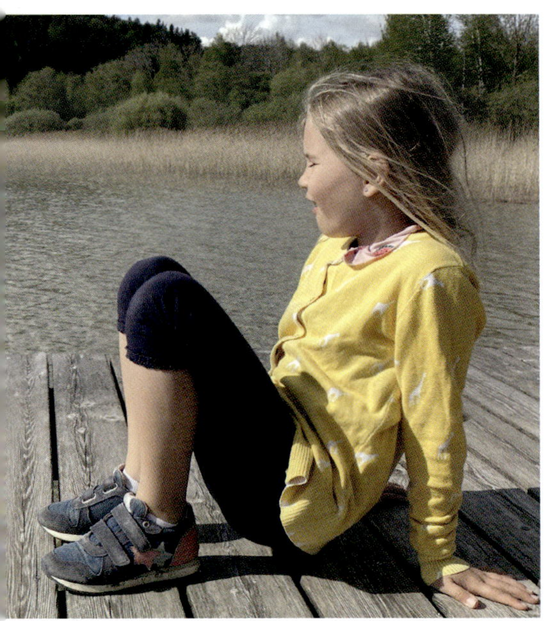

Die Muskelverkürzung ist bereits nach einem Jahr Schule so stark, dass es zwar noch möglich ist, die Fersen auf den Boden zu stellen, dann muss aber bereits mit einer Streckung der Arme nach vorne ein Ausgleich geschaffen werden, um nicht rücklings umzufallen. Beim Zurücknehmen der Arme ist eine Abstützung erforderlich oder das Kind fällt nach hinten um.

Wenn Sie noch ältere Kinder bitten, bei der Hocke die Ferse auf dem Boden zu lassen, erreichen sie oft nicht einmal mehr einen Winkel von neunzig Grad in den Knien. Insbesondere Kinder, die viel vor dem Computer sitzen, weisen eine viel zu frühe Muskelverkürzung auf. Ich habe mehrere dieser jungen Menschen fotografiert, hier ein Beispiel eines Elfjährigen, auf dessen Kleidung sogar der Name eines süchtig machenden Computerspiels zu lesen ist, das womöglich der Grund für den Mangel an Bewegung und die daraus resultierende Unbeweglichkeit ist.

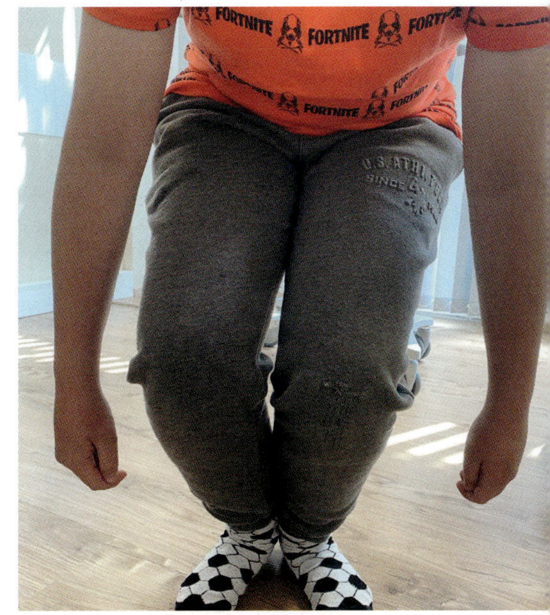

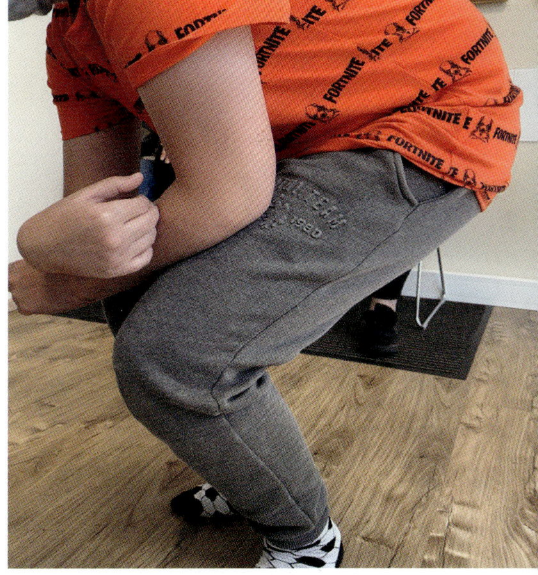

Durch zu vieles Sitzen, hier vor allem aufgrund von Computerspielen, verkürzen sich die Muskeln derart stark, dass dieser elfjährige Junge sich nicht mehr hinhocken kann, wenn die Fersen auf dem Boden bleiben sollen.

Auf den Rücken bezogen, ist die Naturhocke eine Haltung, die zwar die Hüfte gebeugt, dafür aber den Rücken einen Buckel ausbilden lässt, der die Rückenmuskeln dehnt. Gleichzeitig wird auch die Oberschenkel- und die Kniemuskulatur gedehnt. Der Hüftbeugemuskel wirkt dabei zwar verkürzt, durch die Innenrotation der Hüften ist er jedoch leicht gedehnt und auch der Buckel führt zu einem leichten Zug auf den Hüftbeuger.

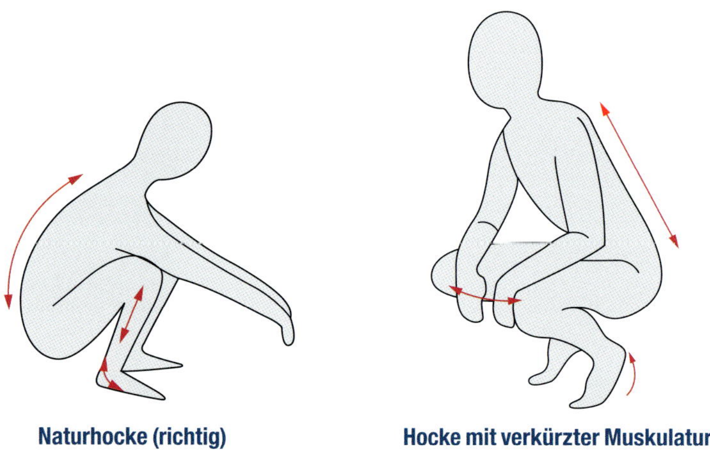

In der Naturhocke (links) ist die Ferse auf dem Boden und es entsteht ein Buckel im unteren Rückenbereich. Dadurch sind die hinteren Rückenmuskeln gedehnt und die Gelenke und Bandscheiben nicht aufeinandergepresst, sondern entlastet. Wenn durch Sitzen eine starke Muskelverkürzung entstanden ist, kommt es beim Versuch eine Hocke einzunehmen zu einem Anheben der Ferse und der Rücken ist nicht mehr rund sondern krankhaft gerade.

Durch das lange Sitzen in der Schule besteht in unserem Körper ein Ungleichgewicht. Die zumeist auf der Vorderseite des Körpers verkürzten Muskeln ziehen diesen nach vorne unten. Das Ungleichgewicht kann mit einem Schiff mit Schlagseite verglichen werden. Jegliches Training, sämtlicher Sport und alle Übungen werden auf dieser Schlagseite aufgebaut. Vor jedem Training muss daher die Schlagseite, also die durch das Sitzen einprogrammierte Sitzkrankheit der Muskelverkürzung, beseitigt werden. Erst wenn diese Schlagseite aktiv rückgängig gemacht worden ist, können Übungen und Sport wirklich erfolgreich sein.

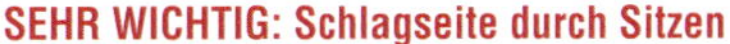

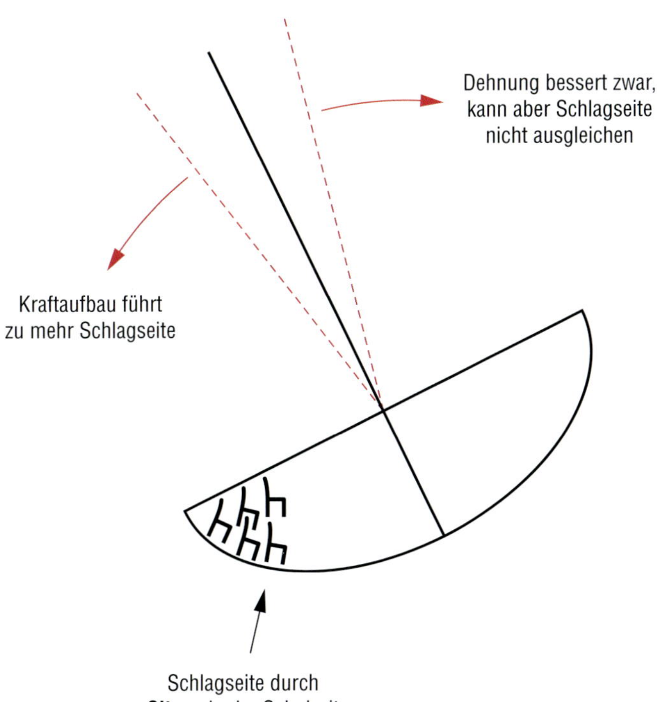

Durch Sitzen in der Schulzeit hat sich im Rücken eine Schlagseite gebildet. Das ganze Leben und alle Therapien werden unter Voraussetzung dieser Schlagseite gemacht. Kraftaufbau senkt den Mast weiter nach links, Dehnung senkt ihn nach rechts. Letztere schafft es aber nicht, die Schlagseite voll auszugleichen. Es wäre zuerst die Aufhebung der Schlagseite vor jeder anderen Therapie erforderlich.

Verbannt das Sitzen aus den Schulen!

Kelly Starret, der Autor des Buches *Sitzen ist das neue Rauchen*, hat die Beobachtung gemacht, dass sich durch ein einziges Schuljahr, also die erste Klasse, die Muskeln so stark verkürzen, dass sich das Gangbild der Kinder bereits verändert. Das Buch ist in aller Munde, gelesen haben es leider die wenigsten.

Egal, welcher Beruf später ausgeübt wird und ob man sportlich ist oder nicht, die Grundlage für die Volkskrankheit Rückenschmerz wird in der Schule gelegt. Wir können uns später noch so anstrengen, die Sitzkrankheit, die wir damals erworben haben, lässt sich – bis heute – kaum heilen, schon gar nicht aus eigener Kraft. Die gute Nachricht: Ich habe eine Methode gefunden, die einen Ausweg zeigt – selbst für so Übungsfaule wie mich selbst. Not macht eben erfinderisch!

Schuld an lebenslangen Rückenschmerzen ist vor allem das Sitzen in der Schule. Die dauerhafte Beugung der Hüfte verursacht zunächst eine Verkürzung der Hüftbeugemuskulatur und in Folge weiterer Muskeln. Diese Verkürzung bildet sich weder selbst noch durch Dehnungsübungen, Bewegung oder Sport zurück.

Ich habe viele Patientinnen und Patienten mit stehenden Berufen, die geradezu erbost sind, wenn ich sie darauf aufmerksam mache, dass ihre Rückenschmerzen vom Sitzen kommen. „Ich sitze nie bei der Arbeit“, bekomme ich dann zu hören, und irgendwie schwingt dabei fast immer mit, ich würde ihnen Faulheit unterstellen. Ob sie effizient und mit Einsatz arbeiten oder nicht, spielt für mich keine Rolle. In meinen Zuständigkeitsbereich fällt lediglich die Haltung, die bei der Arbeit eingenommen wird. Ich gebe zu, dass es nicht ohne Weiteres verständlich ist, dass Gehen und Stehen auch nichts anderes sind als Arten zu sitzen, die seit der Kindheit in allen Menschen verankert sind.

So wurde es schließlich von Kindesbeinen an oder zumindest mit dem Eintritt in die Schule trainiert.

In den USA existieren mittlerweile Schulen, in denen nicht mehr wie bei uns im Sitzen unterrichtet wird. Hier in Europa weiß ich nur von einigen Waldorfschulen, dass sie das Sitzen verbannt haben. In sämtlichen anderen Schulen, auch in denen, die meine Kinder besuchen, stehen nach wie vor Stühle und Tische in den Klassenzimmern. Angeboten wird mitunter das Sitzen auf Gesundheitshockern, die die Hüftbeugung in etwas geringerem Maß notwendig machen. Wie oft sie zum Einsatz kommen und wie viele Kinder tatsächlich darauf zum Sitzen kommen, kann ich nicht sagen. Ob ihres geringen Vorhandenseins ist anzunehmen, dass es bei Weitem nicht alle in einem ausreichenden Ausmaß tun. Im Grunde sind auch die Tische in den Klassenzimmern zu niedrig dafür.

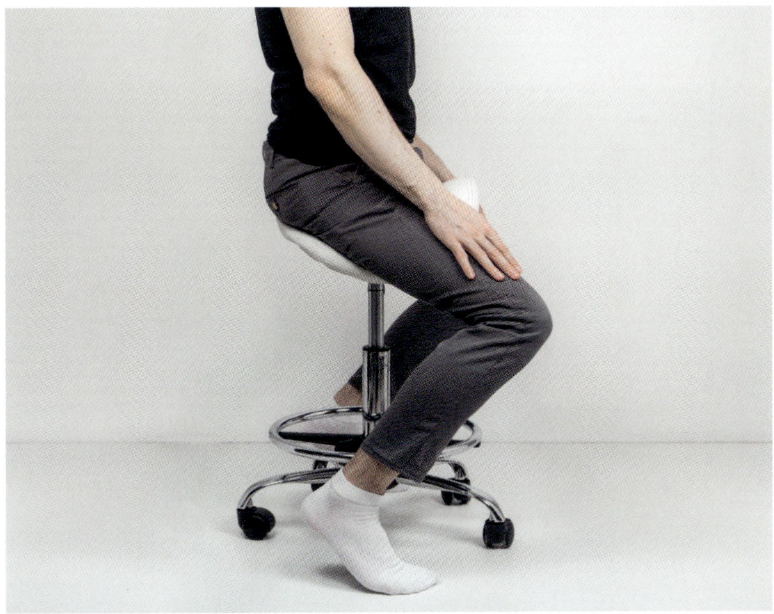

Gesundheitshocker vermindern den Hüftbeugewinkel geringfügig.

Gerade in den Schulen wären die Gesundheitshocker jedoch um einiges wichtiger als im späteren Berufsleben. Wenn wir in der Schule gar nicht erst damit anfangen, uns eine falsche Haltung anzutrainieren, laborieren wir später auch nicht an den mitunter sehr schmerzhaften Folgen. Mein Plädoyer an sämtliche Gesundheitsminister: Verbannt das Sitzen aus den Schulen! Das wäre im Gegensatz zu allen späteren Maßnahmen eine echte Gesundheitsprävention.

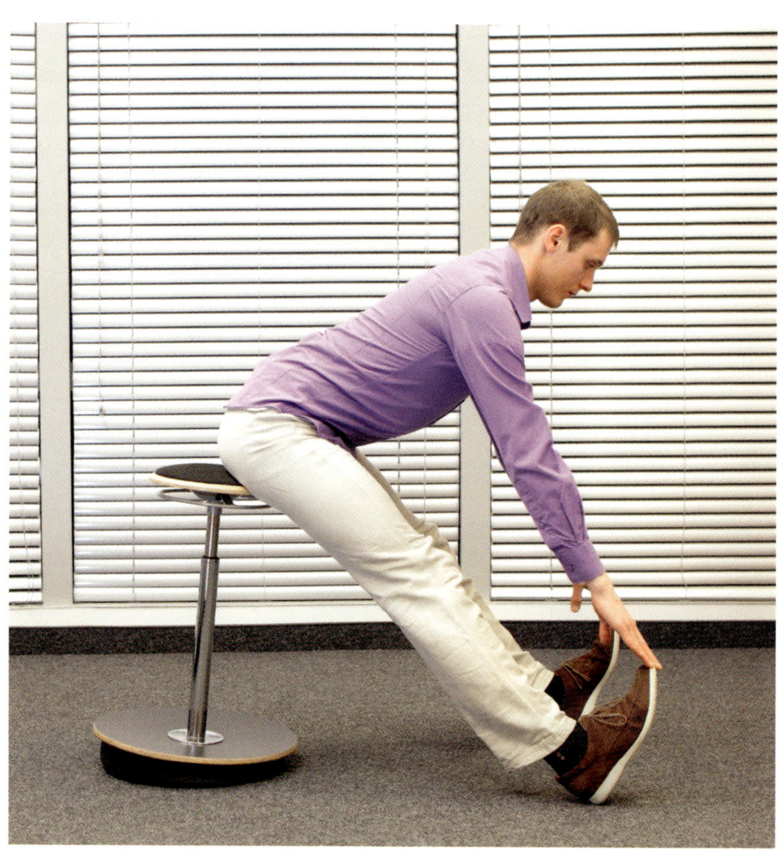

Die Entstehung von Rückenschmerzen

Die primäre Ursache für den Rückenschmerz ist die durch das Sitzen in der Schulzeit entstandene Verkürzung der vorderen Körpermuskulatur, vor allem der Hüftbeugemuskulatur. Der von mir verwendete Begriff *Verkürzung von Muskulatur* beschreibt den Zustand einer mangelnden Elastizität. Der Muskel an sich ist in vielen Fällen nicht wirklich zu kurz, sondern er lässt seine eigentliche Länge aufgrund der mangelnden Elastizität nicht mehr zu. Dennoch verwende ich den Begriff *Verkürzung* lieber als den der *Elastizität*, da er das Problem plastischer beschreibt.

Die Funktion von Muskeln

Muskeln werden heute gerne als Stabilitätsgeber angesehen. Es wird angenommen, dass starke Muskeln Bandscheiben und Gelenke stabilisieren würden. Betrachtet man die Funktion eines Muskels, erschließt sich diese Funktion jedoch nicht. Die primäre Aufgabe eines Muskels besteht darin, sich zusammenzuziehen, also kontrahieren zu können. Da jedes Gelenk mindestens auf zwei Seiten über einen Muskel verfügt, muss der Muskel als sekundäre Funktion auch wieder nachlassen können.

Die Muskeln sind an Knochen befestigt. Zwischen diesen Knochen liegen entweder weiche Bandscheiben oder weiche Gelenkknorpel. Die Folge des Zusammenziehens eines Muskels besteht in der Druckerhöhung auf diese weichen Strukturen. Je mehr Muskelkraft vorhanden ist, desto stärker der Zug und desto mehr Druck auf die weiche Struktur zwischen den von den Muskeln bewegten Knochen.

Auf die Wirbelsäule bezogen kann ein kräftiger Rücken- oder Bauchmuskel nichts anderes tun, als die Wirbelsäule von oben nach unten zusammenzuziehen. Je stärker einer dieser beiden Muskeln zieht, desto mehr werden die Bandscheiben zusammengedrückt – und desto kleiner wird man.

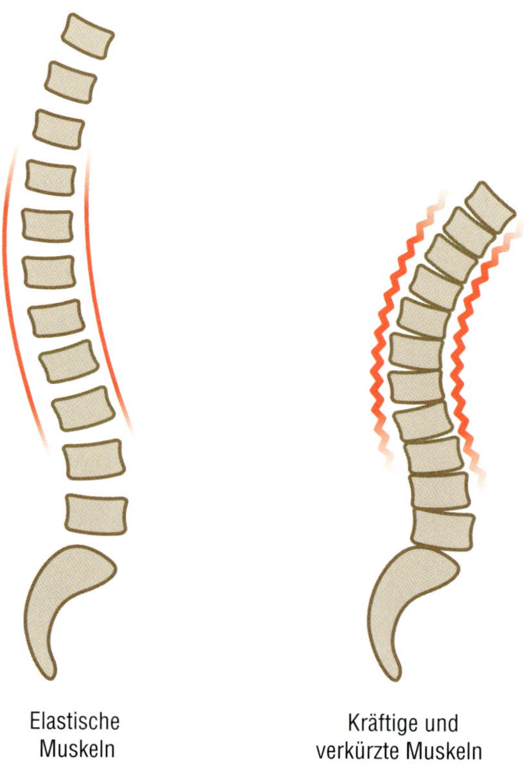

Je höher die Muskelspannung ist, desto mehr werden die Bandscheiben gequetscht und umso kleiner wird man.

Dass ein kräftiger Muskel wie eine Bandage um die Wirbelsäule liegt und sie so stützt, mag anekdotisch interessant sein, in Wahrheit führt das jedoch zu weniger Reibung und einer geringeren Bewegungsfähigkeit der eigentlich sehr beweglichen Wirbelsäule und daher zu einer ungesunden Überstabilität.

Hätte die Natur die Wirbelsäule stabil machen wollen, wäre sie aus Knochen oder sonst einem festen Material. Bandscheiben als bewegliche Gummis wären in diesem Fall nicht notwendig gewesen. Das ist an zahlreichen Beispielen in der Natur nachvollziehbar. So hat der Bambus etwa keine Muskeln, dafür aber einen sehr stabilen Halm. Und viele andere Pflanzen und Bäume können durch ihr stabiles Wachstum, ganz ohne Muskeln, den Naturgewalten widerstehen.

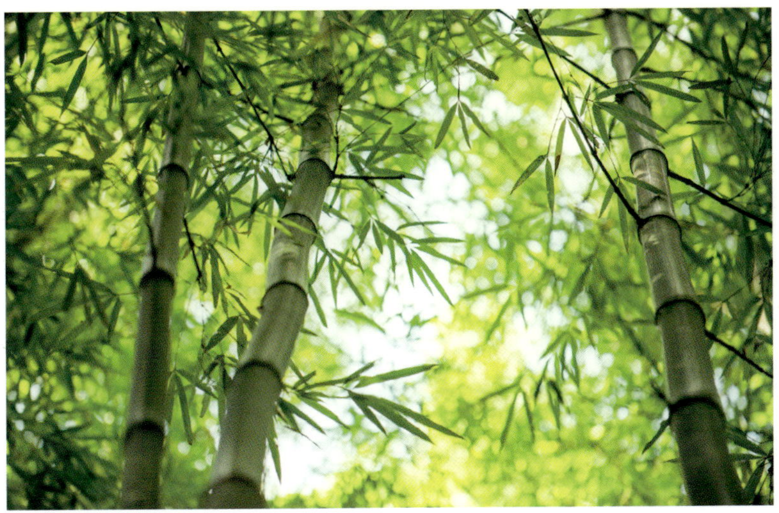

Bambusstäbe sind auch ohne Muskeln stabil.

Die Funktion der Muskeln liegt demnach in der Bewegung und nicht in der Stabilisierung. Je mehr Muskel, desto größer ist die Kompression weicher Strukturen.

Wie eine Muskelverkürzung entsteht

Eine weitere, weitgehend unbekannte Funktion des Muskels ist die der Abbremsung von Bewegungsenergie vor dem Erreichen des knöchernen Gelenksanschlags. Das bedeutet, dass der Muskel die Bewegung kurz vor Ende der Bewegung weich abbremst und auf diese Weise Knorpel und Gelenke schont, damit es nicht zu einem harten Anschlag am Ende des knöchernen Gelenks kommt.

Bewegungsweg eines Muskels

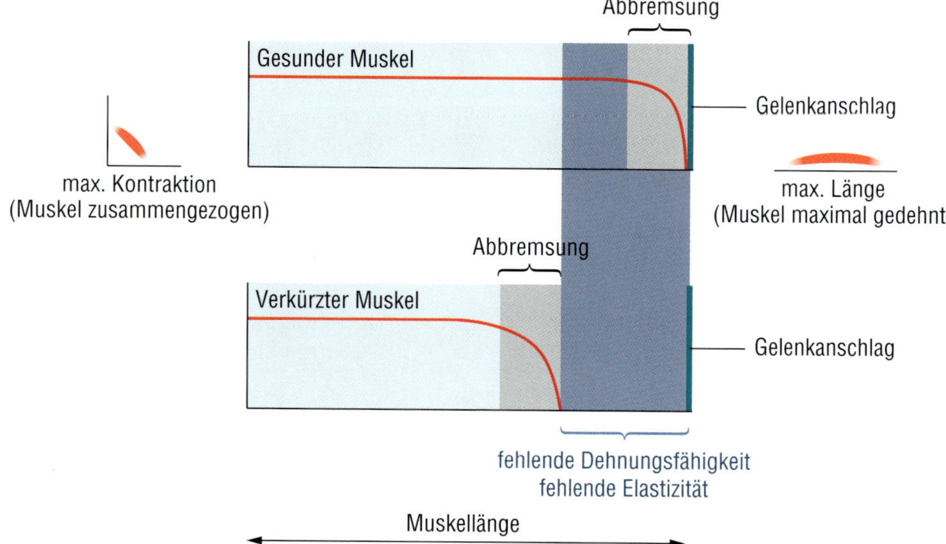

Dargestellt ist der Bewegungsweg eines Muskels, und zwar bei einem gesunden Muskel (oben) und einem verkürzten Muskel (unten). Am Ende der Nachlassbewegung eines Muskels bei Erreichen seiner maximalen Länge (rechts) bremst der Muskel ab, bevor es zu einem harten Anschlag am Gelenk kommt. Bei einem verkürzten Muskel ist es aufgrund des über einen langen Zeitraum geringeren Bewegungsumfangs zu einer Verschiebung der Abbremsung gekommen. Die Abbremsung erfolgt lange vor dem Gelenkanschlag (unten).

Hier liegt auch eines der wesentlichsten Probleme orthopädischer Erkrankungen. Durch die Muskelverkürzungen, die in der Schulzeit entstanden sind, ist die Benutzung des Muskels auf seiner gesamten Länge eingeschränkt worden. Dadurch hat sich die Stelle der Abbremsung von ihrer ursprünglichen Position knapp vor dem Gelenk immer näher an das Ende der genutzten Muskelstrecke verlagert. Abgebremst wird nun bereits dort, lange vor dem Ende der eigentlich möglichen Strecke und weit vor dem Ende des Erreichens der knöchernen Bewegungsbegrenzung.

Dieser eigentlich zum Schutz des Gelenkes gedachte Mechanismus erfüllt seine ihm zustehende Aufgabe sehr gut, jedoch an einer ganz anderen als der für ihn vorgesehenen Stelle. Die Abbremsung erfolgt also wesentlich zu früh. Da die Funktion des Abbremsens darin besteht, dass die Kraft im Muskel selbst abgefedert wird, ohne dass das Gelenk belastet wird, ist dieser Mechanismus an seinem Ende auch nicht zu erweitern, vielmehr führt das zu einer vollständigen Abbremsung am Ende der Bremskurve. Jeder kann dies bei einer Dehnungsübung am eigenen Körper ausprobieren. Ein zu kurzer Muskel lässt einfach ab einem bestimmten Punkt keine weitere Bewegung bzw. Dehnung mehr zu.

Der im Grunde sehr sinnvolle Mechanismus ist somit durch unser eigenes Fehlverhalten ad absurdum geführt und verursacht nun Schäden, anstatt diese zu verhindern. Da der Muskel sich nicht mehr entspannt, sind Bandscheiben, Knorpel und Knochen unter schädigender Dauerkompression.

Der Hüftbeugemuskel

Der Hüftbeugemuskel (Psoasmuskel) – und das ist für die Schmerzentstehung entscheidend – ist weder vorne noch hinten im Körper lokalisiert, vielmehr verläuft er von der Vorderseite der Hüfte zur Rückseite der Wirbelsäule.

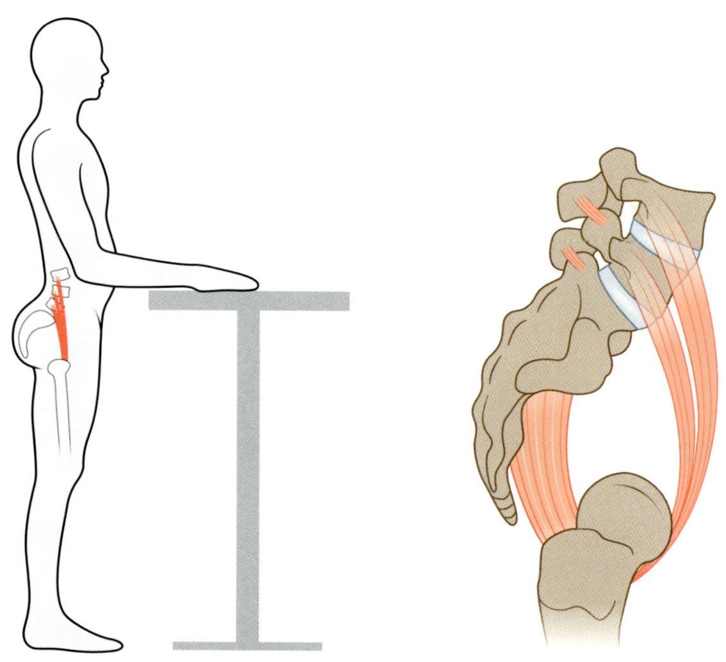

Die Abbildung links zeigt die Lokalisation der unteren Wirbelsäule im Körper. Die Abbildung rechts zeigt den vierten und fünften Lendenwirbel in Vergrößerung, ferner das Kreuzbein und den Hüftkopf am Oberschenkelknochen (unten). Rechts im Bild ist der Hüftbeuger (Psoasmuskel) abgebildet (rot), unten links der Piriformismuskel (rot), und links sind zwei kleine Rückenmuskeln (Multifidusmuskeln) eingezeichnet (jeweils rot). Die Wirbel und die Bandscheiben (blau) sind entspannt.

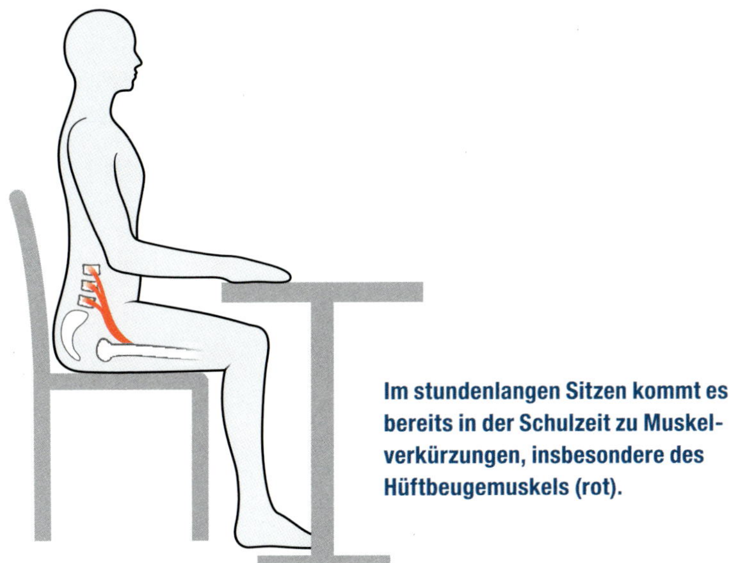

Im stundenlangen Sitzen kommt es bereits in der Schulzeit zu Muskelverkürzungen, insbesondere des Hüftbeugemuskels (rot).

Durch das Sitzen während der Schulzeit kommt es zu einer Verkürzung des *Hüftbeugemuskels*, und das ist die Hauptursache der Verkettungskaskade, die für spätere Rückenschmerzen verantwortlich ist. Die vielen Stunden des Sitzens am Vormittag in der Schule und an den Hausaufgaben am Nachmittag werden durch die wenigen Aktivitäten ohne Sitzen zeitlich nicht ausgeglichen. Schuld an den Schmerzen ist also nicht das spätere Sitzen im Büro im Erwachsenenalter, das zumeist für Rückenschmerzen verantwortlich gemacht wird, sondern bei so gut wie allen Menschen der westlichen Gesellschaftsform das Sitzen während der Schulzeit. Letzteres Sitzen hat die Verkürzung bewirkt.

Eine Überstreckung der Hüfte findet nicht in derselben Häufigkeit wie die Beugung statt. Daraus resultiert, dass die Stehposition, die etwa die Mittelposition zwischen gebeugter und überstreckter Hüfte darstellt, nicht mehr eingenommen werden kann. Durch den erheblichen Muskelzug wird bereits das normale Strecken der Hüfte und damit das Stehen unmöglich gemacht.

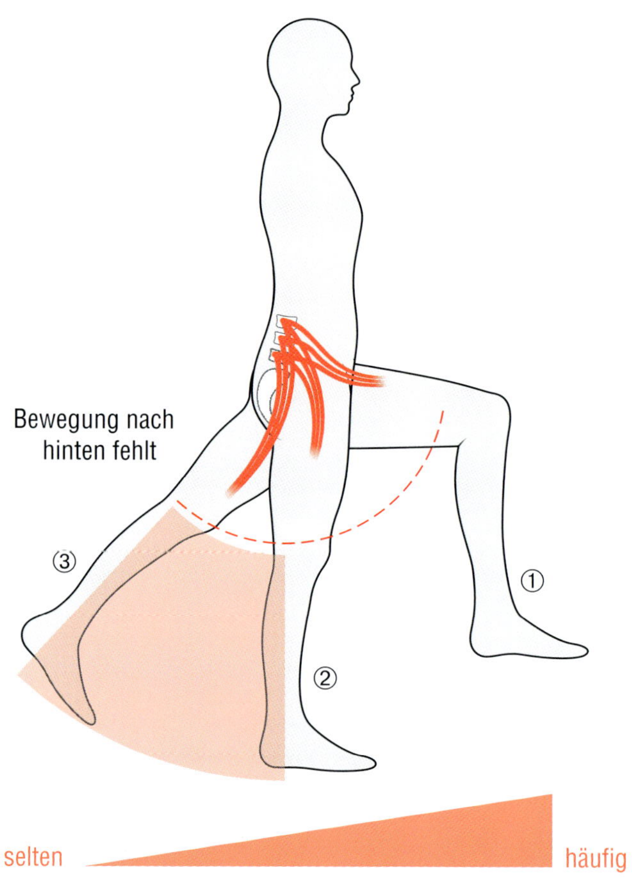

Durch das viele Sitzen kommt es zu einer Verkürzung der Hüftbeugemuskulatur. Da die Hüfte durch das viele Sitzen meistens gebeugt ist, passt sich der Muskel in seiner Länge der kürzesten Position an (①). Im Stehen (②) wäre der Muskel normalerweise etwas länger, beim Strecken des Beines nach hinten wäre der Muskel noch länger (③). Letzteres würde dem normalen Gehen entsprechen. Durch die starke Verkürzung lässt sich der Muskel jedoch gar nicht mehr bis auf die Stehlänge dehnen (②), sondern er lässt sich nur so weit strecken, dass eine leichte Beugung der Hüfte verbleibt. Die Positionen (②) und (③) sind so gar nicht möglich.

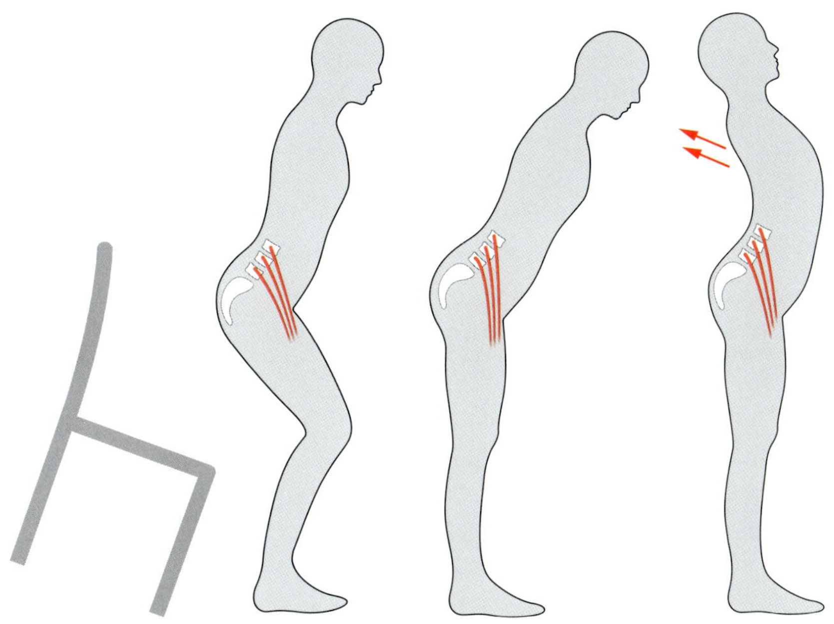

Um stehen zu können und bei der Aufrichtung nicht nach vorne umzufallen, muss ins Hohlkreuz (rechts) gegangen werden. Dadurch ist der Kopf wieder über den Hüften zentriert. Das funktioniert unbewusst ohne Zutun. Außerdem wird die Lendenwirbelsäule durch den Hüftbeuger ins Hohlkreuz gezogen.

Wissenschaftlich gesehen, ist das Sitzen angeblich nicht schuld

Befragt man die Wissenschaft zu dem Problem, erfährt man, dass es nicht am vielen Sitzen liegen kann. Das Sitzen sei also nicht schuld an den Schmerzen. Das hätten diverse Studien ergeben. Warum widerspricht die Wissenschaft dem offensichtlichen Faktum? Weshalb behaupten mitunter auch die weltweit besten Wissenschaftlerinnen und Wissenschaftler auf dem Gebiet, dass das Sitzen nicht schuld an Rückenschmerzen sei und dass es keine eindeutige Ursache dafür gebe (Darren M. Roffey et al. 2010), sogar dass es keine Lösung dafür gebe (Chris Maher, Martin Underwood und Rachelle Buchbinder 2017).

Die Fehleranfälligkeit von Studien im Allgemeinen lässt sich an einem simplen Beispiel demonstrieren: Wenn man etwa untersucht, ob man mit einem Fahrrad oder einem Flugzeug schneller von Salzburg nach München kommt, dann wird sich, wissenschaftlich betrachtet, wohl herausstellen, dass dem Flugzeug der Vorzug zu geben ist. Es ist fraglos schneller. Und auch dann, wenn man den Fokus bei derselben Fragestellung, also der Bewältigung der Wegstrecke von Salzburg nach München, auf die Abnutzung der Straße legt, gewinnt das Flugzeug, da es keinerlei Abnutzungen der Straße verursacht, wohingegen der Straßenbelag, benutzt man das Fahrrad, nach 300 Jahren erneuert werden müsste. Fragt man jedoch nach der Höhe des CO_2-Ausstoßes, gewinnt das Fahrrad. Und so könnte man das Spiel ewig fortführen. Keine der beiden Studien hat im Übrigen die Kutsche berücksichtigt, weil fast niemand mehr eine Kutsche hat. Die Beliebigkeit dieser Vorgangsweise ist offensichtlich.

Die meisten Menschen heutzutage haben mindestens zehn Jahre jeden Tag in der Schule auf Stühlen gesessen, oft sogar noch länger. Der Durchschnitt der täglichen Zeit des Sitzens liegt bei neuneinhalb bis elf Stunden täglich. Die meisten Menschen, die vor über 200 Jahren gelebt haben, haben nicht zehn Jahre in der Schule auf Stühlen gesessen. Das bedeutet, dass wir de facto keine Vergleichsgruppe haben. Wir müssten rund 200 Jahre zurückgehen, um eine repräsentative Gruppe zu finden, die nicht jahrelang gesessen hat. In unserer Gesellschaft gibt es so gut wie keine *Nichtsitzer*. Das wird in laufenden Studien nicht berücksichtigt, sie vergleichen vielmehr *Sitzer* mit *Sitzern*. Erst nach den ersten zehn Schuljahren wird eine Unterscheidung getroffen zwischen solchen, die ihr Leben weiterhin sitzend verbringen (Büromenschen), und anderen, etwa

Handwerkern oder Profisportlerinnen. Beide Gruppen haben jedoch viele Jahre im Sitzen verbracht und sich damit die Ursache für die Rückenschmerzen zugezogen.

Eine wissenschaftliche Studie, die echte Nichtsitzer mit Menschen unserer Gesellschaftsform verglichen hat, existiert nicht. Wissenschaft ist nur dann wissenschaftlich, wenn sie sich selbst hinterfragt. Es kann nicht sein, dass angesichts des Mankos einer repräsentativen Vergleichsgruppe Gleiches mit Gleichem verglichen wird, Sitzer mit Sitzern. Vielmehr bräuchten wir Studien, die auch Nichtsitzer berücksichtigen. Und auch wenn diese schwer aufzutreiben sind, gibt es sie noch, wenn auch in anderen Kulturen als der unsrigen. Zieht man diese als Vergleichsgruppe heran, wird sich ein anderes Bild ergeben, es wird für jedermann evident werden, dass das viele Sitzen die Schuld an unseren Rückenproblemen trägt.

Der Grund für das Ignorieren des Sitzens als Faktor für den Rückenschmerz durch die Wissenschaft liegt auch darin begründet, dass nur hoch qualifizierte Studien in anderen Studien zitiert werden. Was nicht in einer solchen Studie steht, scheint nicht zu existieren. Der gesunde Menschenverstand ist leider in einer wissenschaftlichen Studie nicht zitierbar.

Wir wurden zum Arbeiten geschaffen, nicht um die Arbeit zu verwalten

Der Körper des Menschen ist imstande Arbeit zu verrichten, es entspricht jedoch nicht seiner Anlage, Arbeit lediglich sitzend zu verwalten. Der Mensch ist, so scheint es, nicht für das Büro gemacht, sondern für die Betätigung in der Natur. Der Körper ist nicht darauf ausgerichtet, sich ständig in einer Zwangshaltung an einem Platz auf einem Bürostuhl aufzuhalten. Er verlangt nach Bewegung, und zwar nach einer ganz bestimmten. Ich spreche nicht von Sport, sondern von der natürlichen Bewegungsrichtung unserer Gelenke.

Stellen Sie sich Folgendes vor: Neben der Eingangstüre zu Ihrem Schlafzimmer steht schon seit dreißig Jahren ein Schrank, der durch seine Position im Raum verhindert, dass sie Ihre Schlafzimmertüre ganz aufmachen können. Stellen Sie sich ferner vor, dass die Scharniere der Türe irgendwann auf diese reduzierte Bewegung eingeschliffen sind. Stellen Sie den Schrank nun beiseite und versuchen Sie, die Türe ganz zu öffnen. Sie werden merken, dass Sie auf ein Hindernis stoßen. Die Türe wird sich möglicherweise nicht ganz öffnen lassen. Genauso verhält es sich mit Gelenken. Wenn ein Gelenk nicht in seinem gesamten Bewegungsumfang genutzt wird, rostet es ein. Es wird steif, die Kapsel und die Muskulatur rundherum verkürzen sich. Früher haben das Patientinnen und Patienten übrigens noch genauso formuliert. Den Satz „Meine Muskeln sind so verkürzt" habe ich früher sehr häufig gehört, er ist von einem anderen abgelöst worden: Heute beklagt man sich über eine zu schwache Muskulatur. Das entspricht erstens nicht den Tatsachen und ist des Weiteren – und das ist fast noch schwerwiegender – das Ergebnis einer um sich greifenden Doktrin der Fitnessindustrie.

Leider ist eine Gelenksversteifung aufgrund einer Verkürzung nicht mehr leicht rückgängig zu machen. Das liegt daran, dass eine Art Schutzfunktion im Muskel eingebaut ist, so etwas wie ein Türstopper, wenn wir den Vergleich von oben noch einmal strapazieren wollen. Die Türe, die zu weit aufgeht, würde ohne Stopper gegen den Schrank schlagen. Genauso würde die Bewegung des eingerosteten Gelenks die Muskeln rundherum verletzen, wenn wir sie ruckartig über einen ungewohnten Bewegungsradius hinausbewegen würden.

Das Fortschreiten der Gelenksversteifung ist auf die mangelnde Benutzung der Gelenke zurückzuführen. Beobachtbar ist das etwa bei Patientinnen und Patienten, die lange Krankenhausaufenthalte hinter sich haben. Ihnen werden Therapeuten zur Seite gestellt, die die Beweglichkeit der Gelenke erhalten sollen. Jedoch auch ohne Krankenhausaufenthalte tun wir heutzutage nicht genug, um der Versteifung vorzubeugen. Plakativ gesagt beginnt das mit dem Schuhlöffel mit verlängertem Griff, damit wir uns nicht mehr bücken müssen. Wir werden mit einem Wort immer steifer und verkürzter, weil wir viele Bewegungen einfach nicht mehr trainieren. Der verlängerte Schuhlöffel ist somit der erste Schritt zum Rollator.

Knochen verhindern Kugelmenschen

Verkürzte Muskeln an der Vorderseite der Hüfte haben so gut wie alle, auch diejenigen, die versichern, sich viel zu bewegen. Immerhin sind sie auch zumindest zehn Jahre lang in der Schule gesessen, haben dann ihre Hausaufgaben sitzend erledigt, sind später in der Berufsschule gesessen oder beim Abitur, während des Studiums und ferner im Rahmen unseres gewohnten Tagesablaufs. Denken Sie an die vielen Stunden im Auto, beim Essen, auf der Toilette, beim Fernsehen oder vor dem Computer. Von der Beinstellung beim Schlafen will ich gar nicht reden.

Jede Stunde, die wir sitzend verbringen, ist für unseren Körper ein Angebot, die Muskeln weiter zu verkürzen. Unser Körper folgt diesem Angebot, hat er doch gelernt, dass Sitzen die gebräuchlichste Haltung ist und die anderen Haltungen gar nicht so oft zum Einsatz kommen. Der Körper lässt die Verkürzung zu, weil er es gar nicht anders kennt. Neben den Muskeln verkürzen sich auch das Bindegewebe und die Faszien, auch sie passen sich an unsere gewohnte Haltung, das Sitzen, an. Für unseren Körper stellt diese Anpassung keine Schwierigkeit dar, seine eigene Baustruktur kann er jedoch nicht verändern – und genau darin liegt das Problem, nämlich bei dem Verhältnis zwischen Muskeln, Faszien und Bindegewebe zu unseren Gelenken, Bandscheiben und Knochen. Letztere können ihre ursprüngliche Form nicht verändern, deshalb werden sie von der oben beschriebenen Verkürzung in eine Art Zwangslage gebracht. Natürlich verändern sie sich mit der Zeit auch, jedoch nicht im Sinne einer strukturellen Anpassung, sondern vielmehr durch Abnutzung, Anbauten und Verformungen. Wäre die Evolution schneller und kämen die Knochen den Muskeln schneller nach, hätten wir vielleicht keine Schmerzen, dafür wären wir aber schon zu Kugelmenschen zusammengeschrumpft. Die Knochen versuchen nämlich dem Weichteilwiderstand entgegenzuwirken. Das ist letztendlich einer der Gründe dafür, dass sie hart sind.

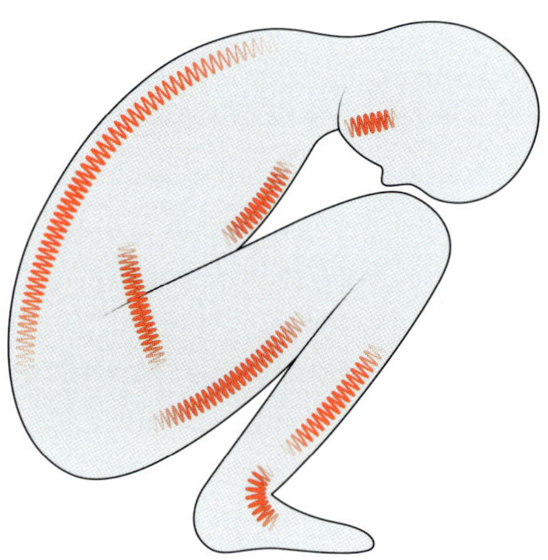

Ohne Knochen würden Muskeln den Menschen zu einem Kugelwesen zusammenschrumpfen lassen. Erst Knochen führen zu einer Aufrichtung des Menschen.

Stehen ist das neue Sitzen – die Sitzkrankheit

Auch ich gehöre zu den Menschen, die einen höhenverstellbaren Schreibtisch besitzen. Im Unterschied zu anderen war mir schon vor seiner Anschaffung bewusst, dass er wohl keine Lösung für Schmerzen darstellen würde, sondern – im Gegenteil – meine Schmerzen noch verstärken könnte. So war es dann auch. Wenn ich mich eine Zeit lang an den Tisch stellte, fing mein Rücken zu schmerzen an, was er ansonsten nicht tat. Insofern kann ich die Theorie, dass solche Tische helfen sollen, aus eigener Erfahrung verneinen.

Paul Marshall und seine Mitarbeiter haben in einer Studie im Jahr 2011 (Marshall/Haylesh/Callaghan 2011) herausgefunden, dass 17 von 24 an sich schmerzfreie Probanden nach zwei Stunden stehen Rückenschmerzen bekommen, das sind 72 Prozent bzw. drei von vier. Das ist insofern nicht verwunderlich, als unsere Art zu stehen eben auch kein Stehen mehr ist, sondern eine enorme Belastung für unsere Bandscheiben darstellt. Wie Sie im Weiteren lesen werden, kommt es erst im Stehen zur Quetschung der Bandscheiben durch den Zug der Hüftbeugemuskulatur, die im Sitzen noch entspannt ist.

Es ist nicht verwunderlich, dass die meisten von uns nach spätestens zwei Stunden stehen auch als vermeintlich gesunder Mensch Rückenschmerzen entwickeln. Unser gerader Stand ist eben kein gerader Stand mehr. Im Stehen pressen wir durch den starken Muskelzug des Hüftbeugers unsere Bandscheiben zusammen. In dieser Situation dann auf höhenverstellbare Schreibtische zu setzen, ist unter diesen Umständen dann eigentlich falsch. Dennoch ist es für einen gewissen Trainingseffekt sinnvoller als zu sitzen.

Erst dann, wenn wir mit dem Sitzen gar nicht erst beginnen, wird das Stehen für uns möglich sein. Erst dann handelt es sich nämlich nicht mehr um ein *Stehsitzen*.

Sie könnten nun resignieren, da es für Sie ohnehin zu spät sein könnte. Immerhin haben Sie zumindest Ihre Schulausbildung sitzend absolviert. Ganz so trostlos ist es jedoch nicht. Es stellt sich höchstens die Frage nach dem Aufwand, der nötig ist, um das Stehsitzen wieder aufzugeben und zu Stehern zu werden.

Ich behaupte, dass wir nicht mehr stehen *können*. Wir stehen sitzend, wir laufen und joggen sitzend, und auch die meisten anderen Sportarten üben wir sitzend aus, auch wenn es wie Stehen aussieht. Wir tun im Prinzip nur so, als würden wir stehen. Das Stehen selbst haben wir verlernt! Wir stehsitzen oder sitzstehen, aber wir stehen nicht mehr. Wer der Meinung ist, im Stehen zu arbeiten, sitzt in Wirklichkeit – im Stehen halt.

An die Sitzhaltung hat sich der Hüftbeugemuskel in vielen Stunden des Sitzens gewöhnt. Im Sitzen ist der Muskelzug der Hüftbeuger (*M. psoas*, aber auch *M. iliopsoas*, *M. iliacus* und *M. pectineus*) zunächst entlastet. Die Muskeln sind aber an diese Stellung gewöhnt und auf diese Stellung verkürzt.

Der Psoasmuskel setzt hinten seitlich an der unteren Lendenwirbelsäule an den Querfortsätzen an, und am anderen Ende ist er auf der Körpervorderseite am Hüftknochen befestigt. Beim Aufstehen wird der Muskelzug an der Wirbelsäule stärker, da der verkürzte Hüftbeugemuskel durch das Aufrichten der Hüfte mehr gespannt wird und damit vermehrt an der Wirbelsäule zieht. Da der Muskel sich auf die Sitzstellung verkürzt hat (rechts), ist er zu kurz, um auf Stehlänge zu kommen. Dadurch kommt es zu einem starken Zug an der Lendenwirbelsäule. Da die Muskulatur hinten auf der Rückseite an den Wirbelkörpern ansetzt, wird die Wirbelsäule ins Hohlkreuz gezogen und die Wirbel pressen die Bandscheiben aufeinander. Dies ist der eigentliche Mechanismus, aufgrund dessen es zu einem Schaden an der Wirbelsäule kommt.

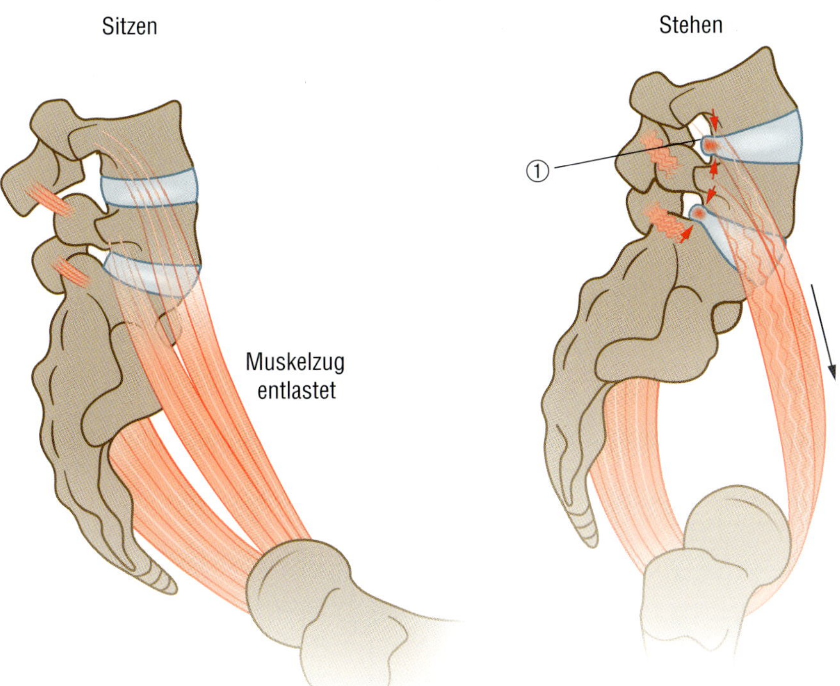

Links zeigt sich der Hüftbeugemuskel im Sitzen entlastet, aber verkürzt. Rechts kommt es im Stehen durch den Zug des verkürzten Hüftbeugemuskels zu einer Quetschung der Bandscheibe auf der Rückseite (①) und zur Ausbildung eines Hohlkreuzes. Es bildet sich eine Bandscheibenvorwölbung (rote Stelle in der blauen Bandscheibe).

Das Hohlkreuz macht den Bauch

Wenn Menschen mit Sitzberufen enge Kleidung tragen und aufstehen, zeigt sich häufig ein ausgeprägtes Hohlkreuz. Am Flughafen sieht man viele Männer, die nach getaner Arbeit ihr Sakko ausziehen und unter dem Arm tragen. Darunter kommt ein heute modisches Slim-Fit-Hemd zum Vorschein, dasselbe Bild bietet sich auch in der Skihütte: In der engen Oberbekleidung zeigt sich oft ein ausgeprägtes Hohlkreuz. Das Hohlkreuz verstärkt zudem das Bäuchlein, das eigentlich klein wäre, wäre die Wirbelsäule nicht so stark nach vorne gewölbt. Ein Teil des Bauches ist also das Hohlkreuz. Wer eine Ausrede braucht, dass es das abendliche Bierchen nicht gewesen sein kann, hier ist sie.

Das Sitzen hat zur Verkürzung der Muskulatur geführt. Der Schaden entsteht jedoch nicht durch das Sitzen, sondern erst beim Aufstehen. Erst dann werden die Bandscheiben gequetscht. Jetzt wird verständlich, weshalb das Sitzen zwar schuld ist, das Stehen jedoch keine Lösung ist und paradoxerweise den Schaden sogar erst auslöst.

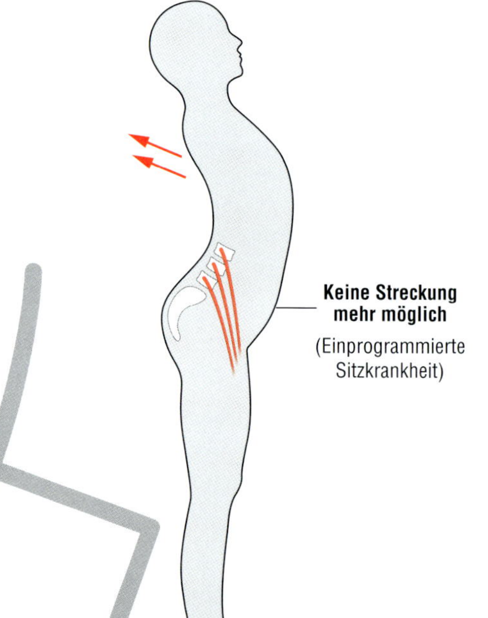

Die Hüfte kann sich gar nicht mehr strecken und schon gar nicht mehr überstrecken, auch wenn es auf den ersten Blick so aussieht. In Wahrheit ziehen die Hüftbeugemuskeln die Wirbelsäule beim Stehen in eine Hohlkreuzhaltung und pressen damit Bandscheiben und Wirbelgelenke aufeinander.

Beim Aufstehen kann sich die Hüfte nicht mehr strecken.

Das kann man mit einem etwas geübten Blick sogar mit freiem Auge sehen. Das Gesäß steht bei Menschen mit Rückenschmerzen oft etwas hervor, weil die Hüfte nicht mehr ganz gestreckt werden kann.

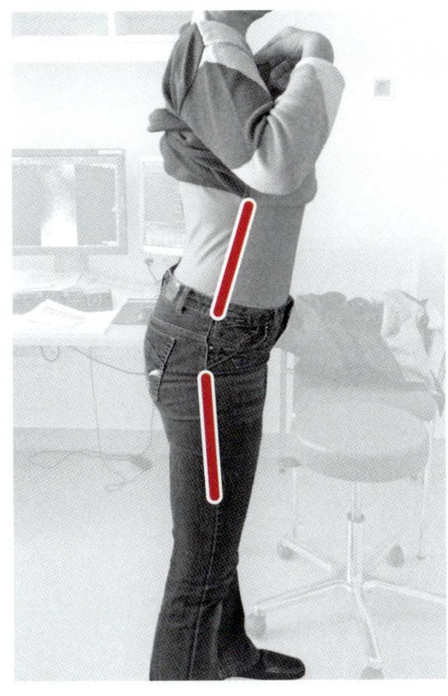

Im Bild ist eine mangelnde Überstreckung der Hüfte und ein resultierendes leichtes Hohlkreuz sichtbar, das die Patientin benötigt, um überhaupt gerade stehen zu können.

Über dem Gesäß kann sich ein Hohlkreuz bemerkbar machen, das darauf hinzielt, unsere antrainierte Position, die wir als normal empfinden, also das Sitzen, wieder einzunehmen. Gleichzeitig wölbt sich dadurch der Bauch etwas vor.

Hinzu kommt die Verkürzung des vorderen Oberschenkelmuskels (*M. quadriceps, M. rectus femoris*) durch das Sitzen. Letzterer zieht im Stehen das Becken nach vorne und hinunter. Bei den meisten Menschen kann man das daran erkennen, dass ihr Gürtel – vorausgesetzt, sie tragen einen – vorne tiefer liegt als hinten. Die Kippung des Beckens nach vorne und nach unten verstärkt das Hohlkreuz.

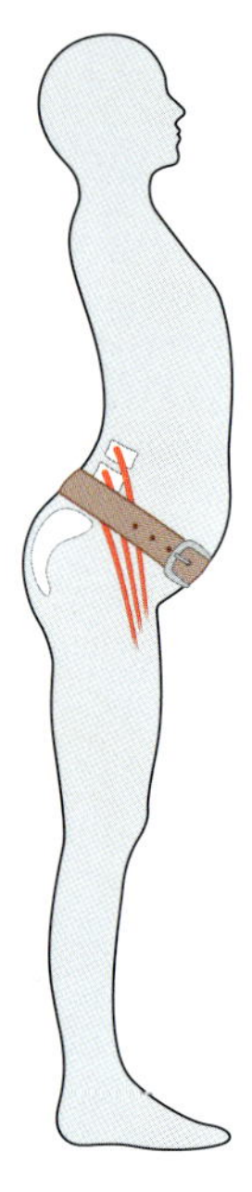

Um überhaupt stehen zu können und nicht nach vorne umzufallen, muss der Körper das Hohlkreuz vergrößern. Nur so ist der Kopf wieder über den Hüften zentriert.

Bei einer Muskelverkürzung mit nachfolgendem Hohlkreuz ist diese oft daran zu erkennen, dass die Gürtellinie nach vorne abfällt.

Exkurs Hohlkreuz

Ein Hohlkreuz ist keine Erkrankung, die aus sich selbst heraus entsteht, sondern die Folge einer verkürzten Hüftbeugemuskulatur. Der Hüftbeuger (M. psoas) zieht quer durch das Becken, und zwar von den Querfortsätzen der Lendenwirbelkörper bis an den kleinen Rollhügel der Hüfte an der Innenseite des Oberschenkels. Dadurch, dass der Muskel am Wirbelkörper sehr weit hinten ansetzt, kommt es zu einem vermehrten Zug an der hinteren Lendenwirbelsäule nach vorne und nach unten. Die Wirbel pressen nun die Bandscheiben durch den starken Muskelzug aufeinander – und dadurch entsteht ein Hohlkreuz.

Zwischen den hinteren Anteilen eines Wirbelkörpers und dem nächsten liegen ebenfalls kleine Rückenmuskeln (M. multifidus). Da der Abstand zwischen den hinteren Anteilen der Wirbelkörper durch den starken Zug der Muskulatur (M. psoas) verringert wird, kommt es zu einer Verkürzung jener kleinen Rückenmuskeln. Sie verkürzen sich so stark, dass sie sich nicht mehr auf die ursprüngliche Länge dehnen lassen, und tragen nun zusätzlich dazu bei, dass die hinteren Anteile der Wirbelkörper weiter aufeinandergepresst werden. Auch der lange Rückenstrecker verkürzt sich in diesem Bereich und verstärkt die Ausbildung des Hohlkreuzes.

Neben dem Hüftbeuger ist auch der vordere Oberschenkelmuskel zu kurz. Im Stehen zieht er das Becken nach vorne unten und verstärkt dadurch die Hohlkreuzhaltung.

Der dritte Faktor für die Entstehung eines Hohlkreuzes ist in einem Kompensationsmechanismus des Körpers zu suchen, der bestrebt ist, die durch die Muskelverkürzung nach vorne und unten gezogene Wirbelsäule im Stand auszugleichen. Um einem Umfallen vorzubeugen, verstärkt der Körper also das Hohlkreuz in der Lendenwirbelsäule noch, um ein aufrechtes Stehen zu ermöglichen.

Immer wieder wird behauptet, dass eine schwache Rückenmuskulatur für ein Hohlkreuz ursächlich sei. Das ist viel zu allgemein ausgedrückt. Zugrunde liegt stets eine durch das viele Sitzen stark verkürzte Rückenmuskulatur.

Man kann sich das anhand eines Bildes vergegenwärtigen: Stellen Sie sich eine Bahnschranke, bestehend aus einem rot-weißen Balken und einem Gitter, das darunter befestigt ist, vor. Setzt sich nun ein Elefant auf das freie Ende der Schranke, wird das Gitter zusammengedrückt. War das Gitter im Normalfall etwa einen Meter hoch, ist es nun, da der Elefant auf der Schranke sitzt, deutlich weniger hoch.

Der Elefant, das ist unsere äußere, zu kurze Rückenmuskulatur. Das Gitter von einem Meter Höhe entspricht in unserem Bild dem M. multifidus, der in etwa vier Zentimeter groß ist. Ist nun der Abstand zwischen Schranke und Boden, also zwischen den beiden Fortsätzen der Wirbel durch den Muskelzug (Elefant) zu kurz, hängt der M. multifidus – beziehungsweise das Gitter – nur noch schlaff herum. Selbst wenn der Muskel sich auf seine halbe Länge zusammenziehen könnte, würde er immer noch keine Spannung aufbauen können, denn er müsste statt auf vier Zentimeter Distanz nun auf einer Distanz von 1,5 Zentimetern Spannung aufbauen und das schafft er einfach nicht, also gibt er auf und verfettet, ob Sie nun trainieren oder nicht. Das macht keinen

Unterschied. So lange der Elefant auf der Schranke sitzt, passiert gar nichts. Wenn Sie eine Besserung erzielen wollen, müssen Sie schon den Elefanten, also die verkürzte Rückenmuskulatur, loswerden!

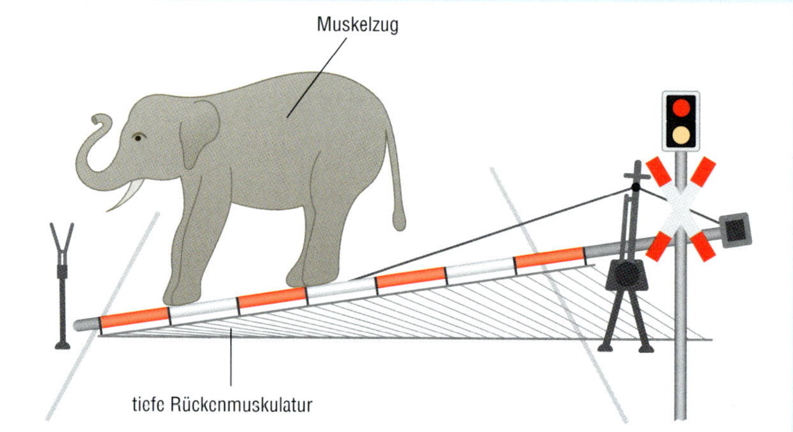

Der Elefant stellt den muskulären Zug dar, der auf die Wirbel (Schranke) einwirkt. Die tiefen Rückenmuskeln (Schutzgitter unter der Schranke) können ihre Funktion gar nicht mehr ausüben, weil der Elefant auf der Schranke sitzt. Der Elefant muss erst weg (Elastizität des Muskels herstellen), dann muss die tiefe Rückenmuskulatur sich erholen und kann wieder arbeiten, solange sie nicht vollständig zerstört ist.

Die Verkettungskaskade der sieben Faktoren des Rückenschmerzes

Der zentrale Hüftbeugemuskel ist der erste Muskel, der sich verkürzt und dadurch weitere Verkürzungen nach sich zieht. Neben dem Hüftbeugemuskel verkürzen sich die Bauchmuskeln und die vorderen Oberschenkelmuskeln.

Sekundär verkürzt sich im Hohlkreuz der lange Rückenstreckmuskel (M. erector spinae) und der etwas weiter innen gelegene Quadratmuskel (M. quadratus lumborum), einmal dadurch, dass der im Hohlkreuz befindliche Muskel die ihnen zugedachte Länge nicht mehr benötigt, und ferner, weil er sich für die Aufrichtung der Wirbelsäule noch weiter verkürzen und anstrengen muss.

Zuletzt kommt es durch die Muskelverkürzungen zu einer Schwächung der tiefen Rückenmuskeln, da diese die für sie vorgesehene Spannlänge nicht mehr zur Verfügung haben und daher wegen Funktionsunfähigkeit verkümmern müssen.

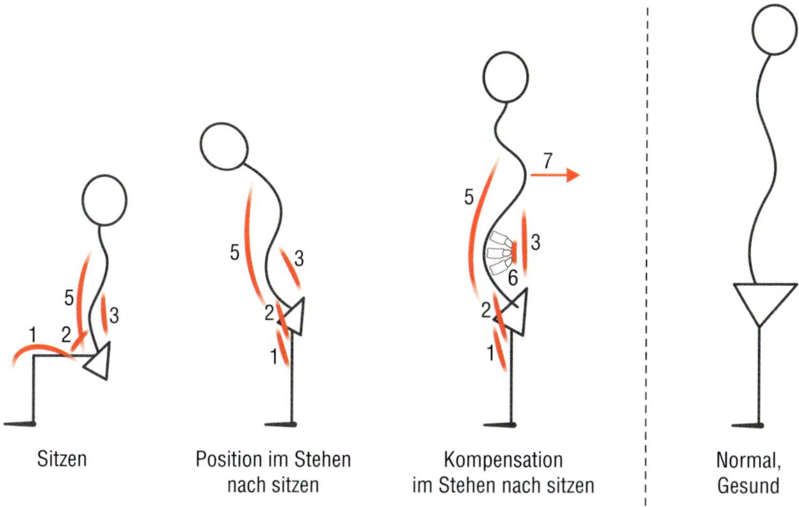

Durch das Sitzen (Bild links) verkürzen sich die Muskeln, die beim Aufstehen in eine Zwangshaltung nach vorne unten ziehen (zweites Bild von links), was fälschlicherweise als Haltungsschwäche bezeichnet wird. Um gerade stehen zu können, muss der Mensch sich durch Muskelkraft gerade richten, was zu vermehrtem Druck auf vor allem hinten gelegene Strukturen führt und so Schäden an der Wirbelsäule und den Bandscheiben anrichtet (zweites Bild von rechts). Im normalen Stand ohne vorheriges Sitzen wäre der Mensch größer und die Wirbelsäule weniger gebogen (Bild rechts).

Die sieben Faktoren, die den Rückenschmerz auslösen:

1. Die vorderen Oberschenkelmuskeln ziehen vom Knie zum Becken und kippen das Becken durch den starken Zug nach vorne unten.
2. Die Hüftbeugemuskulatur zieht von vorne auf die Rückseite der Wirbelsäule, dabei zieht sie sie ins Hohlkreuz und quetscht die Bandscheiben.
3. Die Rückenmuskulatur verkürzt sich im Bereich des Hohlkreuzes.
4. Durch die Verkürzung der Rückenmuskeln im Hohlkreuz kommt es zu einer Verringerung des Abstandes der knöchernen Strukturen im hinteren Anteil der Wirbelsäule, wodurch die tiefen Rückenmuskeln schlaff zwischen den Knochen hängen und verfetten.
5. Die Bauchmuskulatur zieht den Brustkorb nach vorne unten.
6. Durch die Beckenkippung nach vorne und den Zug des Hüftbeugemuskels ist die Lendenwirbelsäule leicht nach vorne gebeugt. Um gerade stehen zu können, muss daher das Hohlkreuz weiter vergrößert werden.
7. Dadurch werden die hinteren Strukturen der Wirbelsäule noch weiter aufeinandergepresst. Es kommt zu Bandscheibenquetschungen, Bandscheibenvorwölbung, Wirbelgelenksarthrose und in manchen Fällen auch zur Spinalkanalstenose.

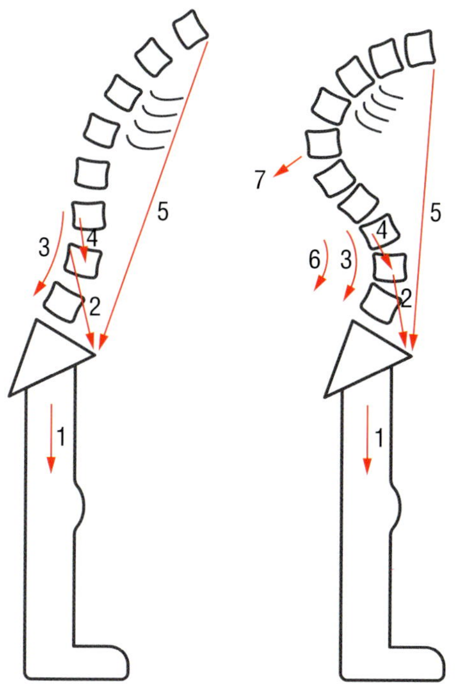

Links ist der muskuläre Zug ohne die verschlimmernden Zusatzfaktoren 6 und 7 (siehe oben) dargestellt. Die muskulären Verkürzungen ziehen den Körper nach vorne unten. Rechts im Bild ist die Kompensation ersichtlich, die den Druck auf die Wirbelsäule noch erhöht. Ohne diese Kompensationsmechanismen würde der Mensch nach vorne umfallen.

Ärztinnen und Ärzten fällt die Muskelverkürzung des Hüftbeugers leider oft nicht auf. Das liegt unter anderem daran, dass sie selten untersucht wird. Zudem eignen sich die Untersuchungsmethoden, der sogenannte *Thomas-Test* und auch der *modifizierte Thomas-Test,* dafür meines Erachtens nicht besonders gut. Die Länge des Hüftbeugers kann nur dann festgestellt werden, wenn man die Beckenkippung miteinberechnet. Sie wird jedoch bei der Testung ebenso vernachlässigt wie der Einfluss, den ein Hohlkreuz ausübt, und der Abstand der Wirbelkörper zueinander (Andrew D. Vigotsky et al. 2016).

Was Ärztinnen und Ärzte bei einer Untersuchung feststellen, ist nur das, was von der Norm abweicht. Die Norm ist dabei das, was man vorher einmal als Standard definiert hat. Wenn es nun jedoch so ist, dass die verkürzten Muskeln als Standard durchgehen, weil wir schließlich alle in der Schule gesessen sind – und zwar im wahrsten Sinn des Wortes –, fehlt der Vergleichswert mit gesunden Menschen. Es liegt also bestenfalls ein Vergleichswert vor mit dem Durchschnitt: von zwar auch nicht mehr gesunden Menschen, die jedoch noch keine Schmerzen haben.

Da sich unsere moderne Schulmedizin erst in den vergangenen 150 Jahren entwickelt hat, wir jedoch schon seit rund 200 Jahren hauptsächlich sitzen, ist in unseren Normalwerten der Sitzfehler bereits integriert. Der Vergleich mit einer Hüftbeweglichkeit, wie sie ursprünglich angelegt ist, existiert gar nicht. Um einen solchen Wert zu bekommen, müsste man sich an den wenigen Menschen orientieren, die nie viel gesessen sind, etwa an den wenigen noch vorhandenen Naturvölkern oder Völkern, die überwiegend hocken, anstatt zu sitzen. Bis diese Normalwerte dann in die universitäre Lehre aufgenommen werden, würde mit Sicherheit auch noch einige Zeit vergehen.

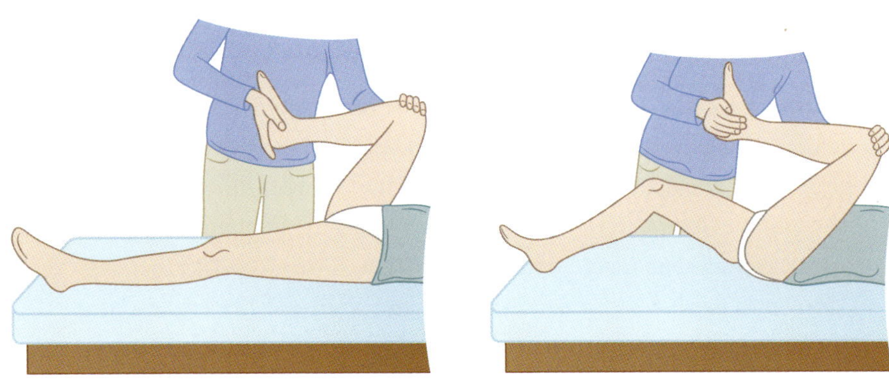

Beim modifizierten Thomas-Test wird die Möglichkeit der Hüftüberstreckung geprüft. Beim Anziehen des oberen Beines sollte das untere Bein auf der Liege liegen bleiben. Der Test ist dennoch ungeeignet, um eine echte Verkürzung festzustellen.

Die Bandscheibe ist nicht schuld

Kein Organ steht unter solchem Misskredit wie die Bandscheibe. Ihr wird vorgeworfen, an unserem Rückenleiden schuld zu sein. Die Bandscheibe trifft jedoch keine Schuld. Sie ist lediglich das Opfer unseres Verhaltens. Die verkürzten Muskeln führen zu einer Kompression der Bandscheiben, und deshalb können sich die Bandscheiben nicht mehr entfalten.

Zur Last legen könnte man das Problem unseren Vorfahren. Sie haben uns eine Lebensweise hinterlassen, die der natürlichen Benutzung unseres Körpers zuwiderläuft. Weder unsere Vorfahren selbst, noch wir heute wissen, was genau falsch gelaufen ist. Erst allmählich bildet sich ein Bewusstsein heraus, dass das kindliche Sitzen ursächlich dafür ist. Ich bin sicher, dass unsere Bandscheibe länger durchhalten würde, wäre das Ausmaß der Fehlbenutzung nicht so erheblich.

Ein Großteil der Patientinnen und Patienten ist zudem nicht bereit, auch nur die geringsten Veränderungen, die ihnen ein schmerzfreies Leben garantieren würden, vorzunehmen. Die meisten ziehen die vordergründig für sie am wenigsten aufwendige Methode vor: das Einnehmen von Tabletten. Ein nicht zu vernachlässigender Prozentsatz willigt sogar eher in eine Operation ein, als dass er Veränderungen an seinem Lebensstil vornehmen würde.

Die Veränderung wäre zudem gar nicht gravierend, vorausgesetzt, man macht das Richtige. Man muss nicht einmal sportlich werden oder sein Leben komplett umkrempeln, um effizient gegen den Schmerz anzugehen. Gerade sportliche Menschen sind zu einem großen Prozentsatz von Schmerzen geplagt, denn die Art von Bewegung, die sie ausüben, löst das eigentliche Problem nicht. Sie ist sogar teilweise kontraproduktiv. Es sind ganz einfache Maßnahmen, die zum Erfolg führen. Sie sind von sportlichen und unsportlichen Menschen gleichermaßen machbar.

Im Folgenden ist ein Gespräch zwischen Arzt (A) und Patientin (P) wiedergegeben, wie ich es selbst erlebt habe und wie es so oder so ähnlich nur allzu häufig vorkommt. Bei der Patientin handelte es sich um eine Krankenschwester, die an chronischen Rückenschmerzen litt.

P: *Ich habe seit Jahren Rückenschmerzen. Ich denke, das kommt daher, dass ich immer gebeugt über meinen Patientinnen und Patienten stehe.*
A: *Unternehmen Sie selbst etwas gegen die Schmerzen?*
P: *Nein, dazu bin ich eigentlich zu müde nach der Arbeit.*
A: *Sind Sie bereit, wenigstens ein bisschen zu Ihrer Genesung beizutragen?*
P: *Nein, eigentlich nicht. Auch dazu fehlt mir einfach die Zeit und die Lust.*
A: *Dann haben Sie also lieber Schmerzen, als eine Kleinigkeit an Ihren Gewohnheiten zu ändern?*

Wie Sie sich vorstellen können, war das Gespräch relativ rasch zu Ende. Leider handelt es sich dabei nicht um einen Einzelfall, eher im Gegenteil. Nur wenige Menschen bringen die Bereitschaft mit, selbst etwas zu tun, und dann gestaltet es sich als schwierig – auch für die behandelnden Ärztinnen und Ärzte. Wenn wir unsere seit Generationen falsche Lebensweise nicht ablegen, werden wir das Problem Rückenschmerzen nicht in den Griff bekommen.

Im Übrigen leiden nicht nur Patientinnen und Patienten, sondern auch zahlreiche Therapeutinnen und Therapeuten – in vielen Fällen sogar besonders sportliche – selbst an Rückenschmerzen. Wie kommt es, dass sie nicht einmal sich selbst helfen können? Wenn das tatsächlich so ist, kann doch etwas nicht in Ordnung sein mit unserem Gesundheitssystem. Herkömmliche Therapieformen greifen offenbar nicht ausreichend, dennoch beharrt man auf ihnen. Sie bringen in einigen Fällen ja auch eine Linderung, in den seltensten jedoch eine gesunde Schmerzfreiheit.

Medica

Im Jahr 2018 war ich in Düsseldorf auf der Medizinmesse *Medica.* Dort wurde eine innovative Behandlungsliege vorgestellt. Nachdem die Menschentraube sich gelichtet hatte und ich die Gelegenheit nutzen konnte, auf dieser Liege probeweise behandelt zu werden, fragte mich der dort tätige Therapeut, wo ich denn Schmerzen hätte. Ich antwortete, dass ich schmerzfrei sei, denn schließlich sei ich ja Therapeut und wisse mir zu helfen. Daraufhin erwiderte der Therapeut, dass ihn das erstaune, da ihm im Zuge seiner Arbeit eine große Anzahl an Therapeutinnen und Therapeuten begegne, die selbst unter Rückenschmerzen leiden würden. Damals verfestigte sich der Gedanke in mir, dass mit unserem Gesundheitssystem etwas ganz Grundlegendes nicht stimmen könne. Offenbar waren unsere bisherigen Behandlungsstrategien falsch.

Es liegt an Ihnen, den Fehler unserer Vorfahren abzulegen. Der Fehler ist das Sitzen. Wenn Sie als Kind in der Schule gesessen haben, ist auch in Sie die Sitzkrankheit hineinprogrammiert worden. Ich werde Ihnen im Weiteren auch erklären, wie Sie die Sitzkrankheit wieder beseitigen können. So können Sie sich selbst und Ihren Nachkommen ein möglichst schmerzfreies Leben ermöglichen. Dafür müssen Sie sich aus Ihrer Bequemlichkeit etwas herausbewegen, oder sogar auch gar nicht, wie Sie sehen werden, denn es geht auch ganz ohne Anstrengung.

Schmerzfrei bis ins Alter?

„Wenn nichts weh tut, lebt man nicht mehr …“ Selbstverständlich kann man es als normal ansehen, wenn man im Alter Schmerzen hat, zwingend notwendig ist es jedoch nicht. Gerade Phänomene wie die Abnutzung von Gelenken oder der Verschleiß von Bandscheiben sind in Wahrheit vom Alter unabhängig, zumindest in den meisten Fällen. Anatomische Studien an exhumierten Vorfahren belegen sogar, dass Abnutzungen nach Erreichen eines hohen Alters früher nicht nachweisbar waren. Es gibt diese Abnutzungen erst, seit wir uns weniger bewegen und mehr sitzen.

Nicht das Alter an sich ist ursächlich für Schmerzen, sondern das Faktum, dass unser Körper einer Fehlbenutzung nicht ewig standhält und es durch die Fehlbenutzung zu Abnutzungen kommt. Über einen gewissen Zeitraum kann dies kompensiert werden. Kompensationsmechanismen sind von unterschiedlichster Natur. Funktioniert die Hüfte auf der rechten Seite etwa nicht mehr, tendiert man dazu, das linke Bein übergebührlich zu beanspruchen. Die Folge davon können Schmerzen an Knien, Rücken, Schulter und Nacken sein und so weiter. Wer das schon erlebt hat, wird mir beipflichten. Irgendwann kommen die Kompensationsmechanismen an ihr Ende, und die entstandenen Abnutzungen machen sich bemerkbar – und schmerzen. In den meisten Fällen hält unser Körper es etwa bis in unser letztes Lebensdrittel aus. Insofern ist das Alter nichts anderes als ein Zeitfaktor. Lebten wir kürzer, kämen wir nicht in das Stadium der Dekompensation, also zu dem Moment, ab dem sich der Körper nicht mehr selbst helfen kann. Es ist also nicht das Alter an sich, das zu Schmerzen führt, sondern das Eintreten der Dekompensationsphase. Ändern wir rechtzeitig etwas, hält der Körper der Belastung länger stand und der Schmerz kommt erst gar nicht auf. Und selbst dann, wenn Abnutzungen auf Röntgen- und MRT-Bildern bereits auszumachen sind, ist noch lange nicht alles verloren. Ansetzen muss man naturgemäß immer dort, wo der Schmerz seinen Anfang nimmt – bei seiner Ursache.

Ich erinnere mich in diesem Zusammenhang noch sehr gut an einen 92-jährigen Patienten, der von seinen Enkeln in meine Praxis gebracht wurde. Bislang hatte er noch nie in seinem Leben einen Arzt konsultiert. Knieschmerzen – ein für ihn ganz ungewöhnliches Phänomen – hatten ihn nun bewogen, zu mir zu kommen. Als er mir gegenübersaß, beteuerte er, dass seine Schmerzen inzwischen wieder nahezu nachgelassen hätten. Ich erfuhr, dass er über Jahrzehnte seit seiner Kindheit hinweg eine Damenturngruppe trainiert hatte. Er wies eine erstaunlich gute Beweglichkeit aller Gelenke auf. Eine Therapie stellte sich als nicht notwendig heraus. Er bewies mir eindrucksvoll, dass lebenslange Schmerzfreiheit kein Ding der Unmöglichkeit ist. Der Schlüssel des Erfolgs lag in dem konkreten Fall darin, und darauf werde ich später noch genauer zurückkommen, dass der betagte Patient seine Gelenke in alle Richtungen beweglich gehalten hatte – Bewegung und das Erhalten der Bewegungsrichtungen der Gelenke sind nämlich zweierlei Paar Schuhe. Er hatte bereits von Kindheit an, statt etwa Fußball zu spielen, einen deutlich vermehrten Bewegungsumfang seiner Gelenke genutzt.

Natürlich kennen wir auch alle diejenigen, die es geschafft haben, ihren Schmerz mit sportlichen Aktivitäten loszuwerden. Diejenigen, denen es gelingt, können sich glücklich schätzen. Wir vergessen dabei jedoch, dass viele sportliche Menschen trotz Sport Schmerzen haben und diese auch nicht in den Griff bekommen.

Immer wieder zeigen Studien wie jene von A. Burmann aus dem Jahr 2020, dass gerade sportliche Menschen oft sogar an sehr starken Schmerzen leiden. Sport kann nämlich durchaus ein Verstärker von Schmerzen sein, weil es muskuläre Spannungen erhöhen kann. In der genannten Studie wird die Psyche als Ursache bemüht, denn nachdem es keine plausible Erklärung für die Schmerzen gab, hat es sich wieder angeboten, wie so oft, die Schmerzursache auf die Psyche zu verschieben. In dem Fall soll es sportlicher Leistungsdruck sein, der zu Schmerzen führte. Tatsächlich spielt die Psyche höchstens als Verstärkungsfaktor für Rückenschmerzen eine Rolle. Ursächlich ist die Psyche an Rückenschmerzen in den seltensten Fällen verantwortlich.

Nachdem Sport und Bewegung keine Lösung für Rückenschmerz sind, ist es auch nicht nötig, sportlich zu sein um schmerzfrei leben zu können. Ich bin der festen Überzeugung, dass auch unsportliche Menschen ein schmerzfreies Leben führen können, wenn Sie denn das Richtige tun.

Sportlichkeit ist generell so eine Sache. Es sind nicht nur das eigene Verhalten und die Formung durch die Eltern oder Familie, die einen sportlich werden lassen, vielmehr ist es eine Veranlagungssache. Dafür müssen wir unsere westliche Sichtweise verlassen und in die Traditionelle Chinesische Medizin wechseln. Hier werden wir fündig in der Beschreibung unterschiedlicher Charaktertypen. Sagen wir einmal, es geht dem Menschen in der Mitte seiner Energie gut. Also ein müder, schlapper Mensch macht genauso wenig her, wie jemand, der völlig aufgekratzt ist. Aber genau solche unterschiedlichen Charaktertypen gibt es eben. Zur Ehrenrettung kann ich sagen, dass jeder Mensch jede solcher Phasen haben kann und hier kein Stereotyp alleine aufgezeigt werden soll. Dennoch: Sogenannte Milztypen bringen eine gewisse Müdigkeit und Schlappheit mit und müssen sich sehr anstrengen, wenn sie einen Berg hinaufradeln wollen. Das Aufraffen und das Radeln haben sie völlig erschöpft, und sie müssen sich hinterher von den Strapazen ausruhen, denn es war anstrengend. Solche Menschen zu sportlichen Ambitionen zu bewegen, ist auch für sie selbst immer wieder eine Überwindung. Lebertypen hingegen sind so voll Energie, dass sie sich erst einmal auspowern müssen, um anschließend leistungsfähig zu sein. Sie werden nicht müde durch den Sport, sondern ihr Körper verlangt danach. Sie müssen erst einmal überschüssige Energie verlieren, um danach auf einem niedrigeren Stresslevel eine normale Leistung bringen zu können. So gemein es auch klingen mag, auch hierfür sind die Veranlagungen unterschiedlich ausgeprägt, finden aber in den allgemeinen Empfehlungen für Patientinnen und Patienten keinerlei Anwendung. Es gibt zu wenig Strategien, spezifische Angebote für die unterschiedlichen Gruppen anzubieten.

Die Psyche als Ursache von Schmerzen

Schmerz hat in der Regel eine körperliche Ursache. Wie bereits erwähnt, besteht vor einer Schädigung ein Warnschmerz, der sich bereits bemerkbar macht, bevor eine Schädigung eintritt. In diesen Fällen kann auf Röntgen, CT- oder MRT-Bildern oft noch keine Ursache für den Schmerz erkannt werden. Die Annahme, dass Patientinnen und Patienten schon wegen intakter Bilder keine Schmerzen haben dürfen, hat dazu geführt, die Ursache in der Psyche zu vermuten. Wenn man nichts sieht, dann darf auch nichts weh tun – und da man die Psyche ja auch nicht sehen kann, ist die Verbindung zwischen Rückenschmerz und Psyche naheliegend. Die Behauptung, dass bei einem unauffälligen MRT der Rückenschmerz von der Psyche kommt, ist jedoch genauso abwegig, wie wenn man bei einem Depressiven ein MRT des Gehirns macht und behauptet, da sei nichts zu sehen, somit läge keine Depression vor.

Beide Aufnahmen zeigen nicht das, was sie zeigen sollen. Das MRT der Wirbelsäule zeigt weder die Muskelspannung, die den Schmerz verursacht, noch zeigt das MRT des Gehirns einen Zustand der Psyche. Das ist ungefähr genauso, wie wenn etwa Ihre Autobatterie leer ist: In so einem Fall können Sie Ihr Auto auch von allen Seiten fotografieren und durchleuchten. Sie werden damit jedoch die Ursache, weshalb es nicht fährt, trotzdem nicht finden. Dazu müssten Sie wissen, wie ein Auto funktioniert. Ebenso ist es essenziell zu wissen, wie der Mensch funktioniert, wenn ein Schmerz entsteht oder die Psyche unausgewogen arbeitet.

Der Einfluss der Psyche auf Schmerzen

Die Psyche hat Einfluss auf Schmerz. Das ist eine Tatsache. Der Hauptfaktor für den Rückenschmerz ist sie jedoch nicht. Da die durch das Sitzen versursachte Muskelverkürzung als eigentliche Ursache ausgeklammert wird, beschäftigt man sich nun in weiterer Folge ausschließlich mit den Nebenfaktoren, und da bekommt die Psyche eine größere Rolle, als ihr zusteht. In Wahrheit ist es so, dass alle Nebenfaktoren zusammen nur einen Bruchteil im Vergleich zum Sitzen ausmachen.

In der chinesischen Medizin geht man nicht von einer Trennung von Körper und Psyche aus. Der Mensch wird in seiner Gesamtheit gesehen. Insofern werden die psychischen Faktoren immer mitberücksichtigt. Beim Rückenschmerz ist es jedoch so, dass er überwiegend über körperlich wirksame und nur über wenige psychisch wirksame Akupunkturpunkte behandelt wird. Das heißt, auch hier zeigt sich beim Rückenschmerz die Dominanz des körperlichen Anteils. Eine psychisch angespannte Person hat zugleich immer auch eine angespannte Muskulatur. Wenn ein körperliches Problem besteht, das auf eine zu hohe Spannung durch eine verkürzte Muskulatur zurückzuführen ist, verstärkt sich diese Spannung naturgemäß durch psychische Belastungen immer mehr. Der Schmerz wird somit größer. Insofern sind auch Entspannungstechniken sinnvoll, um aus einem Schmerzzustand wieder herauszukommen. Die Psyche kann somit einen grenzwertigen Schmerz, der gerade noch nicht wahrgenommen wird, wahrnehmbar machen. Insofern können Entspannungstechniken einen gerade über der Schmerzgrenze liegenden Schmerz verbessern, indem die psychisch entstandene muskuläre Spannung herabgesetzt wird.

Auch ein psychisch angespannter Mensch muss keine Schmerzen haben. Wir sind dazu angelegt, auch Spannungen, Belastungen und psychischen Stress auszuhalten. Allerdings, und das macht doch den erheblichen Einfluss der Psyche zumindest auf den Bandscheibenvorfall offensichtlich, ist der einzig nachgewiesene Faktor für die Auslösung eines Bandscheibenvorfalls eine starke psychische Belastung und nicht etwa das Heben einer schweren Kiste.

Unterscheiden muss man hierbei jedoch wieder zwischen Auslöser und Ursache. Eine Bandscheibe platzt nicht einfach so wegen einer psychischen Belastung. Die Bandscheibe ist unter dem chronischen Druck der Muskulatur über Jahre degeneriert. Geplatzt ist sie aber dann schließlich in einem einzigen Moment. Der Auslöser des Platzens kann die Psyche sein, die Ursache ist sie nicht. Stellen Sie sich vor, Sie fahren mit Ihren Autoreifen 500 000 Kilometer, ohne die Reifen zu wechseln. Dann fahren sie über einen Bordstein und ein Reifen platzt. Die Ursache für das Platzen ist die viel zu lange Benutzung des Reifens, der Auslöser der Bordstein. Müssen jetzt alle Bordsteine beseitigt werden, um das Platzen von Reifen zu verhindern? Mitnichten. Sie müssen einfach Ihre Reifen wechseln. Auf Ihren Rücken bezogen, bedeutet das, dass Sie die Muskeln elastisch machen und den Druck von den Bandscheiben nehmen müssen.

Dennoch, die derzeitigen erheblichen Bemühungen, die Ursache des Rückenschmerzes im Bereich der Psyche zu suchen, rühren allein daher, dass man oft in bildgebenden medizinischen Untersuchungen nichts findet.

Das Versagen der schulmedizinischen und der alternativen Therapien

Für Rückenschmerzen gibt es unzählige Therapien. Leider stellt man schnell fest, dass die meisten von ihnen lediglich auf Schmerzreduktion, das heißt, auf eine Verminderung der Symptome, abzielen, ohne dabei die Ursachen für die Entstehung des Schmerzes in den Blick zu nehmen. Die unterschiedlichen Therapien unterscheiden sich in ihrer Effizienz und in der Vorgehensweise, einige lassen sich auch gut miteinander kombinieren. Oft kann man so bessere Effekte erzielen als nur mit einzelnen, und das kommt daher: Jede Therapie für sich genommen vermindert den Schmerz um ein paar Prozent, manche um einen, manche um zehn, keine einzige jedoch um hundert Prozent. Bildlich gesprochen kann es gelingen, mithilfe einer Kombination von mehreren Therapien die Rückenschmerzen zu lindern. Wenn das gelingt, stellt sich das Gefühl ein, dass die Therapien angeschlagen haben. Leider ist jedoch – und das vergisst man dabei – die Ursache für den Schmerz noch da, auch wenn man ihn gerade nicht spürt.

Schmerzgrenze

Selbst dann, wenn unser Körper täglichen Schwankungen etwa durch das Wetter oder den Hormonstatus ausgesetzt ist, bewegen wir uns mit unserer Körperspannung im Normalfall in einem Bereich, der unterhalb der Schmerzgrenze liegt. Unter der Schmerzgrenze versteht man die Linie, die die Bereiche *Schmerz* und *kein Schmerz* voneinander trennt. Oberhalb von ihr empfinden wir Schmerz, unterhalb nicht. Man kann sich das Schmerzgeschehen gut mit dem Bild eines

Eisbergs vorstellen: Der Bereich unterhalb der Wasseroberfläche ist die schmerzfreie Zone. Je tiefer unten, desto gesünder/schmerzfreier ist der Körper. Der Grund entspricht gewissermaßen dem Idealzustand. Auch im Bereich knapp unterhalb der Wasseroberfläche, also knapp unterhalb der Schmerzgrenze, ist alles noch scheinbar in Ordnung. Hier wird kein Schmerz gespürt. Es reicht jedoch ein kleiner Auslöser, um die Schmerzgrenze zu überschreiten. So verhält es sich etwa bei einem Hexenschuss. Er wird zumeist hervorgerufen durch eine kleine, unspektakuläre Bewegung, die dann sozusagen das Tüpfelchen auf dem I ist und den Spannungszustand von knapp unterhalb der Wasseroberfläche darüber katapultiert. Auf einen Schlag versagen die Kompensationsmechanismen, die uns den Anschein von gesund vermittelt haben, und man kann sich vor Schmerzen kaum mehr rühren.

Herkömmliche Therapieverfahren – auch in Kombination – zielen nun darauf ab, den Status quo wieder unter die Wasseroberfläche, also unter die Schmerzgrenze, zu bringen. Ist der Zustand nicht weit darüber, bedarf es zumeist nur wenig, um unter die Schmerzgrenze/ Wasseroberfläche zu kommen. Leider geht es dann jedoch in die andere Richtung wieder genauso schnell. Wenn sich der Körperstatus weit über der Wasseroberfläche befindet, braucht es dann schon mehrere Therapien in Kombination zur Kompensation. Allen Therapien gemeinsam ist jedoch, und zwar unabhängig davon, ob sie kombiniert werden oder nicht, dass sie wenig bis gar nichts an der Ursache für den Schmerz ändern, also an dem Eisberg, der bis unter die Oberfläche reicht. Mit anderen Worten: Kaum eine Therapie macht uns gesund, da sie den Eisberg nicht beseitigt.

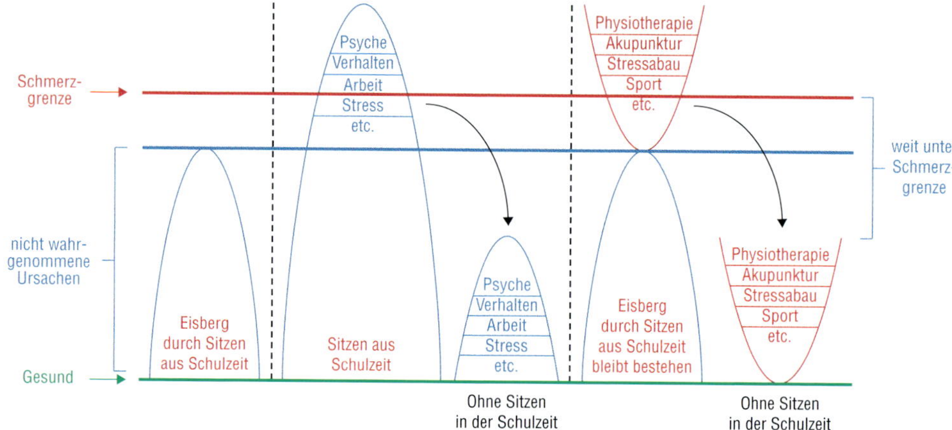

Die rote Wasseroberfläche stellt die Schmerzgrenze dar, ab der Schmerz wahrgenommen wird. Der grüne Grund wäre der gesunde Normalzustand. Der bis zur blauen Linie reichende Eisberg kommt vom Sitzen aus der Schulzeit und wird ursächlich nicht wahrgenommen. Was bemerkt wird, sind die Cofaktoren des Rückenschmerzes, die oberhalb der blauen Linie liegen und im Falle von Schmerzen auch über die Schmerzgrenze hinausreichen (Mitte). Rechts stehen die Therapieverfahren, die alle nur bis zur Wahrnehmungsgrenze der roten Linie therapieren und auch den zugrunde liegenden Eisberg ignorieren.

An erster Stelle jeder erfolgreichen Therapie muss die Auffindung der Ursache für die Rückenschmerzen stehen. Da es oft eine erhebliche Schwierigkeit darstellt, jene Ursache ausfindig zu machen, behilft man sich mit Alibitherapien. Die vielgepriesene Bewegung – der Sport – steht dabei ganz oben auf der Liste.

Tatsächlich klingt der Hinweis auf den Muskelaufbau, der unweigerlich mit ihr einhergeht, mehr als plausibel, schließlich ist auch wissenschaftlich nachgewiesen, dass Muskelaufbau zu einer Schmerzlinderung beiträgt. Dennoch ist der Muskelaufbau nicht die Therapie der Wahl, die zu echter Gesundheit und Schmerzfreiheit beiträgt.

Sport ist auch nur eine Art des Sitzens

Bewegung ja – aber welche? Die traurige Nachricht, und das mag jetzt überraschend für Sie kommen: Auch Sport ist nichts anderes als eine Art des Sitzens. Naturgemäß sind die meisten Sportarten auf Bewegung aufgebaut. Wir bewegen uns dabei von einem Ort zum anderen. Was wir dabei jedoch nicht verändern oder bewegen, ist unsere Körperhaltung, also die Stellung unseres Körpers. Insofern sind die meisten Sportarten nichts anderes als eine Abwandlung des Gehens oder streng genommen sogar des Sitzens, denn die Stellung unseres Körpers unterscheidet sich beim Gehen und auch beim Stehen nur gering von der des Sitzens. Im Unterschied zum Sitzen verändert sich beim Stehen oder Gehen lediglich die Stellung unserer Knie- und Hüftgelenke in dem normalerweise auch genutzten Bewegungsumfang, alles andere bleibt gleich. Kaum eine Sportart überschreitet den durch Muskelverkürzungen eingeschränkten Bewegungsradius.

Die Wirbelsäule ist durch die gummiartigen Bandscheiben eigentlich sehr beweglich. Die Bewegung wird der Wirbelsäule aber oft genommen. Einzig bleibt die Bewegung der Beine, die die Wirbelsäule durch die Gegend trägt, etwa so, als würde man sein Auto nur auf einem Sattelschlepper durch die Gegend fahren lassen, weil man ihm nicht zutraut, selbst zu fahren.

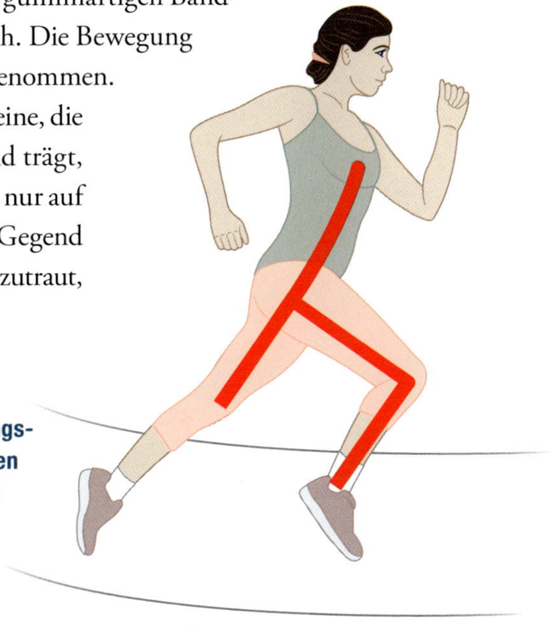

Auch in Bewegung geht die Bewegungsrichtung der Gelenke unter Umständen nicht über die Bewegung des Sitzens hinaus, wie man an diesem Beispiel eindrucksvoll sehen kann.

Man hat das Gefühl, sich bewegt zu haben –, und tatsächlich hat ja Bewegung stattgefunden, jedoch, überspitzt gesagt, ist zur Sitzhaltung durch Gehen außer einer zeitweisen Streckung der Hüften und Kniegelenke keine zusätzliche Bewegungsrichtung der Gelenke hinzugekommen. Selbstverständlich ist das Betreiben von Sport in anderer Hinsicht tatsächlich von Vorteil: Es fördert Kraft und Ausdauer. Wir sprechen hier jedoch von der Beweglichkeit, der Beweglichkeit der Gelenke, genauer gesagt. Bewegung ist insofern nicht gleich Bewegung. *Was* Sie bewegen, macht den Unterschied. Das Problem am Sitzen ist bezogen auf den Rücken nicht die Unbeweglichkeit an sich, sondern die Haltung, die Sie dabei einnehmen. Deshalb lösen auch Stühle, die Bewegungen in alle möglichen Richtungen ausführen können, das Problem des Rückenschmerzes nicht, wenn sie weiterhin mit gebeugter Hüfte auf ihnen sitzen.

Bewegung ist zweifelsohne eine Grundvoraussetzung für unsere Gesundheit. Aktiv und in Bewegung zu sein, ist jedoch etwas anderes, als Sport zu betreiben. Und auch beim Sport selbst gibt es unterschiedlichste Betätigungsformen, die einen helfen mehr, die anderen weniger. Immer wieder höre ich in meiner Praxis folgenden Satz: „Ich bin ohnehin den ganzen Tag auf Achse, renne ohne Unterbrechung in meinem Laden herum. Ich bewege mich genug – Schmerzen habe ich trotzdem." Offenbar reicht also Bewegung alleine nicht aus. Oder gibt es so etwas wie gute und schlechte Bewegung? Und in welche Kategorie fällt dann diejenige, die man während seiner Arbeitszeit erledigt, indem man etwa herumgeht? Machen die Turnschuhe den Unterschied? Oder die Sportbekleidung? Nordic Walking-Stöcke statt Computertastatur? Mit Sicherheit leistet Sport einen wesentlichen Beitrag zu unserer Gesundheit, er ist jedoch nicht die Lösung in Sachen Schmerzbekämpfung. Wenn es so einfach wäre, hätte ich nicht so viele Patientinnen und Patienten, die sehr aktiv sind, Laufen gehen oder sich jede freie Minute im Fitnessstudio aufhalten – und dennoch von Schmerzen geplagt werden.

Sport fällt eindeutig in die Kategorie *gute Bewegung*, allen voran Laufen beziehungsweise Joggen und Krafttraining. Es ist nun tatsächlich so, dass Sport effizienter ist als das Herumgehen im Büro, und es gibt auch Menschen, die mit diesen Sportarten schmerzfrei werden. Andere wiederum haben danach stärkere Schmerzen als zuvor. Beide Phänomene lassen sich nach dem Stand des heutigen Wissens restlos aufklären, wirft man einen Blick zurück auf unsere ersten Anfänge: Der Mensch ist als Jäger und Sammler angelegt. Beim Jagen kommt vor allem die vordere Körpermuskulatur zum Einsatz, etwa die Hüftmuskulatur, will man schnell nach vorne kommen. Vergleichbar damit wären Sportarten wie Joggen, Radfahren, ja sogar Skifahren und Fußball, die ein ähnlicher Vorwärtstrieb auszeichnet.

Die Bewegungsabläufe, die wiederum für das Sammeln charakteristisch sind, also etwa das sich Hinknien, das sich Strecken und Winden, und zwar je nachdem, ob auf dem Boden oder auf Bäumen gesammelt wird, führen nur wenige Sportarten aus.

Es gibt vor allem eine Sportart, bei der andere Bewegungen an Gelenke erfolgen als üblich, und das ist das Schwimmen, und zwar egal, ob nun das Brust- oder das Rückenschwimmen oder das Kraulen. Dabei werden die Arme jeweils nach vorne, dann wiederum nach hinten und nach oben gestreckt, der Kopf gedreht, die Halswirbelsäule gestreckt und die Hüfte überstreckt und die Beine abgespreizt. Das Schwimmen wird von vielen Ärzten empfohlen, weil es sich empirisch als wirksam herausgestellt hat und weil es eben Gelenksstellungen beinhaltet, die im Alltag nicht vorkommen.

Vorwärtstrieb

Der Vorwärtstrieb, der denjenigen Sportarten immanent ist, die eine Art Weiterentwicklung des Jagens sind, führt zur Kräftigung und damit jedoch leider auch zu einer Verkürzung der vorderen Körpermuskulatur, vor allem oft der bereits sehr verkürzten Hüftbeugemuskulatur. Zudem verbessern diese Sportarten nicht die Bewegungsrichtung der Gelenke. Im Unterschied zur Bewegung gibt die Bewegungsrichtung an, wohin sich ein Gelenk bewegt und wie viel von der Gesamtbeweglichkeit ausgenutzt wird. Viele unserer Gelenke lassen mehrere Bewegungsrichtungen zu. Wir benutzen zumeist jedoch nur eine, nämlich die nach vor und zurück. Dreh- und Rotationsbewegungen fehlen oft ganz, und auch der Bewegungsumfang nach vor und zurück wird oft nicht zur Gänze ausgenutzt. Auf unsere Wirbelsäule umgelegt, würde das bedeuten, dass wir uns zwar nach vorne und nach hinten beugen, uns jedoch kaum noch zur Seite neigen, also nach rechts und nach links. Geschweige denn verdrehen wir unsere Wirbelsäule noch, außer vielleicht beim Schulterblick beim Autofahren. Und selbst die Bewegung nach vor und zurück findet nicht mehr so häufig statt wie früher.

Weshalb das so ist, lässt sich gerade am zitierten Schulterblick beim Autofahren leicht demonstrieren: Musste man sich früher für manche Aktionen noch umdrehen – und damit auch seine Wirbelsäule drehen –, liefern uns nun zahlreiche Assistenzsysteme die nötigen Daten. Was das Assistenzsystem natürlich nicht angibt, sind die Gesundheitsschäden, die durch die nicht mehr oder nur noch selten durchgeführten Bewegungsabläufe entstehen. Ein guter Assistent, der auch unsere Gesundheit im Fokus hätte, würde erst nach dem erfolgten Schulterblick in Aktion treten und nur warnen, wenn etwas übersehen worden ist. Wie beim Autofahren verhält es sich in vielen anderen Bereichen auch.

Insgesamt gibt es nur wenige Sportarten, die zu einer Mehrbeweglichkeit anleiten. Dazu gehören Bewegungsübungen aus dem Yoga und Dehnungsübungen ganz generell. Sie führen zu einer Verbesserung der Beweglichkeit, allerdings muss man dafür schon gewisse

Voraussetzungen mitbringen. Viele Menschen scheitern, weil ihre Muskulatur die Dehnung gar nicht zulässt oder weil durch dieselbe Schmerz ausgelöst wird. Bei der Dehnung eines Muskels können nämlich grundsätzlich zwei Probleme auftreten: Zum einen lässt der Muskel sich nur sehr schlecht und sehr langsam dehnen. Zweitens kommt es bei jeder Dehnung zu einer Quetschung der Weichteilstruktur, also entweder der Bandscheibe oder des Gelenkknorpels, da ein Muskel ja stets entweder ein Gelenk oder eine Bandscheibe überspannt. Je nach Anordnung der Muskeln kann es also passieren, dass ein bereits geschädigter Knorpel oder eine bereits gequetschte Bandscheibe durch eine Dehnung noch weiter zusammengedrückt wird und auf diese Weise Schmerz ausgelöst wird. Ein zu dehnender Muskel hat ja immer ein Gegenlager, gegen das die Dehnung erfolgt. In der Regel sollte der Schmerz dann nach der Dehnung wieder nachlassen, wenn die Spannung des Muskels leicht herabgesetzt ist. Dass es sich bei einer Dehnung dennoch um eine effiziente Maßnahme gegen den Schmerz handelt, bestreite ich nicht, sie muss aber anders, als bisher gelehrt wurde, erfolgen. Entscheidend ist die Vorbereitung des Muskels, die den Zug der Dehnung herabsetzt.

Dennoch, die Weichteilkompression während einer statischen Dehnung ist um vieles weniger ungesund als eine Bewegung derselben Struktur unter muskulärer Kompression, weil Letztere hingegen das Gewebe zerreibt, der statische Druck ohne Bewegung aber eben keine Reibeschäden verursacht.

Geht man von verkürzten Muskeln aus, ist es gerade die Bewegung, die den Schaden überhaupt erst anrichtet. Die reine Kompression, als der Druck auf einer Stelle, wäre auszuhalten. Die Bewegung macht das Problem, analog zum oben beschriebenen Aufstehen nach längerem Sitzen.

Ist meine Muskulatur verkürzt? Der Ferse-Waden-Test

Bei Fersenschmerzen empfiehlt es sich, die Wadenmuskulatur zu dehnen. Mit einem einfachen Test können Sie ganz leicht herausfinden, ob Ihre Muskeln in dem Bereich verkürzt sind oder nicht.

Gehen Sie dazu in die Hocke und beobachten Sie, ob sich Ihre Fersen dabei vom Boden abheben oder nicht. Versuchen Sie nun, die Ferse am Boden zu lassen und dann in die Hocke zu gehen. Stellen Sie dabei fest, dass es zu einer Fallneigung nach hinten kommt, dann können Sie davon ausgehen, dass Ihre Wadenmuskulatur verkürzt ist.

In demselben Maße sind das dann wahrscheinlich auch die anderen Muskeln, also die Rückenmuskulatur, die Hüft-, die Knie- und die Nackenmuskulatur. Die meisten Muskeln sind in Wahrheit nämlich nicht zu schwach, sondern deutlich verkürzt.

Die Rückenschule und andere therapeutische Fehlversuche

Die Rückenschule

Zur Prävention gegen Rückenschmerzen kann man Rückenschulen besuchen, die von zahlreichen Vereinen und Institutionen, der Volkshochschule und den Krankenkassen angeboten werden. Die dort angebotenen Sportprogramme sind sinnvoll, weil sie Bewegung garantieren und ein Bewusstsein für die Thematik des Rückenschmerzes schaffen. Zudem ist man in Gruppen eingebunden, was sich auf die Motivation, tatsächlich hinzugehen und mitzumachen, sehr positiv auswirkt. Immerhin ist man unter Gleichgesinnten. Das Problem Rückenschmerz bekommt man dort jedoch nicht in den Griff. Man kann schließlich in der Rückenschule nicht Mechanismen, die man sich durch das langjährige Sitzen in der Schule erworben hat, so ohne Weiteres rückgängig machen. Was Sie dort lernen, ist zu kompensieren, indem Sie etwa versuchen, den Rücken weniger zu belasten und Sie erlernen Rückenübungen unterschiedlicher Art. Die Ursache für den Schmerz werden Sie so nicht abstellen können, da Sie die muskuläre Verkürzung damit nicht abstellen können.

Zudem lauten die gängigen Empfehlungen zum angeblich rückenschonenden Verhalten, man solle etwa aus den Knien heben und nicht über den Rücken. Wir lernen dort, unseren Rücken wie einen Stock zu benutzen, anstatt ihn zu bewegen.

Wie es gemeint war, zeigt ein Blick auf Menschen aus anderen Kulturen, die sich noch viel bücken müssen. Sie arbeiten mit gestreckten Beinen und gebeugter Hüfte auf dem Boden, also genau so, wie wir es angeblich nicht machen sollen, so die Doktrin der Rückenschule. Trotzdem haben diese Menschen deutlich weniger Rückenschmerzen als wir. Das liegt daran, dass sie in dieser Position die hintere Bein- und Rückenmuskulatur gedehnt haben. Dafür ist der menschliche Körper gebaut, nicht für das Heben aus den Knien.

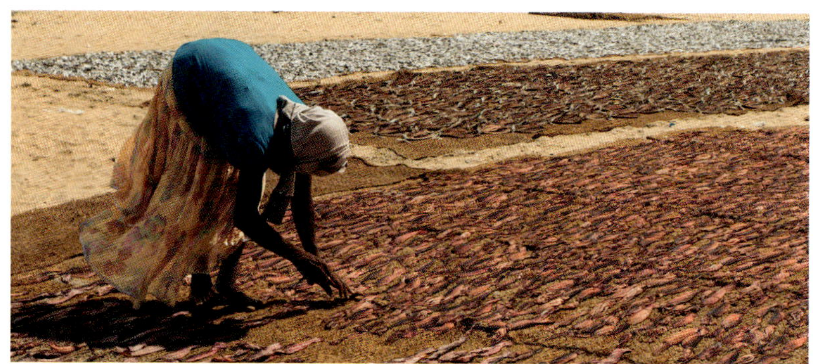

Es ist im Gegensatz zu den Empfehlungen in unserer Gesellschaft sehr wohl möglich, sich nach vorne zu bücken und so zu arbeiten, ohne in die Knie zu gehen. Dadurch dehnt sich die hintere Rücken- und Beinmuskulatur, eine Dehnung, die als Ausgleich des Sitzens unbedingt erforderlich ist.

Adam und Eva hatten keine Rückenschmerzen

Schon am Anfang der Bibel ist eine wichtige Funktion des Körpers beschrieben: die Fähigkeit, nach einem Apfel auf einem Baum zu greifen. Wenn der Apfel etwa hinten oben hängt, müssen wir unsere Wirbelsäule zur selben Zeit strecken, neigen und drehen sowie unsere Schulter nach hinten oben bringen. Von dieser Funktion machen wir heute keinen Gebrauch mehr, schon weil Äpfel heute in Kisten liegen, oft leicht erhöht, damit wir uns ja nicht bücken müssen.

Wir sind jedoch nicht dafür gebaut, unsere Äpfel im Supermarkt zu kaufen. Äpfel wachsen auf Bäumen, dort sollen wir sie pflücken. Durch das Strecken nach dem Apfel haben wir eine Bewegungsrichtung auf einer Körperseite, und zwar nach hinten und nach oben, die wir heute kaum noch nutzen. Mit dieser Bewegung strecken wir Rücken, Nacken und Schulter. Und wo haben wir heute hauptsächlich Schmerzen? An Rücken, Nacken und Schulter.

Unsere Vorfahren haben auf dem Feld gearbeitet. Sie mussten

vieles durch körperliche Arbeit selbst herstellen, transportieren oder bewegen, zwischendurch haben sie etwas von Bäumen gepflückt, sind auf dem Boden gehockt und haben scheinbar auf unbequemen Unterlagen geschlafen. All das klingt aus heutiger Sicht nicht so toll, Rückenschmerzen hatten unsere Vorfahren jedoch nicht in demselben Maße wie wir heute. Auch zahlreiche Naturvölker kennen keine Rückenschmerzen. Diese Beispiele zeigen, dass es nicht die körperliche Arbeit ist, die uns Rückenschmerzen bereitet, sondern vielmehr unsere Nicht-Arbeit, die Bürotätigkeit.

Reha-Sport ist Schulsport für Erwachsene

Die Anzahl an Physiotherapiesitzungen bei Rückenschmerzen ist von Seiten der Krankenkasse begrenzt. Eine Alternative dazu ist in Deutschland der Reha-Sport, den Vereine und Fitessstudios anbieten. Die Krankenkasse zahlt nach Zusage rund fünfzig Sitzungen. Reha-Sport ist so etwas wie Schulsport für Erwachsene.

Im Unterschied zu Lehrerinnen und Lehrern an der Grundschule, die im Normalfall weniger an orthopädischen Erkrankungen leiden, da sie im Zuge des Unterrichts zwei bis drei Stunden Sport pro Woche betreiben und damit bereits in jungen Jahren anfangen, wird mit dem Reha-Sport erst dann begonnen, wenn die Rückenschmerzen schon vorliegen. Der Vorsprung des Grundschullehrkraft in gesundheitlicher Hinsicht ist so natürlich nicht wettzumachen.

Zudem lindert Reha-Sport nicht alle Rückenschmerzen. Hier gilt dasselbe wie für die Rückenschule auch. Beide können Menschen helfen, die mit ihrem Schmerz gerade über der Schmerzgrenze liegen. Mit ein wenig Glück bringt man sie dort wieder unter die Schmerzgrenze. Sind sie jedoch schon weit über der Schmerzgrenze, werden beide Institutionen wenig Erfolg zeigen.

Sport und Bewegungsrichtung

Die oben genannten Therapieansätze Sport, Bewegung, Physio- oder Bewegungstherapie sowie Muskelaufbau haben alle gemeinsam das Problem, dass sie die eigentliche Schmerzursache nicht lösen. Deshalb, weil man durch Sport das Problem nicht in den Griff bekommen kann, hilft er auch nicht allen Menschen. Das liegt vor allem daran, dass die Muskelverkürzung durch Sport und in vielen Fällen auch durch diverse Therapien nicht aufzuheben ist, auch nicht durch Dehnungsübungen. Die meisten muskelkräftigenden Verfahren zielen auf eine höhere Muskelspannung und mehr Kraft ab. Ein verkürzter Muskel zieht jedoch derart stark, dass keine zusätzliche Kraft oder Muskelmasse erforderlich sind, sondern das Gegenteil ist der Fall. Die Spannung der Muskulatur ist zu hoch und die Muskeln ziehen zu stark. Eine Verspannung ist ja eine Verspannung wegen zu hoher und nicht wegen zu niedriger Spannung. Fassen Sie einfach einmal einen verspannten Muskel an. Schwach ist an einem solchen Muskel gar nichts. Natürlich müssen Sie schon fest hineingreifen, weil in der Regel eine weiche Fettschicht darüber liegt.

Ein verkürzter – verspannter – Muskel muss elastisch gemacht und danach gedehnt werden, auch oder vor allem bei Rückenschmerzen, die ihre Ursache in der Verspannung und der daraus resultierenden Verkürzung haben. Der Körper versucht das zu kompensieren, und zwar indem die Rückenmuskulatur den Körper gegen diese Spannung halten oder aufrichten möchte. Wenn dann Muskeln an schmerzenden Gelenken oder am Rücken trainiert werden, erhöht sich die Spannung auf die angrenzenden Strukturen wie Gelenke oder Bandscheiben noch mehr. Das führt zuerst einmal zu einer Reduktion der Schmerzen. Das erweckt den Anschein, dass das Training zielführend gewesen sei. In Wahrheit presst die Druckerhöhung durch den Muskelaufbau die Strukturen noch mehr aufeinander, wodurch der sogenannte Reibeschmerz vermindert wird. Es ist folgerichtig, dass sich der Zustand eines schmerzenden Gelenks oder einer ebensolchen Bandscheibe, bei der durch Instabilität ein Reibeschmerz entstanden ist, durch die Erhöhung des Drucks erst einmal verbessert, da nun nichts mehr aneinanderreibt. Dennoch bleibt der Druck, der auf Gelenke und Bandscheiben ausgeübt wird, oft sehr hoch.

Kraftaufbau führt also nachweislich zu weniger Schmerzen und sogar zu einer – ungesunden – Aufrichtung des Körpers durch die Kompression der hinteren Strukturen der Wirbelsäule. Deshalb unterliegen die meisten dem Irrtum zu glauben, Kraftaufbau sei gesund. Leider werden dadurch die Strukturen nur noch mehr aufeinandergepresst, was langfristig Schäden versursacht oder verstärkt.

„Es geht mir mit Krafttraining aber besser" ist ein Satz, den ich häufig zu Ohren bekomme. Es mag durchaus stimmen, dass anfänglich eine Besserung eintritt, die ist jedoch nur scheinbar, da sie nicht gesund macht und nur kompensiert, vielmehr später zu einem noch größeren Schaden führt. Einschränkend muss angeführt werden, dass Kraftsport noch immer besser ist als gar nichts zu tun, denn unter Umständen kann auch die Spannungserhöhung als Kompensationsmöglichkeit eine dauerhafte Verbesserung bringen. Eine dauerhafte Lösung ist es jedoch nicht.

Natürlich kenne ich alle relevanten Studien über Muskelaufbau am Rücken, über den Multifidusmuskel und die Vorteile von Kraftaufbau. Die Studien sind alle bis zu einem gewissen Grad richtig, und ich widerspreche nicht, dass damit auch gute Erfolge in der Schmerzbehandlung erzielt werden können. Trotzdem ist es nicht der beste Weg. Bislang ist eben leider nur sehr einseitig in diese Richtung geforscht worden.

Nicht nur das Krafttraining, sondern auch sportliche Aktivität führt durch die Kräftigung der Muskulatur in der Regel zu einer noch weiteren Verkürzung. Wenn nach zwanzig Minuten joggen zwanzig Sekunden gedehnt wird, besteht naturgemäß ein Ungleichgewicht zwischen der Verkürzung des Muskels durch Kräftigung und dem Längenausgleich durch Dehnung.

Gesteigert wird der negative Effekt dann noch durch Übungen, zum Beispiel an der Beinpresse, die ich ganz generell für eines der ungesündesten Übungsgeräte überhaupt halte. Da das Gerät gleichzeitig zwei Muskelgruppen trainiert, nämlich Hüftbeuger und Kniestrecker, ist es jedoch besonders beliebt. Gerade durch ein solches Training wird aber diese ohnehin schon durch das Sitzen verkürzte Muskulatur noch weiter verkürzt.

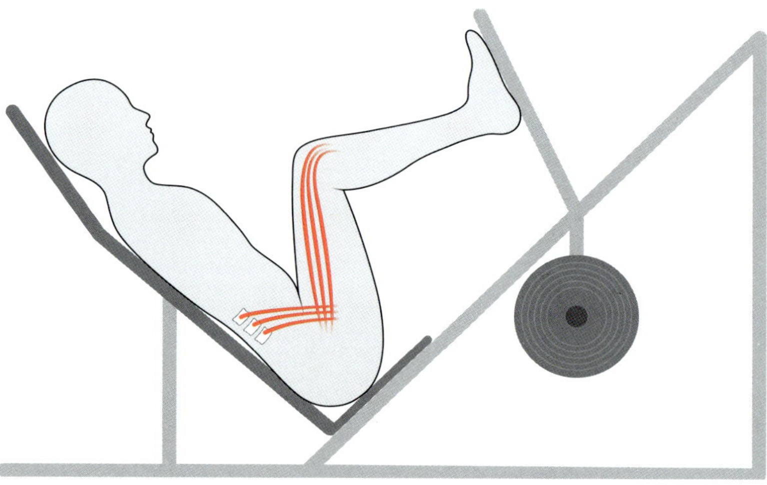

Bei der Beinpresse werden Hüftbeuger und Kniestrecker gleichzeitig gekräftigt, indem mit den Beinen gegen ein Gewicht gedrückt wird.

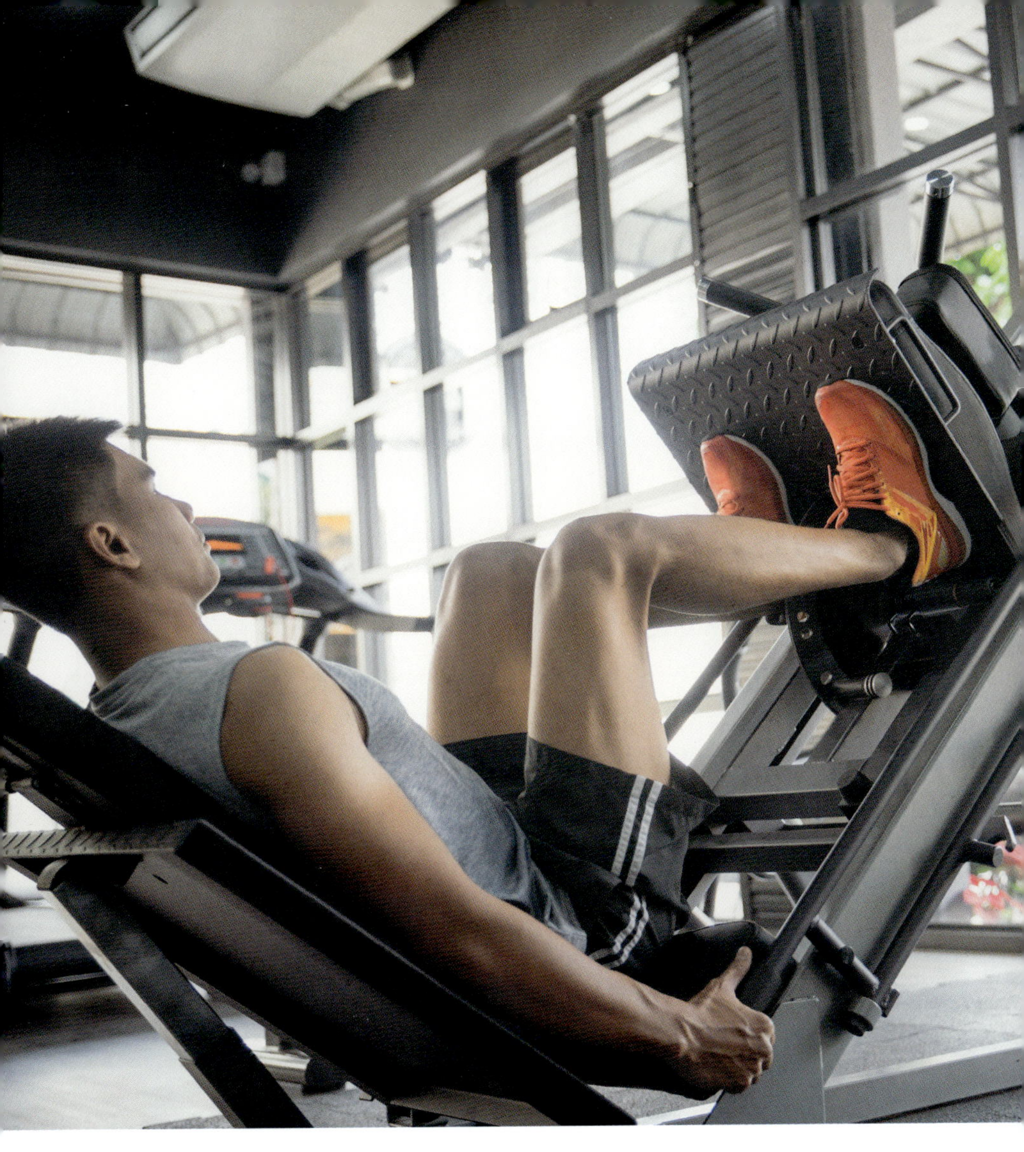

Die gegenüberliegenden Muskeln, also die Gesäßmuskeln, werden zumeist nicht im gleichen Maße trainiert. Es würde zudem auch nichts nützen, denn wenn die Spannung vorne und hinten erhöht wird, werden der Gelenkknorpel und die Bandscheiben zusammengedrückt, aber eben nicht geheilt.

Instabil versus stabil – über Bänder, Bandscheiben, Knorpel und Gelenke oder die Therapeutenangst

Instabilität

Physiotherapeutinnen und -therapeuten beziehungsweise Ärztinnen und Ärzte sprechen häufig davon, dass unsere Gelenke oder gleich der ganze Rücken instabil seien und daher stabilisiert werden müssten. Ich kann dem nur teilweise zustimmen. Nach allem, was wir bisher gesehen haben, ist hoffentlich klar geworden, dass der Körper gar nicht stabil sein möchte, sondern vielmehr beweglich. Sowohl bei einer Bandscheibe als auch bei einem Gelenk sprechen wir von drei Zuständen: gesund, instabil und stabil.

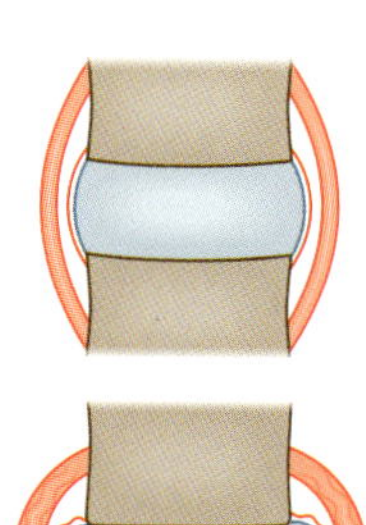

Gesund
Muskel schlank

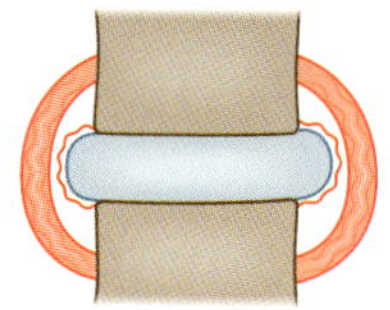

Instabil
Muskel vergrößert + verkürzt
→ schmerzhafte Reibung

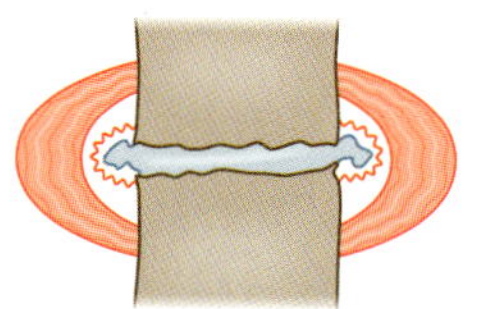

Stabil
Muskel sehr groß + stark verkürzt
→ Druck so hoch, dass keine schmerzhafte Reibung mehr entsteht

Je kräftiger die Muskulatur ist, je mehr wird die weiche Bandscheibe zusammengedrückt. Bei geringer Muskelspannung (oben) hat die Bandscheibe eine gesunde Höhe, die Bänder sind gespannt. Bei mittlerer Muskelspannung (Mitte) besteht eine Instabilität mit lockeren Bändern und bei hoher Muskelspannung (unten) wird die Bandscheibe gequetscht.

Die Zustände gesund, instabil und stabil stellen eine Klimax dar. Gesund zu sein, ist dabei natürlich der Idealzustand, stabil zu sein wiederum, steht am anderen Ende der Liste. Stabil ist nämlich nicht gesund, sondern das Gegenteil davon. Instabilität ist eine Folge verkürzter Muskeln, die die Bandscheiben und die Knorpel zusammendrücken. Die Bänder oder Gelenkkapseln, die dann Stabilität vorgeben, sind nicht mehr gespannt, sondern liegen locker neben den Gelenken und Bandscheiben.

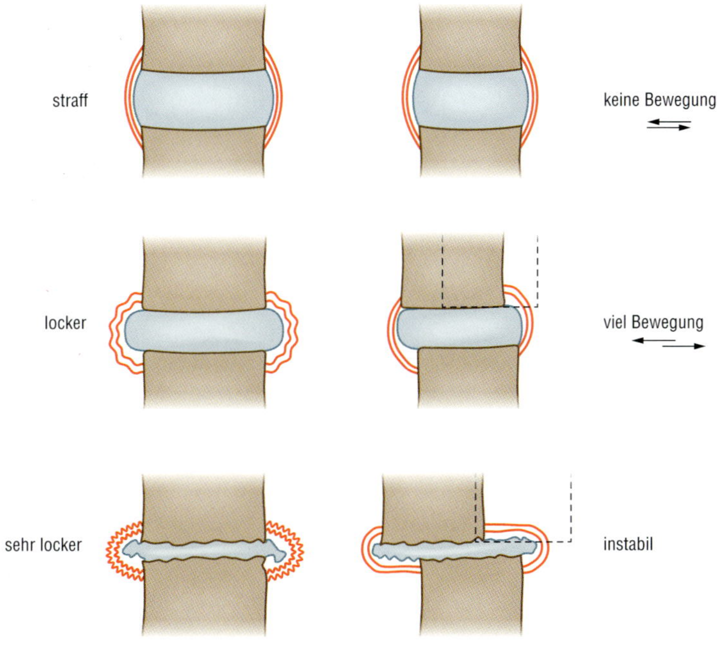

Rot sind hier nur die Bänder eingezeichnet, Muskeln sind in dieser Abbildung ausgeblendet. Bei geringer Muskelspannung (oben) sind die Bänder straff. Bei mittlerer Muskelspannung (Mitte) wird die Bandscheibe so sehr zusammengedrückt, dass die Bänder locker sind und eine Instabilität mit viel Bewegung besteht. Bei hoher Muskelspannung (unten) sind die Bänder vollkommen instabil.

Das führt zu einer Instabilität. Als Folge davon können sich Gelenke und Bandscheiben sehr weit gegeneinander verschieben. Auf diese Weise entstehen seitliche Scherkräfte, die zu einer vermehrten Gelenks- und Bandscheibenabnutzung führen. Bandscheibenhüllen wiederum sind wie Zwiebeln aufgebaut. Neben der Abnutzung der Bandscheibe selbst kommt es dazu, dass sich durch die Reibung die Anhaftungen zwischen den Zwiebelschalen voneinander lösen, wodurch die Bandscheibenhüllen geschwächt werden. Dadurch kann dann leichter ein Loch in der Bandscheibenhülle entstehen.

Unser Körper ist in der Lage, auch das zu kompensieren. An Gelenken und Wirbeln entstehen kleine Anbauten. In der Fachsprache spricht man von *Osteopyhten*. Osteophyten an der Wirbelsäule werden auch *Spondylophyten* (oder *Spondylose*) genannt. Sie sind zumeist innerhalb der Gelenkkapsel zu finden und verfolgen zwei Zwecke: Zum einen wird die Gelenkkapsel durch diese Anbauten am Gelenk wieder gespannt und dadurch wird das Gelenk stabiler.

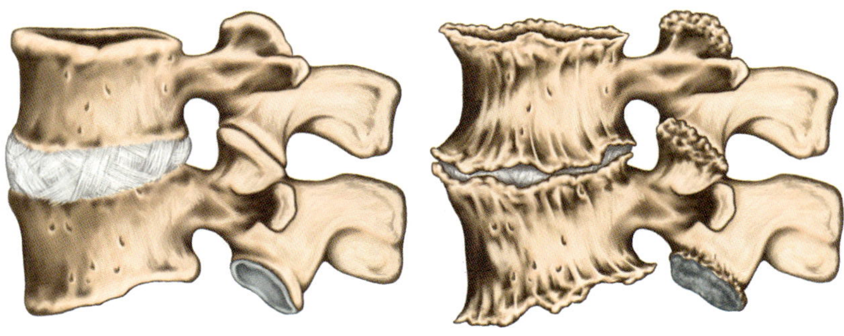

Im linken Bild ist der Knochen normal. Im rechten Bild sind unter dem hohen Druck Knochenanbauten (Spondylophyten/Osteophyten) entstanden. Auch die Bandscheibe ist zusammengequetscht.

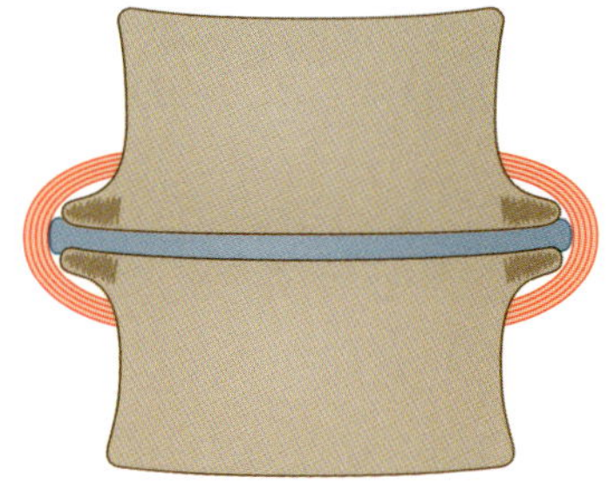

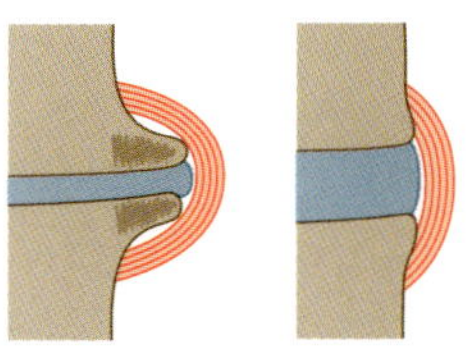

Die Spondylophyten vergrößern die Auflagefläche der Wirbel und spannen die Bänder. So sorgen sie über zwei Mechanismen für mehr Stabilität (oben), Detailvergrößerung (links unten), Normalzustand (rechts unten).

Zum anderen wird durch die Vergrößerung des Gelenks die Auflagefläche vergrößert. Auch auf diese Weise wird das Gelenk stabiler, und zwar deshalb, weil durch die Gelenksvergrößerung die Kapsel und die Bänder wieder mehr gespannt werden.

Der positive Effekt, der sich einstellt, ist trügerisch, weil er nichts anderes als ein Kompensationsmechanismus ist. Das Gelenk ist nun stabil, aber nicht gesund, sondern im Gegenteil. Die Osteophyten führen nämlich zu einer Einschränkung der Beweglichkeit. Umso mehr Anbauten hinzukommen, desto weniger kann sich das Gelenk bewegen. Dieser Vorgang ist meiner Erfahrung nach auch nicht mehr rückgängig zu machen.

An der Wirbelsäule herrschen noch engere Verhältnisse vor. Wir haben nicht nur Bandscheiben, sondern auch kleine Gelenke (kleine Wirbelgelenke, Facettengelenke), die sich durch den Anbau der Osteophythen vergrößern.

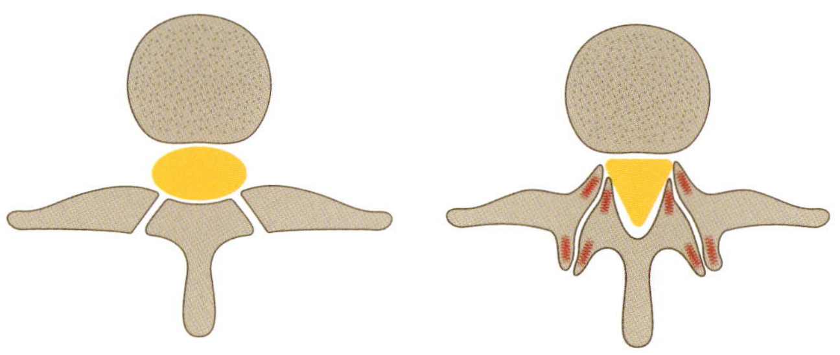

Im linken Bild sind gesunde Facettengelenke sichtbar, im rechten Bild sind die Gelenke deutlich vergrößert und engen den zentralen Spinalkanal (in den Bildern in der Mitte hell abgebildet) deutlich ein.

Dazwischen verlaufen jedoch die Nervenbahnen in einem engen Kanal. Durch den muskulären Druck auf die Facettengelenke vergrößern sich diese und bilden zudem Anbauten, die den Kanal weiter einengen. Auf diese Weise entsteht die *Spinalkanalstenose*, eine Einengung des Nervenkanals in der Wirbelsäule. Die gequetschten Nerven verursachen Schmerzen oder führen zur „Schaufensterkrankheit". Betroffene müssen an jedem Schaufenster stehen bleiben, um dem Nerv die Möglichkeit zu geben, sich wieder zu erholen. Es geht also darum, diese Anbauten nach Möglichkeit zu verhindern, weil der Spinalkanal dann in der Regel operativ erweitert werden muss. Denn dort, wo zusätzliche Knochen gewachsen sind und den Nerv abquetschen, wird kaum eine Salbe helfen.

Die Anbauten sind also die Folge der Instabilität der Gelenke oder Bandscheiben und ein Kompensationsmechanismus unseres Körpers. Dieser Kompensationsmechanismus schadet uns leider. Also besser, es kommt gar nicht dazu, diese Kompensation zu aktivieren.

Die meisten der aktuellen Therapieverfahren zielen nun jedoch darauf ab, den instabilen Zustand in einen stabilen zu überführen. *Stabil* ist ein positiv besetzter Begriff. In der Statik mag das stimmen, nicht jedoch, wenn es unsere Gelenke betrifft.

Um Stabilität zu erreichen, wird dann zumeist Muskelaufbautraining empfohlen. Fast alle finden das gut, weil sich die Meinung durchgesetzt hat, dass es gut ist, starke Muskeln und viel Kraft zu haben. Tatsächlich kann der Schmerz, wie wir gesehen haben, zuerst auch einmal abnehmen, zumindest solange weitertrainiert wird. Weshalb das jedoch nicht immer funktioniert und so viele Menschen trotz hartem Training mit Schmerzen zu kämpfen haben, wird nicht hinterfragt. Oft schiebt man es darauf, dass bestimmte Übungen „nicht ganz richtig" ausgeführt worden sind. Ich wundere mich immer wieder, dass nicht nach valideren Gründen gesucht wird beziehungsweise Patientinnen und Patienten geradezu taub zu sein scheinen, wenn man sie darauf hinweist. Wie oft habe ich in meiner Sprechstunde detailliert erklärt, dass Muskelaufbau sinnlos sei und dann von keinem geringen Prozentsatz zu hören bekommen, dass sie nun doch mit dem Muskelaufbau beginnen wollten. Natürlich sind auch Patientinnen und Patienten Menschen, und da passiert es leider auch manchmal, dass man nur hört, was man hören will.

Intrinsische Stabilität

Was notwendig ist, ist eine intrinsische Stabilität. Das ist eine Stabilität, die aus sich selbst heraus kommt. Ein mit Schaumstoff gefülltes Kissen etwa hat eine gewisse Stabilität, die die Hülle, in dem Fall den Polsterbezug in Form hält. Das Kissen hat damit eine gesunde, intrinsische Stabilität. Dadurch kann es nachgeben, wenn man etwa den Kopf drauflegt. Hebt man den Kopf jedoch wieder und lässt der Druck auf das Kissen nach, nimmt es im Idealfall wieder seine ursprüngliche Form an. Diese intrinsische Stabilität ist stabil, indem es dem Kissen eine Form gibt, zugleich jedoch auch elastisch. Das macht es so bequem. Ein Stein ist nicht elastisch und deshalb auch meist nicht bequem.

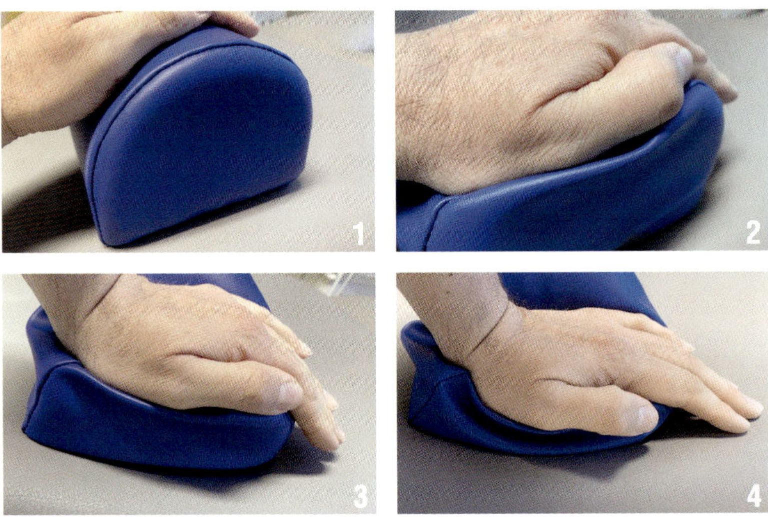

Im ersten Bild zeigt sich ein Kissen mit einer gesunden, aus sich selbst kommenden Stabilität mit einer Eigenspannung. In den Bildern 2 und 3 ist dieses Kissen durch erhöhten Muskelzug instabil und erlaubt eine Seitbewegung. Im vierten Bild wurde durch noch mehr Muskelkraft ein stabiler Zustand erzeugt. Diese Stabilität lässt keine Seitbewegung mehr zu, hat den Reibeschmerz vollständig aufgehoben, vermittelt aber keinen gesunden Eindruck.

Angenommen, Sie haben Ihre Muskeln gekräftigt, der Schmerz hat nachgelassen und Ihr Gelenk ist nun stabil, wieso soll genau darin das Problem liegen? Erinnern Sie sich? Stabil ist nicht gesund, sondern leider eher das Gegenteil. Wollen Sie tatsächlich gesund werden, verläuft der Weg von *stabil* über *instabil* zu *gesund.* Zumeist muss man die instabile Situation mitsamt dem Schmerz in Kauf nehmen für die Heilung. Das ist insofern problematisch, als Sie den durch hartes Training mühsam erworbenen stabilen Zustand, der Ihnen eine vorübergehende Schmerzfreiheit verschafft hat, wiederum aufgeben müssen – und genau davor fürchten sich Patientinnen und Patienten wie Therapeutinnen und Therapeuten. Das ändert jedoch nichts an der Tatsache, dass der gesunde Zustand sich durch eine entspannte, lange und schlanke – und keine verkürzte, verspannte – Muskulatur auszeichnet, die zulässt, dass sich der Knorpelschwamm wieder entfalten kann und sich damit auch wieder ernähren kann.

Ich habe großen Respekt vor der Arbeit von Physiotherapeutinnen und -therapeuten und ich habe viele kennengelernt, die ihren Beruf mit großem Engagement ausüben. Dass sie vor dem Weg zurück zu einem instabilen Zustand, der auch schmerzhaft sein kann, Angst haben und wiederum zu stabilisieren versuchen, kann ich ihnen nicht verdenken. Dennoch ist der Weg durch die Instabilität der einzige, der Heilung verspricht, solange der Schaden nicht höchstgradig ist.

Weshalb ein entspannter, schlanker Muskel besser als ein kräftiger, verkürzter ist

Im Prinzip ist die Antwort auf diese Frage, nach allem, was Sie bisher gelesen haben, nicht mehr überraschend: Ein langer und entspannter Muskel lässt, salopp gesagt, die Gelenke und Bandscheiben in Ruhe. Er lässt nach, wenn er nicht gebraucht wird und spannt sich an, wenn er arbeiten soll.

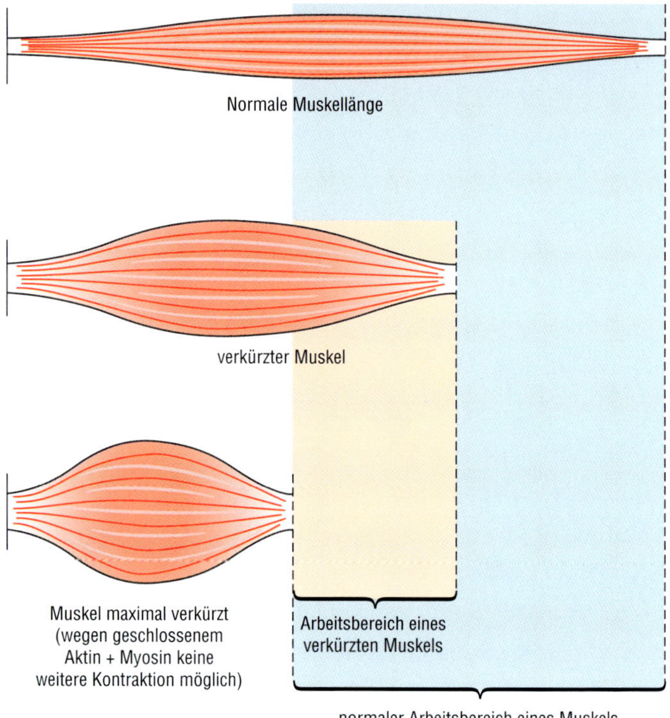

Der gesunde, elastische Muskel (oben rechts) ist schlank und kann sich über die gesamte blaue Länge zusammenziehen. Ein verkürzter Muskel kann sich nur noch in dem gelben Bereich kontrahieren (Mitte rechts), bis die volle Verkürzung (unten rechts) erreicht ist.

Der gesunde, entspannte und gedehnte Muskel (oben) ist sehr schlank. Er kann sich über den gesamten blauen Bereich zusammenziehen, bis er sich vollständig verkürzt hat (unten).

Der verkürzte Muskel (in der Mitte) hat hingegen nur noch einen kurzen Arbeitsbereich (gelb) zur Verfügung. Er ist deutlich dicker und muss seine gesamte Arbeit auf dem kurzen (gelben) Weg erledigen. Dafür muss er deutlich größer und kräftiger sein.

Die meisten unserer Muskeln sind bereits verkürzt und zu dick (hypertroph). Das ist der Grund dafür, dass es nach Verletzungen oft nicht gelingt, den Muskel wieder auf dieselbe Dicke aufzutrainieren, da er sich durch die verletzungsbedingte Ruhepause von selbst entspannt und wieder verlängert hat. Man interpretiert das als Schwäche, was jedoch nicht der Realität entspricht. Ein Muskel baut nämlich immer nur so viel Kraft auf, wie er benötigt. Intensives Training erhöht nur den Druck in den Gelenken und auf den Knorpel, was neue Schmerzen generiert, da man im Grunde den gesunden, entspannten Zustand wiederum abstellt. Sinnvoll wäre es, einen Muskel nach einer Verletzung elastisch beziehungsweise dehnbar zu machen und dann dehnbar zu halten. In diesem Fall würde es dann zu einer Selbstregulation des Muskels kommen. Das macht er jedoch nicht aus eigener Kraft – aber das wäre die Lösung!

Die Funktion der Bandscheibe

Die Bandscheibe ermöglicht die Bewegung der Wirbelsäule. In der Mitte der Bandscheibe ist ein harter kugeliger Kern, der *Nucleus pulposus*, auf dem die Wirbel reiten. Dieser Kern kann ein wenig nachgeben und federn. Die Bandscheibenhülle wiederum kann in alle Bewegungsrichtungen deutlich nachgeben. Bei einer gesunden Bandscheibe stellt sich diese Hülle wie bei einem Schaumstoff wieder zurück, wenn die Bewegung in eine Richtung wieder aufgehoben wird.

Wie sich Knorpel und Bandscheiben ernähren

Bandscheiben liegen als weiche Puffer zwischen den Wirbeln und sorgen dafür, dass sich die Wirbelsäule in verschiedene Richtungen bewegen kann.

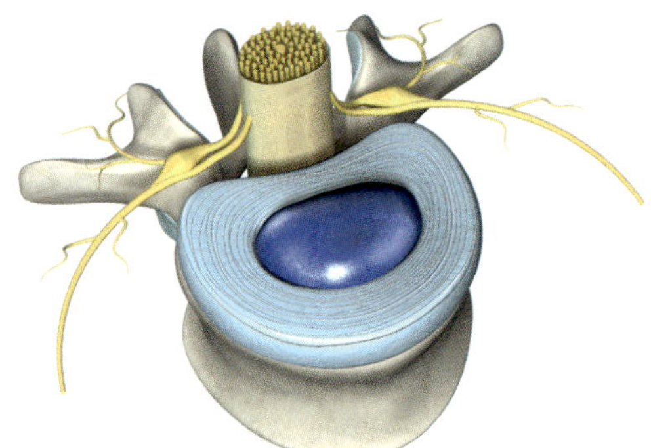

In der Mitte zeigt sich der harte Kern (Nukleus pulposus), auf dem die Wirbelkörper reiten. Außen ist eine nachgebende Gummihülle.

Man kann sich das in etwa wie bei einem Kinderhüpfball vorstellen. Letzterer funktioniert nur dann, wenn das Gewicht gleichmäßig verteilt ist, nicht jedoch, wenn man auf einer Seite mehr Druck ausübt als auf der anderen. Wenn man auf einem solchen Ball hüpfen möchte, sollte das Gewicht so verteilt sein, dass genau die Mitte belastet wird, sonst ist das Hüpfen nicht möglich. Dasselbe gilt für die Bandscheibe. Wenn durch zu starken Muskelzug auf der Rückseite der Bandscheibe eine Ungleichbelastung besteht, federt die Bandscheibe nicht richtig, sondern sie wird an der Quetschstelle immer weiter aufgerieben.

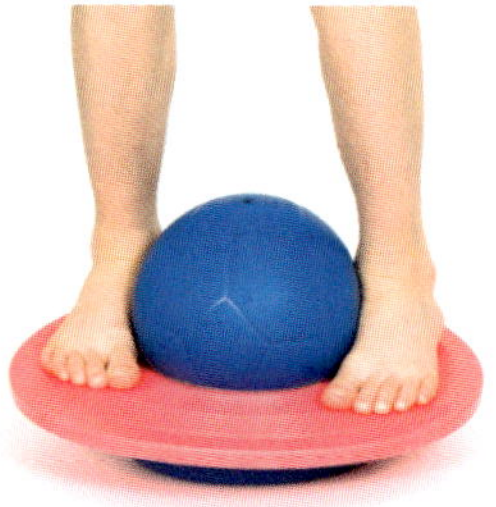

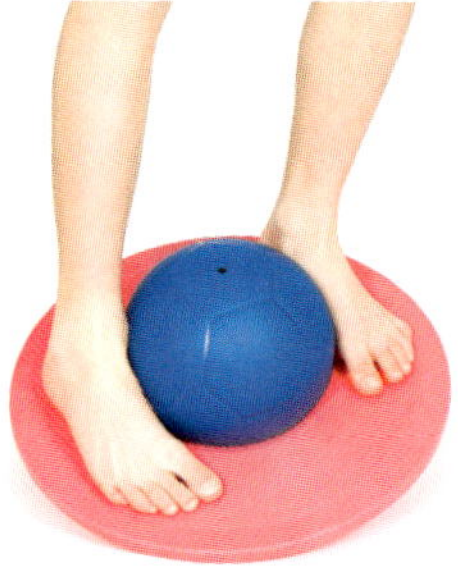

Der Moonhopper ist ein Kinderhüpfball mit einer Stehscheibe. Er funktioniert nur, wenn die Belastung rechts und links symmetrisch ist (linkes Bild). Bei asymmetrischer Belastung (rechtes Bild) ist er nicht nutzbar und federt nicht, sondern schlägt mit dem Rand auf.

Bei Gelenken verhält es sich etwas anders als bei den Wirbelknochen. Sie enden in zwei oder mehreren Knochen. Damit die Knochen gegeneinander gleiten können, sind sie mit einer Gleitschicht überzogen, die wir Knorpel nennen. Weder Bandscheiben noch Knorpel haben Blutgefäße, die sie ernähren könnten. Sie funktionieren vielmehr wie ein Schwamm. Wenn wir etwa einen Schritt machen, wird der Knorpel zusammengepresst, und wenn wir das Bein dann heben, geht der Knorpel wie ein Schwamm wieder auseinander und saugt sich mit Gelenksflüssigkeit voll. Bei den Bandscheiben funktioniert das ähnlich, mit dem Unterschied, dass die Nahrung nicht aus der Gelenksflüssigkeit gezogen wird, sondern aus den angrenzenden Wirbelknochen.

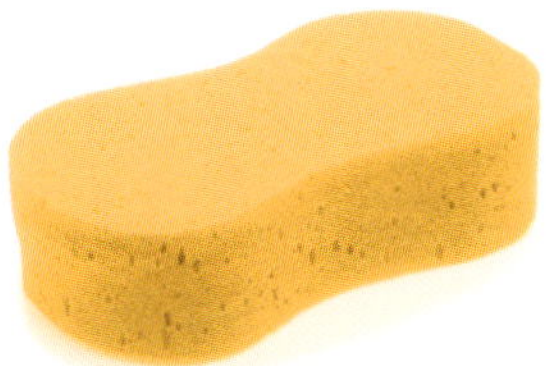

Genauso wie ein Schwamm eine Eigenspannung hat und in dieser Neutralstellung mit Wasser vollgesogen sein kann, ist es auch bei einer gesunden Bandscheibe.

In einer instabilen Situation ist es bereits so, dass die Muskelspannung so hoch ist, dass der Schwamm halb zusammengedrückt ist, und zwar auch in entlasteter Stellung. Dadurch ist die Möglichkeit für Knorpel und Bandscheibe sich zu ernähren bereits deutlich eingeschränkt. Durch Kräftigung der Muskulatur wird der Schwamm noch mehr zusammengedrückt. Der Schwamm kann sich nun gar nicht mehr entfalten, sondern bleibt zusammengepresst. Eine Ernährung ist nun kaum noch möglich. Wir lassen unsere Bandscheiben und Knorpel verhungern.

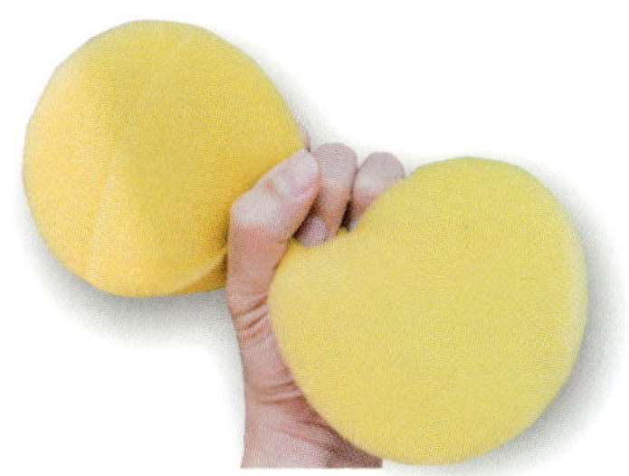

Unter Kompression wird der Schwamm und analog die Bandscheibe ausgepresst.

Da die Nahrung des Gelenks nicht mehr aktiv in Knorpel und Bandscheibe gepumpt werden kann, bleibt lediglich, um die Ernährung zu gewährleisten, das Überangebot in der Gelenkflüssigkeit zu erhöhen und so zumindest die Diffusion zu nutzen. Am Knie behilft man sich mit der Erhöhung des Angebots mithilfe von Spritzen. Hyaluronsäurespritzen helfen, solange noch etwas Knorpel vorhanden ist. Die Knorpelzelle nimmt das Hyaluron auf und verdickt sich. An die Wurzel des Problems rühren sie jedoch nicht. Dennoch ist es ein Segen, dass es solche Spritzen gibt, denn in vielen Fällen kann damit oft über Jahre eine Schmerzverbesserung erreicht werden.

Betroffene können auch etwas an ihrer Ernährung verbessern. So können sie etwa gesunde und vitaminreiche Nahrung zu sich nehmen. Auch dadurch erhöht sich das Ernährungsangebot des Knorpels. Wenn mehr Nährstoffe zur Verfügung stehen, als üblicherweise benötigt, kann eine Diffusion in das Gewebe erfolgen. So arbeiten Nahrungsergänzungsmittel.

Wie genau geht eine Bandscheibe kaputt?

Durch den starken Muskelzug kann sich die Bandscheibe nicht mehr entfalten. Somit verliert sie ihre Elastizität und kann ihre eigentliche Aufgabe, die Federwirkung, nicht mehr ausüben. Sie kann nicht mehr so arbeiten, wie sie soll. Betroffen sind bei den meisten Menschen die Bandscheiben zwischen dem vierten und fünften Lendenwirbel, gelegentlich auch zwischen dem fünften Lendenwirbel und dem Kreuzbein, da an diesen Wirbeln der Hüftbeugemuskel den meisten Zug ausübt.

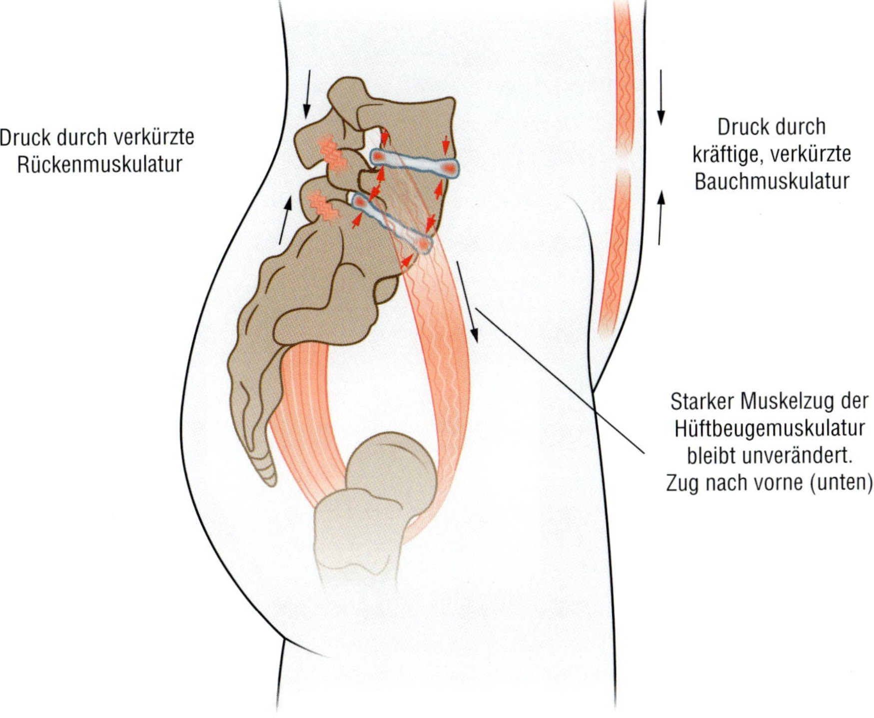

Nachdem es durch Sitzen zu einer Verkürzung der Muskulatur gekommen ist, die die Hinterseite der Wirbelsäule unter Spannung staucht, kommt es durch Kräftigung der Bauchmuskulatur im ungünstigsten Fall dazu, dass auch die vorderen Anteile der Wirbelsäule aufeinandergepresst werden.

Fassen wir den möglichen Status quo noch einmal zusammen: Es liegt eine Instabilität eines oder mehrerer Gelenke oder Wirbelsegmente vor und die Bandscheiben oder Gelenksknorpel gleichen einem halb zusammengepressten Schwamm, was bedeutet, dass die Ernährung des Knorpels bereits signifikant eingeschränkt ist. Nun beginnen Sie, womöglich sogar auf ärztliches Anraten mit aktivem Muskelaufbau, um das Gelenk stabil zu machen. Sie pressen dabei den Knorpel oder die Bandscheibe noch mehr zusammen, sodass deren Ernährung fast überhaupt nicht mehr möglich ist, da nun auch der letzte Rest an Schwammfunktion ausgeschaltet ist. Da die betroffene Bandscheibe oder das betroffene Gelenk nun wieder stabil ist und es auch zu keinem Reibeschmerz mehr kommt, empfinden Sie das als Erleichterung. Sie haben das Problem nur vordergründig verbessert. In Wirklichkeit kommt es zu einer noch stärkeren Abnutzung des Gelenks. Wenn Sie nämlich unter dem erhöhten Muskelzug das Gelenk oder die Wirbelsäule bewegen, kommt es zu erhöhten Scherkräften, was den Schaden noch vergrößert.

Es ist wichtig zu verstehen, dass die Bewegung der Bandscheibe und den Gelenken erst so richtig schadet. Wird mit verkürzter Muskulatur Bewegung ausgeführt, sorgt diese Bewegung unter dem erheblichen Zug der Muskulatur für eine erhöhte Reibung. Die eigentlich gut gemeinte Bewegung führt in diesem Fall zu einer Zermahlung der Bandscheibe wie bei einem Mörser. Vor der Bewegung sollte daher die Spannung aus der Muskulatur genommen werden.

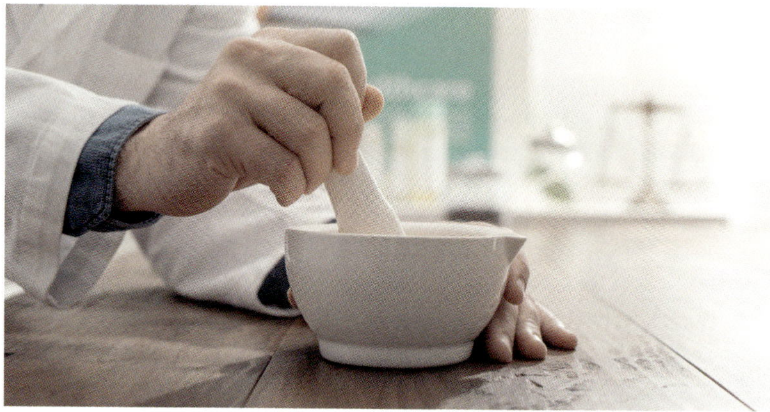

Heben als Ursache von Rückenschmerzen?

In der Tat führt schweres Heben in vielen Fällen zu einer Schmerzverstärkung, es kann jedoch auch zu einer Verbesserung führen. Als praktizierender Orthopäde bekomme ich tagein tagaus zu hören, dass schweres Heben bei der Arbeit ursächlich für die Rückenschmerzen sei. Zumeist folgt dann ein Wunsch nach Berentung. In diesem Fall habe ich mir angewöhnt zu fragen, was man nun konkret von mir wolle – Schmerzfreiheit oder die Bescheinigung zur Frührente. Schmerzfreiheit steht dann nicht unbedingt an erster Stelle. Unter anderem kommt das daher, dass die Patientinnen und Patienten hoffen, der Schmerz werde in der Rente dann ohnehin von allein vergehen, da auch seine vermeintliche Ursache, das schwere Heben, wegfallen werde. Die Option, die Arbeit ohne Schmerzen weiterauszuüben, rangiert bei den meisten, ehrlich gesagt, erst weiter hinten auf der Wunschliste.

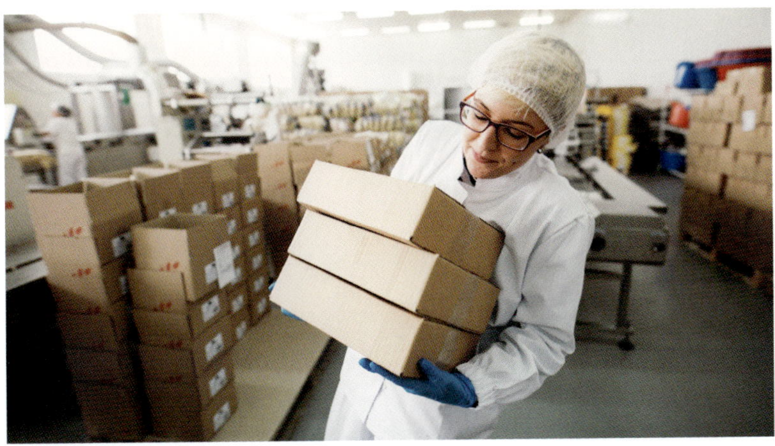

Heben wird als ungesund angesehen, dabei wäre die Bandscheibe genau zu diesem Zweck gebaut. Das Problem ist die fehlende Federwirkung durch die Vorspannung der Muskulatur, die die Bandscheibe bereits so sehr unter Druck zusammengedrückt hat, dass für eine Federung keine Reserve besteht.

Dabei gäbe es eine Möglichkeit, dass sie ihre Arbeit ohne Schmerzen weitermachen könnten.

Betrachten wir nun auch beim Heben die Ursache für eventuell auftretende Rückenschmerzen. Auch hier gilt, dass die verkürzten Muskeln die Strukturen am Rücken, also die Bandscheiben und Gelenke, aufeinanderpressen. Die Muskelverkürzung ist auch hier die Ursache. Kommt nun noch die Belastung des Hebens dazu, also eine weitere Anspannung der verkürzten Muskulatur, und auch noch das Gewicht selbst, werden diese Strukturen noch mehr aufeinandergepresst.

Die Bandscheiben, die für das Heben von Gewichten ausgelegt sind und sich nach dem Heben wieder entfalten sollten, können sich nicht entfalten, da die verkürzten Muskeln das verhindern. Es bleibt somit kein Spiel, kein Puffer und keine Reserve für mehr Gewicht. Durch die unter muskulärem Druck verminderte Bandscheibenhöhe beginnen die Wirbel früher sich zu berühren, auch die Wirbelgelenke bekommen zu viel Druck und reiben früher aufeinander als bei einer entfalteten, gesunden Bandscheibe. Würde man die Muskeln vor dem Heben elastisch machen, wäre die Bandscheibe wieder höher, der Puffer wieder da und die Schmerzen weg.

Die Muskulatur

Muskelaufbau ist nicht nötig und oft sogar falsch

Alle gesunden Menschen haben ausreichend Muskulatur, entsprechend dem Bedarf. Ich kenne niemanden, der wegen mangelnder Muskulatur aus dem Stand umgefallen ist, es sei denn, er ist schwer krank. Wir bekommen von unserem Körper immer genau so viel Muskulatur zur Verfügung gestellt, wie wir benötigen.

Zu schwache Muskeln gibt es nicht

Im Gegensatz zu der landläufigen Meinung, dass die Rückenmuskulatur zu schwach sei, zeigen Studien, dass dies nur für eine Art von Rückenschmerzen zutreffend ist. Nur Menschen mit chronischen Rückenschmerzen haben eine zu schwache Rückenmuskulatur. Bei Menschen mit akuten Rückenschmerzen trifft das nicht zu (Wan et al. 2015).

Somit ist die allgemeine Empfehlung zur Muskelkräftigung als Allheilmittel schlicht obsolet. Sie ist, wenn überhaupt, nur bei chronischen Schmerzen sinnvoll, aber auch da eigentlich nicht, weil die zu schwachen Muskeln nur Folge verkürzter und damit zu starker anderer Muskeln sind.

Der betroffene, zu schwache Muskel ist der auf der Rückseite der Wirbelsäule an diese direkt angrenzende und am meisten innen liegende Multifidusmuskel (*M. multifidus*). Es ist kein einzelner Muskel, sondern eine Muskelgruppe, bestehend aus vielen kleinen

Einzelmuskeln. Im MRT ist dieser Muskel oft teilverfettet oder verfettet zu sehen. Ein Muskel, der nicht benutzt wird, wird nämlich mit der Zeit in Fett umgebaut und verliert seine Funktion vollständig.

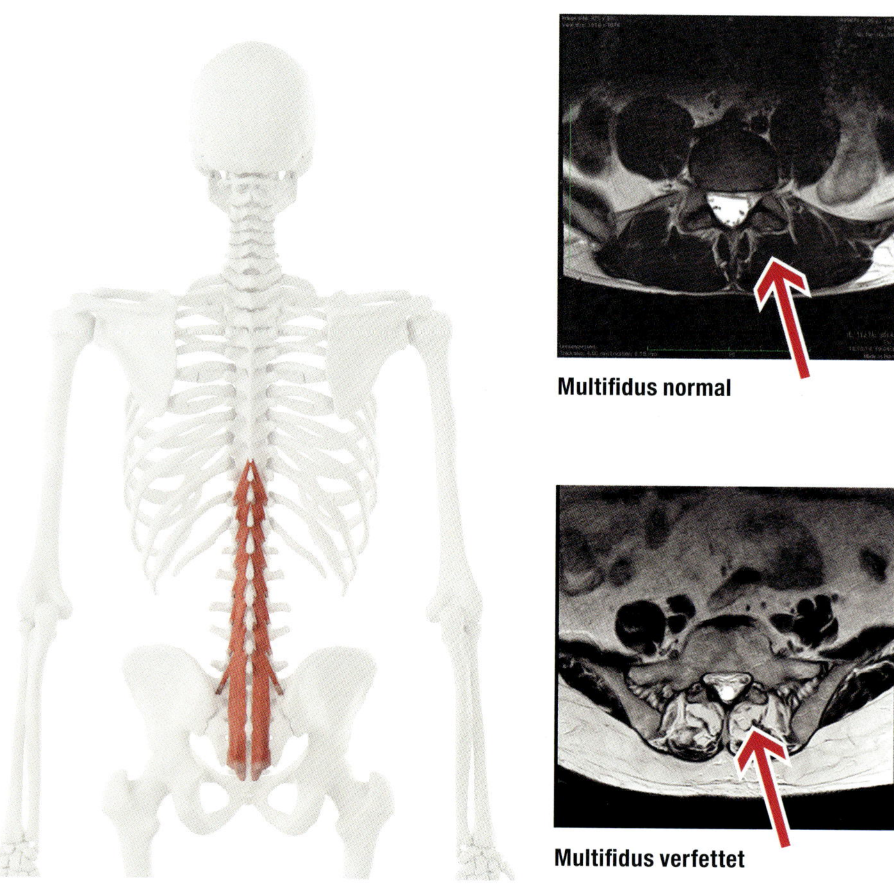

Der Multifidusmuskel ist der einzige zu schwache Muskel im Rücken, da er durch den Zug der weiter außen liegenden Muskeln nicht mehr arbeiten kann.

Sind die Rückenmuskeln nun zu kurz oder zu schwach?

Es gibt eine eindeutig festzumachende Ursache, weshalb der Multifidusmuskel zu schwach ist, und diese hat mit Schwäche an sich wenig zu tun. Zunächst sind es Muskelverkürzungen, die Bandscheibenquetschungen verursachen, und zwar dadurch, dass zwei knöcherne Strukturen zusammengezogen werden. Da die Muskeln vermehrt auf der Rückseite als auf der Vorderseite der Wirbelsäule zusammengezogen werden, ist der Abstand zwischen den Knochen hinten deutlich mehr vermindert als auf der Vorderseite.

Betrachten Sie noch einmal das bereits vorgestellte Bild des unteren Rückens, bei dem der Hüftbeugemuskel die Bandscheiben quetscht. Im Bild daneben sehen Sie in Gelb den zu schwachen und verfetteten Muskel.

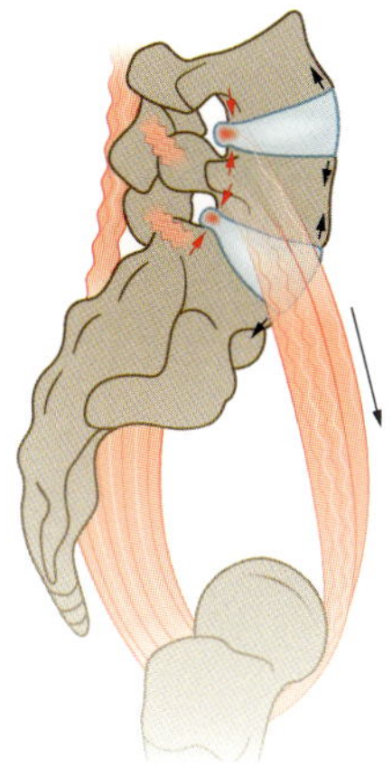

Der Hüftbeugemuskel zieht die Wirbelsäule ins Hohlkreuz.

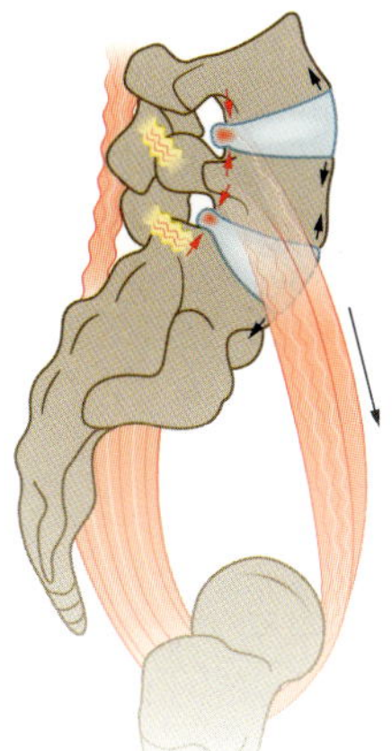

Der Multifidusmuskel ist wegen der Verkürzung der Hinterseite der Wirbelsäule so kurz zwischen den Knochen aufgehängt, sodass er nicht arbeiten kann und so verfettet (gelb).

① Wenn diese Stelle vergrößert wird, ist im Bild bei gesundem Zustand der Multifidusmuskel gespannt. (Zur verbesserten Anschaulichkeit sind die Bilder anatomisch nicht vollständig korrekt.)

Der Hüftbeugemuskel zieht die Wirbelsäule nach vorne unten ins Hohlkreuz. Dadurch kommen die knöchernen Strukturen auf der Rückseite näher zusammen als vorne. Es verkürzen sich reaktiv die hinteren Rückenmuskeln, also der lange Rückenstrecker (*M. erector spinae*) und die mittlere Muskelschicht (*M. quadratus lumborum* und *M. iliolumbalis*). Beide, Hüftbeugemuskel und Rückenstrecker, halten nun die Wirbelsäule im hinteren Quetschzustand, also im Hohlkreuz.

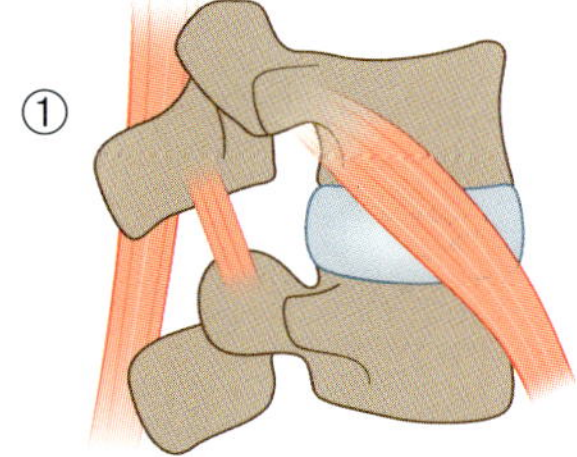

Gestreckter Multifidus (Mitte), links der lange gesunde Rückenstrecker und rechts der gesunde Hüftbeugemuskel.

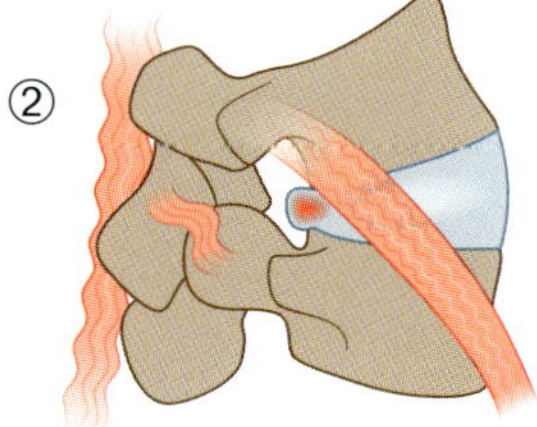

Gefältelter Multifidus (Mitte) mit gequetschter Bandscheibe, links der verkürzte lange Rückenstrecker und rechts der verkürzte Hüftbeugemuskel.

② Dadurch kommt es auch zu einer Verkürzung der Aufhängestrecke des Multifidusmuskels. Der Muskel fältelt sich und kann nicht mehr arbeiten, weil die Distanz zwischen den Knochen zu gering ist. Ein Muskel kann nur dann arbeiten, wenn er unter Spannung zwischen zwei Knochen aufgehängt ist. In diesem Fall hat er keine Spannung mehr und verkümmert. Dieser Mechanismus wurde meines Wissens nach bislang nicht ausreichend wissenschaftlich untersucht.

③ Für den wissenschaftlich interessierten Leser: Hingegen ist die Fältelung des in der Nähe liegenden Ligamentum Flavum bereits wissenschaftlich beschrieben und kann hier analog übertragen werden. Die Fältelung des Muskels führt zu dessen Funktionsverlust und resultiert schließlich in der Verfettung des Muskels.

④ Bauchmuskeltraining, das den Muskel aktivieren soll, aktiviert ihn nun nicht selbst, sondern ändert durch den Muskelzug vorne am Bauch den Abstand zwischen den Wirbelkörpern auf der Vorderseite. Die Bandscheibe wird vorne also auch etwas mehr gequetscht. Durch

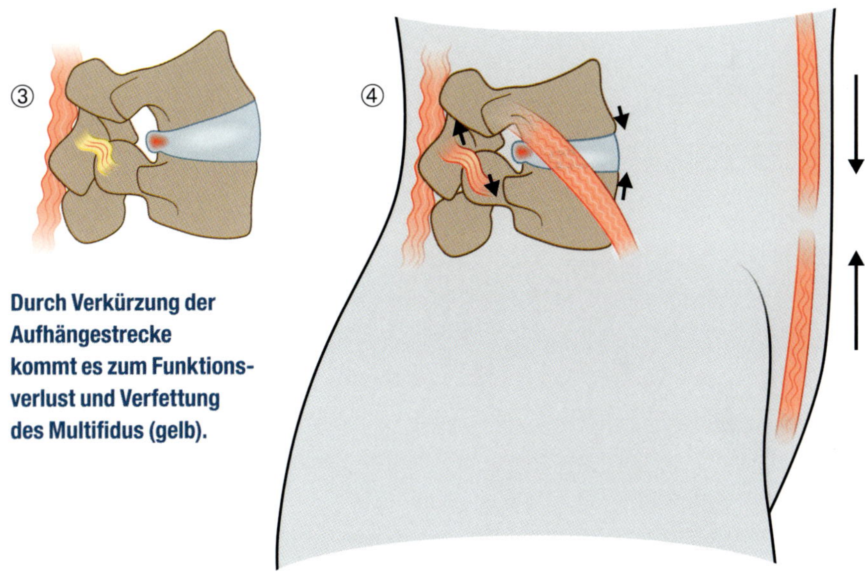

Durch Verkürzung der Aufhängestrecke kommt es zum Funktionsverlust und Verfettung des Multifidus (gelb).

Durch Bauchmuskeltraining (ganz rechts) wird die Bandscheibe vorne weiter zusammengezogen. Dadurch kommt es über das Hypomochlion der Wirbelgelenke und der Bandscheibe selbst zu einem minimalen Auseinanderweichen der hinten (links) gelegenen knöchernen Strukturen. Die durch den Multifidusmuskel (zweiter Muskel von links) überspannte Länge verlängert sich, und der Muskel kann wieder zupacken und arbeiten. Er zeigt nun keine so starke Verfettung mehr. Dadurch ist er kräftiger als auf der kurzen Strecke.

diese Winkelveränderung wird jedoch der Abstand auf der Rückseite der Wirbelsäule über das Hypomochlion der kleinen Wirbelgelenke (Facettengelenke) und der Bandscheibe selbst wieder größer. Dadurch ist die für den Multifidus verfügbare Strecke, also der Abstand zwischen den Knochen, wieder größer. Der Muskel bekommt wieder eine größere Aufhängungsstrecke, dadurch kann er wieder Spannung aufbauen und arbeiten.

Leider, und das zeigen auch Studien, kann der Muskel nur die Anteile regenerieren und nutzen, die noch nicht verfettet sind. Ein einmal zu Fett umgebauter, degenerierter Muskel lässt sich nicht mehr reaktivieren.

Durch das Bauchmuskeltraining wird somit nicht die Ursache des Problems abgestellt, sondern das Pferd von hinten aufgezäumt. Statt eine Entlastung der hinteren Wirbelsäulenstrukturen durch Aufhebung der Muskelverkürzung zu bewirken, wird lediglich auch auf der Vorderseite der Wirbelsäule eine zusätzliche Muskelverkürzung geschaffen, die über die Winkeländerung eine Verbesserung der Muskelfunktion erreicht.

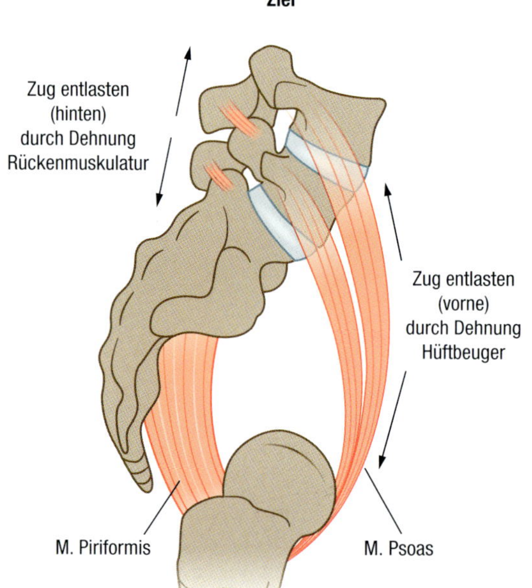

Anstelle des Muskelaufbaus sollten die an der unteren Wirbelsäule ansetzenden Muskeln auf Länge gebracht werden.

Aus meiner heutigen Sicht scheint es jedoch für den Schmerz selbst nicht sehr erheblich zu sein, ob der Muskel vorhanden ist oder nicht. Mir scheint es wesentlich, dass der Druck aus der Muskulatur genommen wird und die Bandscheibe und die Gelenke entlastet werden. Dann kommt es in der Regel zu der gewünschten Schmerzreduktion – und nicht durch Aufbau dieses kleinen Muskels.

Warum ist die Muskulatur Im Rückenbereich verhärtet?

Erstens ist die Muskulatur im Rücken zu kurz, weil die Wirbel durch den starken Zug des Hüftbeugers hinten so dicht zusammengepresst werden und dann zusammenstehen, dass die Muskulatur sich an diese Verkürzung anpasst. Zweitens muss die Rückenmuskulatur ständig gegen eine Verkürzung der Vorderseite des Körpers ankämpfen. Sie verkürzt und verkrampft sich dadurch nur noch mehr.

Die äußere Rückenmuskulatur klammert die Wirbelsäule zusammen.

In der Folge kommt es noch zu einer weiteren Veränderung. Die Rückenmuskulatur, die sich an der Stelle des Hohlkreuzes befindet, wird durch das Hohlkreuz gar nicht auf der Länge benötigt, für die sie eigentlich gedacht ist. Durch das Hohlkreuz kommt es zu einer Annäherung der hinteren Wirbelanteile. Die hintere Rückenmuskulatur verkürzt sich entsprechend dieser Vorgabe. Daher resultieren zwei Probleme: Die tiefe Rückenmuskulatur verkürzt sich ebenso, da sie nicht auf der vollen Länge gebraucht wird, und lässt ihrerseits dann auch keine Dehnung mehr zu. Des Weiteren kann es sein, dass diese Muskulatur verkümmert und dadurch selbst keine Haltearbeit mehr ausüben muss oder kann, da die hinteren Wirbelanteile ohnehin schon sehr stark aufeinandergepresst werden. Dies besteht nun selbst wieder aus zwei Problemen: Erstens liegt eine erhebliche Verkürzung der Muskulatur mit zusätzlicher Erhöhung des muskulären Zugs auf die hinteren Wirbelanteile und Bandscheiben vor. Zweitens führt dies zu einer Degeneration der hinteren Rückenmuskulatur, da diese eigentlich nicht mehr benutzt wird.

Diese verkürzte Rückenmuskulatur kann sich nicht mehr entfalten und trägt zur Dauerquetschung der Bandscheibe bei. Auch im Sitzen entspannt sie sich dann nicht mehr, selbst wenn der Hüftbeuger (*M. Psoas*) nachlässt.

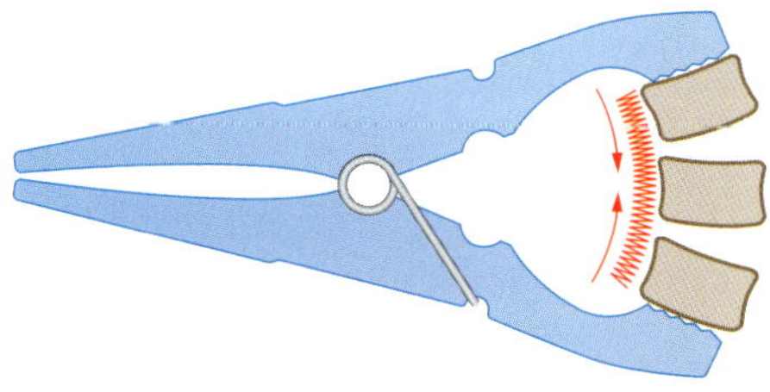

Hier sehen Sie, dass durch die verkürzte Rückenmuskulatur trotz entspanntem Hüftbeuger weiter ein Druck auf die Bandscheibe ausgeübt wird. Die äußere Rückenmuskulatur presst die Hinterseite der Wirbelsäule wie durch eine Wäscheklammer zusammen.

Wenn Sie vorhin noch geglaubt haben, die Rückenschmerzen würden sich wieder bessern, wenn Sie sich einfach wieder hinsetzen, dann sehen Sie nun, dass auch das nun nichts mehr nützt, denn die Kompression der Bandscheiben bleibt nun auch im Sitzen bestehen. Der Zug der hinteren Muskulatur ist jedoch deutlich schwächer als die der Hüftbeugemuskulatur. Es ist ausreichend, die Hüftbeugemuskulatur wieder auf Länge zu bringen und gelegentlich die Rückenmuskulatur zu dehnen.

Wozu ist Muskelaufbau gut?

Wie wir bisher gesehen haben, leiden wir nicht an zu schwacher Muskulatur, sondern an verkürzter Muskulatur. Muskelaufbau braucht es in erster Linie, um sportliche Leistungen zu erbringen. Weiterhin ist Kraftaufbau zum guten Aussehen oder zur Körperformung sinnvoll. Krafttraining hat zudem einen günstigen Effekt auf unser Wohlbefinden, sowohl durch die Übungen selbst wie auch durch die Gesundung der Muskulatur.

Krafttraining kann sogar auch in kleinem Umfang die Dehnbarkeit der Muskeln verbessern. Dieser Vorgang heißt Postisometrische Relaxation. Der Muskel entspannt sich besser, nachdem er angespannt wurde. Insofern ist es sinnvoll, Dehnungen durch Muskelanspannung zu unterbrechen, um mehr Dehnung zu erreichen.

Kraft darf dennoch aufgebaut werden – aber nicht an den Muskeln, an denen bis jetzt überwiegend herumtrainiert wurde, sondern an anderen. Ein paar unserer Muskeln sind, nicht bei allen, aber bei manchen Menschen in der Tat zu schwach. Diese Muskeln liegen auf der Gegenseite der verkürzten Muskeln. Im Wesentlichen sind es die Gesäßmuskeln.

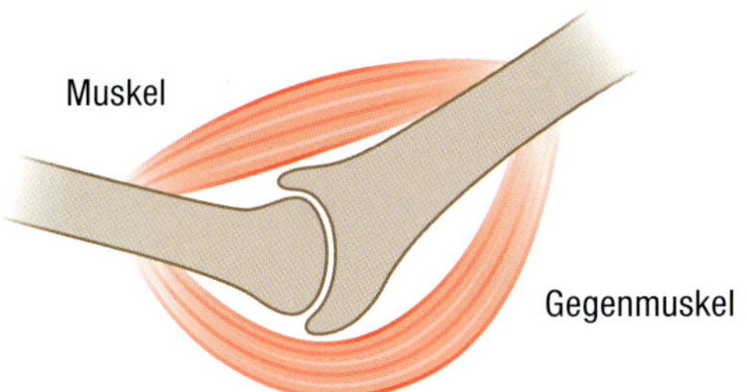

Jeder Muskel hat auf der gegenüberliegenden Gelenkseite einen Gegenmuskel, der genau die gegenteilige Bewegung macht und jeweils nachlassen muss, wenn sich der andere Muskel anspannt.

Mit dem Wissen, wie Schmerzen vergehen, ist es nicht mehr nötig, mit einem großen Verbotsschild herumzulaufen. Viele Generationen an Ärzten haben Sportarten verboten. Ich denke, es sollte Schluss mit solchen Verboten sein. Wie auch in vielen anderen Bereichen gilt, dass der Spaß und die Freude am Sport über dem Verbot stehen sollten.

Wenn jemand Kraftsport macht, frage ich immer zuerst nach dem Warum. Wenn Schmerzfreiheit das Ziel ist, empfehle ich einen anderen Sport. Ist es Spaß am Kraftsport selbst, empfehle ich, den Sport nach vorheriger Verbesserung der Elastizität des Muskels zusammen mit den Dehnungen ausgewogen auszuführen. Es ist nichts gegen Kraft, gesunde Muskeln und Fitness einzuwenden, wenn es richtig platziert wird. Es wird sogar so sein, dass Kraftsport mit weniger Aufwand zu mehr Kraft führen wird, wenn die Muskeln elastisch gedehnt sind. Bei jungen Männern führt Krafttraining leider häufig zu einem Gang in die orthopädische Praxis, weil verkürzte Muskeln noch weiter verkürzt werden und damit Schulterschmerzen entstehen.

Insofern ist die klare Reihenfolge immer diejenige: Erstens Muskeln elastisch machen, zweitens die Muskeln regelmäßig dehnen, danach kann auch Kraftsport möglich sein. Vor dem Kraftsport sollte der Schmerz jedoch vergangen sein.

Geeignete Sportarten bei Rückenschmerzen

Nicht wenige Menschen schätzen den Kraftsport, der im Prinzip auch zeitlich und räumlich unbegrenzt und auch alleine durchgeführt werden kann. Ausdauersportarten wie Laufen, Schwimmen, Radfahren, Stepper etc. eignen sich zur Gesunderhaltung und zum allgemeinen Wohlbefinden sehr gut. Hier muss jedoch auch beachtet werden, dass die meisten Sportarten nach vorne gerichtete Sportarten sind, wie es unserer Natur als Jäger entspricht. Hier kommt es in der Regel ebenfalls zu einer starken Belastung und Verkürzung der vorderen Körpermuskulatur. Eine Ausnahme ist Schwimmen, da dabei zusätzliche Bewegungsrichtungen ausgeführt werden. Weniger geeignet, aber gerade noch sinnvoll ist Skilanglauf, da bei diesem Sport die Hüfte weit überstreckt wird. Die meisten anderen Sportarten verkürzen eher die bereits verkürzten vorderen Körpermuskeln.

Da wir an einem Mangel der Bewegungsrichtung erleiden, sind Sportarten zu empfehlen, bei denen das täglich in jeder Position gewohnte Bild einer Hüftbeugung unterlassen wird. Beim Gehen etwa kommt unsere Hüfte oft nicht mehr in die Überstreckung, noch weniger ist dies beim Joggen der Fall. Auch Radfahren passiert in einer Sitzposition. Beim Skifahren wird ebenfalls durch die leichte Kniebeuge und Hockhaltung sichtbar, dass hier wieder dieselbe Position als Grundhaltung dient.

Somit ist jede Sportart geeignet, die dieses Bewegungsmuster durchbricht.

Sinnvolle Sportarten gegen Rückenschmerzen:

Schwimmen, Pilates, Übungen aus dem Bereich des Yoga, Aerobic, Tanzen, Zumba, Kampfsportarten

Wenig oder nicht hilfreiche Sportarten:

Spazierengehen, Radfahren, Nordic Walking, Golf

Eher ungeeignete Sportarten:

Skilanglauf, Tennis, Fußball, Rennradfahren, Bergwandern, Squash

Ungeeignete Sportarten:

Joggen/Laufen, Marathon, Skitourengehen, Mountainbiken, Skiabfahrt, Crosstrainer, Stepper, Kraftsport

Verbotene Sportarten:

Beinpresse im Fitnessstudio

Bei der Beinpresse werden die beiden durch das Sitzen am meisten verkürzten Muskelgruppen (Hüftbeuger und Kniestrecker), die zu einer Quetschung der Bandscheiben beitragen, noch weiter gekräftigt und der Druck auf die Bandscheiben weiter erhöht. Aus Sicht der Rückengesundheit ist dieses Training nicht gesund, da es zu mehr Kompression der Bandscheibe führt. Ich empfehle grundsätzlich, auf die Beinpresse zu verzichten. Sollten Sie darauf nicht verzichten wollen, dann sollten Sie zumindest vor und nach der Beinpresse intensiv dehnen, und nach der Beinpresse die Muskulatur elastisch machen, wie unten beschrieben.

Kraftsport an Geräten ist nur möglich, wenn vor und nach dem Kraftsport regelmäßig gedehnt wird, nachdem vorher die Muskulatur elastisch gemacht wurde.

Dehnung vs. Kraftsport

Die Gründerväter der Chirurgie und Orthopädie haben gewusst, dass eines unserer Hauptprobleme eine mangelnde Dehnbarkeit unseres Körpers ist. Es wird heute noch der Abstand der Finger zum Boden bei Vorneigung gemessen. Dabei beugt man sich mit gestreckten Knien nach vorne und versucht, mit den Fingern den Boden zu berühren. Bei einer guten Dehnungsfähigkeit sollte es möglich sein, die Hand flach auf den Boden zu legen. Geht dies nicht mehr, bedeutet dies, dass die Wirbelsäule sich hinten nicht mehr in der eigentlich vorgesehenen Art und Weise entfalten kann.

Als Reaktion darauf ist Folgendes festzustellen: Die Rückenmuskulatur hat sich derart verkürzt, dass sie ein Auseinanderweichen in der hinteren Rückenstrukturen nicht mehr zulässt. Durch das Aufeinanderpressen der Wirbelkörper durch diese verkürzte Muskulatur kommt es zu einem enormen Druck auf den hinteren Anteil der Bandscheiben.

Dies führt in der Folge zu einer starken Abnutzung der Bandscheibe mit Bandscheibenvorwölbungen oder Bandscheibenvorfällen.

Dehnungsübungen gibt es schon lange. Der wissenschaftliche Streit, ob Dehnungen oder Muskelaufbau besser sind, wurde wegen zu geringer Wirksamkeit der Dehnungen zu Gunsten des Muskelaufbaus entschieden. Dass Dehnungen derzeit eine neue Renaissance erleben, liegt durchaus auch an Marketingkampagnen. Den meisten Menschen ist jedoch nicht klar, weshalb Dehnungen auf einmal wieder so wichtig sind. Es ist richtig, Dehnungen auszuführen, jedoch nicht so, wie Sie sie kennen, und auch nicht so, wie in den Kampagnen gezeigt wird.

Bei Dehnungsübungen werden sehr schnell Grenzen erreicht. Das bedeutet, dass die gewünschte Dehnung oft nicht erzielt werden kann, weil der Muskel sich einfach nicht so dehnen lässt, wie wir das gerne hätten. Ich habe das bei vielen Patientinnen und Patienten, die über Jahre hinweg Dehnungsübungen ohne entsprechende Erfolge gemacht haben, gesehen. Zwar lässt sich ein Muskel relativ rasch um einen geringen Prozentsatz dehnen, danach geht es aber nicht weiter. Hinzu kommt, dass Messungen gezeigt haben, dass sich der Dehnungszustand eines Muskels 15 Minuten nach einer Dehnungsübung wieder vollständig zurückgebildet hat.

Die Erfolge, die wir mit Dehnungen ohne Vorbehandlung der Muskulatur erzielen, lassen sich unter zwei Gesichtspunkten betrachten. Dehnungserfolge haben immer damit zu tun, wie weit sich der Zustand unseres Körpers von der jeweiligen Schmerzgrenze entfernt befindet. Im Falle von neu aufgetretenen Schmerzen reicht eine geringe Dehnung oft aus, um wieder unter die Schmerzgrenze zu rutschen. Jemand, der mit Dehnungen eine Besserung erzielt, ist mit dem Schmerz immer knapp oberhalb der Schmerzgrenze und kann sich durch die Dehnung unter die Schmerzgrenze bringen. Er ist aber immer in der Nähe der Schmerzgrenze.

Dehnungen haben jedoch auch einen anderen Effekt. Durch

regelmäßige Dehnung kann einer Verschlechterung entgegengewirkt werden. Wenn regelmäßig und viel gedehnt wird, wird es in den meisten Fällen zumindest nicht schlechter.

Der Erfolg von Dehnungen ist jedoch ohne Vorbehandlung der Muskulatur nur gering und stößt an seine Grenzen. Wenn der Spannungszustand der Muskulatur weit über der Schmerzgrenze ist, kann die Dehnung alleine nicht unter die Schmerzgrenze bringen. Sicher sind die Grenzen der Dehnbarkeit der Muskeln einer der Hauptgründe, weshalb Dehnungen nicht den wesentlichen Anteil der Schmerztherapie eingenommen haben. Zumindest in der Vergangenheit. Denn es ist möglich, die Muskeln wieder dehnbar und elastisch zu machen.

Da mit dem Muskelaufbau schneller Ergebnisse erzielt werden können, und zwar sowohl messbare wie auch fühlbare etwa durch die Zunahme der Muskelmasse, wurde die Dehnung in den Hintergrund gedrängt. Dehnungserfolge stellen sich nicht so leicht ein.

Die Gründe dafür sind nachvollziehbar. Erstens haben Orthopädinnen und Orthopäden vor allem operieren gelernt. Eine Ärztin/ein Arzt in Ausbildung zur Fachärztin/zum Facharzt muss erst einmal in einer Klinik der Chefärztin oder dem Chefarzt Haken halten und Visite und Briefe schreiben und in der Ambulanz Patientinnen und Patienten ansehen. Nicht jede Orthopädin/jeder Orthopäde erhält eine Ausbildung in Biomechanik, Muskeldiagnostik und Muskelbehandlung. Patientinnen und Patienten werden zur Physiotherapeutin/zum Physiotherapeuten geschickt und für die Ärztin/den Arzt ist bei den zahlreichen Therapeutinnen und Therapeuten und verschiedenen Verfahren unklar, was wirklich dort geschieht. Erreicht die Physiotherapie keine Schmerzfreiheit und wird etwas gefunden, was sich operieren lässt, wird möglicherweise operiert. Erst bei Eigeninteresse oder bei Verlassen der Klink mit Eröffnung einer nicht operativen Praxis stellen sich die Fragen nach den nicht operativen Maßnahmen. Auch für viele Ärztinnen und Ärzte kommt dann ein Aha-Effekt, wenn sie mehr über therapeutische Möglichkeiten lernen.

Der Muskelaufbau ist als Kompensationsmechanismus für einen Mangel an Dehnung eine Option und funktioniert. Macht man sich jedoch die schon seit Jahrzehnten bekannte Biomechanik des Muskelansatzes bewusst, so zeigt sich in dieser Mechanik die Lösung des Problems. Hiermit kann der Muskel effizient gedehnt werden. Wie das funktioniert, ist Thema des zweiten Teiles der Publikation.

Die Stufen des Rückenschmerzes

Schmerz ist nicht nur etwas äußerst Unangenehmes, sondern er stellt auch für die diagnostizierenden Ärztinnen und Ärzte eine Herausforderung dar. Ich bin seit Jahrzehnten damit konfrontiert und habe meine Einstellung dazu immer wieder revidieren müssen.

Ich hatte das große Glück, im Großen und Ganzen hervorragende Lehrende gehabt zu haben. Vieles konnte ich jedoch damals schon nicht mittragen. Ich kann mich gut daran erinnern, dass es mir Rätsel aufgab, weshalb etwa ein Patient, der nach einem Hüftgelenksersatz noch immer über Schmerzen klagte, zwar ins Röntgen geschickt wurde, ihm jedoch, war dieses unauffällig, mittgeteilt wurde, dass ohnehin alles in Ordnung sei, man seine Schmerzen also im Grunde nicht zur Kenntnis nahm und daher auch nicht nach einer Lösung suchte. Schon damals war mir klar, dass es ein Problem geben musste, solange Schmerzen vorlagen. Und seit damals versuche ich, die Ursache für die Schmerzen ausfindig zu machen. Ich suche sie – wie alle anderen auch – zuerst auf Bildern, wenn ich dort nichts finden kann, schicke ich die Patientinnen und Patienten jedoch nicht wieder nach Hause wie viele andere, sondern mache mich auf die Suche nach Ursachen, die weniger evident sind.

Der Hexenschuss

Der Hexenschuss ist ein Warnschmerz und zählt daher zu den unspezifischen Rückenschmerzen. Akut auftretende Rückenschmerzen sind oft ein Hexenschuss. Sie sind äußerst heftig und bewirken, dass sich Betroffene kaum mehr bewegen können. Durch bildgebende Verfahren sind sie nicht sichtbar zu machen. Ein Hexenschuss vergeht meist innerhalb von sechs bis acht Wochen von selbst.

Generell besteht bei einem Hexenschuss ein Ungleichgewicht zwischen der Elastizität der Muskulatur auf der Vorder- und Hinterseite des Körpers und auch zwischen verschiedenen Muskelschichten der Körperrückseite. Das kommt daher, dass immer dann, wenn sich ein Muskel auf einer der beiden Seiten anspannt, der gegenüberliegende, also der auf der Gegenseite des Körpers liegende Muskel, nachgeben muss. Nachgeben kann der Muskel jedoch nur, wenn er dazu ausreichend in der Lage ist, sich also im geforderten Maße anspannen lässt beziehungsweise auch wieder entspannen kann. Ist die Muskulatur stark verkürzt, ist die Dehnbarkeit nicht mehr gegeben. Das hat zur Folge, dass es bei erhöhter Spannung zu einem muskulären Zug kommen kann, der im Bereich des Muskelansatzes zu einer kleinen Verletzung oder Entzündungsreaktion führt. Denkbar wäre sogar ein Einriss des Muskelansatzes, also im Bereich Muskel-Knochenübergang oder auch ein Muskelfaserriss der Rückenmuskulatur. Sowohl eine Verletzung, also auch eine Entzündung oder ein Einriss heilen in dem Zeitraum von sechs bis acht Wochen in der Regel wieder aus.

Das eigentliche Problem ist nach der Ausheilung jedoch nicht behoben, da die Muskeln schließlich noch immer verkürzt sind, das heißt, dass die Gefahr eines weiteren Hexenschusses droht.

Der Hexenschuss ist somit ein Schmerz, der eine nachvollziehbare Ursache hat. Er ist die logische Folge einer Überdehnung der verkürzten Rückenmuskulatur. Der Sinn eines Hexenschusses ist eine

Warnung, die Muskulatur wieder auf Länge zu bringen, damit kein Schaden an den Bandscheiben entsteht.

Was Hexenschuss, Fersensporn und Tennisellbogen gemeinsam haben

Der Hexenschuss ist ein Schmerz, der am Rücken auftritt. Das Zustandsbild ist jedoch nicht auf den Rücken allein beschränkt, sondern zeichnet in vielen Körperregionen verantwortlich für Unwohlsein. Im Grunde sind ein Golfer- oder Tennisellbogen – je nach dem – auch nichts anderes, und auch eine Fußsehnenentzündung, die im Volksmund Fersensporn genannt wird, genauso wie eine Entzündung der Sehne der Gesäßmuskulatur an der Hüfte, meist Schleimbeutelentzündung genannt, dieselbe Ursache: Hier wie dort besteht ein muskuläres Ungleichgewicht zwischen den Beugern und den Steckern, also jeweils den Muskeln der betroffenen Gelenke, und das kann wie oben beim Hexenschuss zu einer Verletzung am Muskelansatz führen. Insofern ist auch der Schmerz derselbe, er tritt nur jeweils an unterschiedlichen Stellen auf.

Interessanterweise dauert die Heilungszeit in den letztgenannten Fällen deutlich länger als beim Hexenschuss. Das hängt meines Erachtens damit zusammen, dass der Rücken aufgrund seiner vielen Gelenke und Bandscheiben besser kompensieren kann, als dies in den anderen Regionen möglich ist, wo Ausweichbewegungen nicht so leicht möglich sind und die Knochenstruktur zudem eine andere ist – ein weiterer Beleg dafür, dass unser Rücken bei Weitem keine Schwachstelle ist, wie vielerorts angenommen wird, sondern ganz im Gegenteil über hervorragende Kompensationsmechanismen verfügt.

Der Bandscheibenvorfall

Ein Bandscheibenvorfall schmerzt in den meisten Fällen signifikant weniger stark als ein Hexenschuss, außer natürlich, er drückt sehr stark auf einen Nerv. Das liegt daran, dass bei einem bereits eingetretenen Bandscheibenvorfall die Druckschädigung der Bandscheibe schon länger vorliegt und auch, dass der Schaden im Falle des Vorfalls bereits eingetreten ist. Der Körper muss also nicht mehr vor einer Schädigung warnen, wie er es etwa bei einem Hexenschuss tut.

Ein Bandscheibenvorfall ist, einfach gesprochen, ein Loch in der Bandscheibenhülle, durch das hindurch Teile des Bandscheibenkerns austreten. Sie liegen dann *vor* der Bandscheibe, weshalb man auch von einem Bandscheiben*vor*fall spricht. Davor ist zwar beim Menschen gesehen eigentlich dahinter, da der Vorfall durch den Muskelzug meist nach hinten austritt, unsere Vorfahren haben es aber dennoch nicht *Hinterfall* genannt.

Ein Bandscheibenvorfall muss auch gar nicht schmerzhaft sein. Das ist in mehreren Studien nachgewiesen worden. Boden und sein Team konnten etwa zeigen, dass bei 4,5 Prozent von vermeintlich gesunden, zwanzigjährigen Männern, die sich für eine Kampfpilotenausbildung bewarben, Bandscheibenvorfälle vorlagen. Ferner, dass in etwa bei zwanzig Prozent unter Sechzigjähriger, die gänzlich beschwerdefrei waren, ein solcher diagnostiziert werden konnte (Boden et al. 1990, Janen et al. 1994). Schmerzhaft wird es erst dann, wenn ein Nerv involviert ist. Drückt das vorgefallene Bandscheibengewebe auf einen solchen, kommt es zu Schmerzen, und zwar entweder zu solchen, die ausstrahlen, oder zu einem Ischiasschmerz. Der Ischias, das sind alle Nerven, die aus der unteren Lendenwirbelsäule austreten und dann gemeinsam einen dicken Nerv bilden, auch wenn die Austrittsstellen an der Wirbelsäule verschieden sind.

Ein Bandscheibenvorfall entsteht nicht von heute auf morgen. Als

Vorläufer gilt die Bandscheibenprotrusion (dazu siehe weiter unten), eine Vorwölbung der Bandscheibe, die man auf Bildern sehen kann. Und auch eine Bandscheibenprotrusion tritt nicht spontan auf, ihr geht wiederum eine Bandscheibendegeneration (Bandscheibenabnutzung, Diskose) voraus, die gelegentlich auch auf MRT-Bildern sichtbar ist.

Wie kommt es nun dazu, dass eine Bandscheibe Schaden nimmt, also degeneriert? Sowohl in der öffentlichen Meinung als leider auch immer wieder in vielen Fachbüchern und Fachartikeln wird ein Bandscheibenvorfall als etwas, man könnte fast sagen, Schicksalhaftes oder sogar Gottgegebenes betrachtet. Viele Patientinnen und Patienten sind der Meinung, sie hätten schlicht und einfach schlechte Bandscheiben oder die Disposition dazu von ihren Eltern geerbt. Darin mag ein Fünkchen Wahrheit liegen, die restlichen 99 Prozent hat sich jedoch jeder selbst zuzuschreiben, denn an der Abnutzung der Bandscheiben ist man zum größten Teil selbst schuld. Es wird einfach zu viel gesessen, wie weiter oben ausführlich beschrieben worden ist, und so wird die Quetschung der Bandscheiben in Kauf genommen.

Mehrheitlich hat sich die Meinung etabliert, dass die Bandscheiben durch einen Druck von oben, also etwa durch Übergewicht oder durch schweres Heben, beschädigt werden. Dies mag auch in einigen Fällen zur Abnutzung der Bandscheibe beitragen, viel entscheidender ist jedoch die permanente Fehlhaltung, das Sitzen, und die dadurch verkürzte Muskulatur, die die Wirbel nach vorne und nach unten zieht und die Bandscheiben zerquetscht.

Immer wieder bekomme ich in diesem Zusammenhang die Frage zu hören, ob die Bandscheibe nach einem Bandscheibenvorfall, wenn also der Kern der Bandscheibe bereits herausgefallen ist, überhaupt noch puffern und Stöße abfangen kann. Meiner Erfahrung nach puffert eine Bandscheibe schon bereits lange vor dem Bandscheibenvorfall nicht mehr. Insofern ist nicht unmittelbar der Vorfall das Ereignis, das das Puffern unmöglich gemacht hat, sondern die zugrunde liegende Muskelverkürzung. Die Bandscheibe konnte schon lange vor dem Vorfall keine Stöße mehr abfangen. Deshalb ist sie ja kaputt gegangen – und nicht umgekehrt!

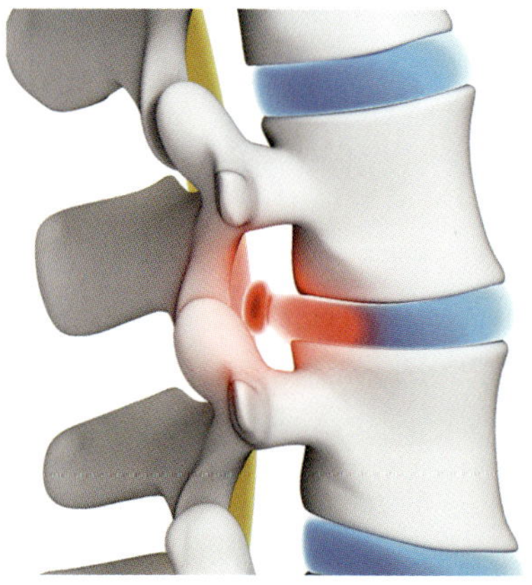

Bei einem Bandscheibenvorfall ist meist auf der Rückseite der Wirbelsäule unter erhöhtem Spannungsdruck durch die Muskulatur Bandscheibengewebe aus der Bandscheibe durch ein Loch ausgetreten und liegt außerhalb der Bandscheibe. Dort kann diese radiergummiartige Struktur durch Druck auf Nerven erhebliche Schmerzen und Schäden wie Lähmungen verursachen.

Die Bandscheibenvorwölbung oder -protrusion

Eine Vorstufe des Bandscheibenvorfalls ist die Bandscheibenvorwölbung oder -protrusion. Es muss jedoch nicht – und das ist gut zu wissen – aus jeder Bandscheibenvorwölbung gleich ein Bandscheibenvorfall werden. Bei einer Protrusion wölbt sich die Bandscheibe unter dem Druck der Muskulatur vor.

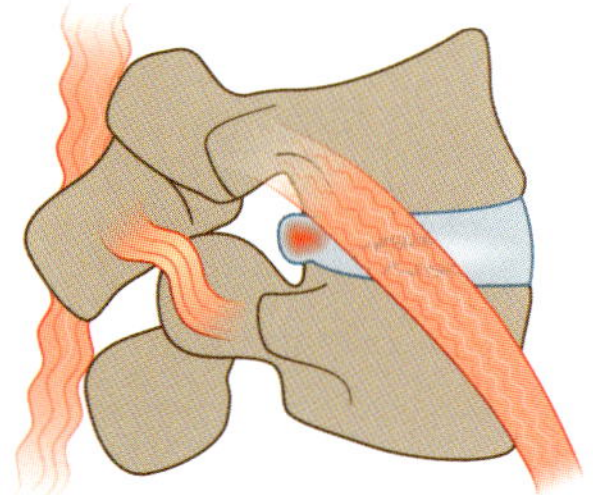

Vor allem unter dem Zug des Hüftbeugemuskels kommt es zu einer Quetschung der Bandscheiben und damit zu einer Vorwölbung (Protrusion) der Bandscheiben.

In bildgebenden Verfahren wie dem MRT sind Bandscheibenvorwölbungen gut zu sehen. Von Ärztinnen und Ärzten erhält man dann in der Regel die Auskunft, eine Vorwölbung sei noch nicht so schlimm, schließlich bestünde ja noch kein Bandscheibenvorfall. Das stimmt zwar, ist jedoch nur die halbe Wahrheit.

Bandscheiben sind wie platte Autoreifen

Stellen Sie sich vor, Sie haben einen halb platten Autoreifen und fahren in eine Werkstatt. Dann wird Ihnen der Mechaniker dort sagen, Sie sollen Luft hineinpumpen. Er wird Ihnen jedoch kaum bescheinigen, dass ein halb platter Reifen nicht so schlimm sei, sondern Sie vielmehr auf die Gefahr einer weiteren Schädigung des Reifens hinweisen. Genauso sollten auch verantwortungsvolle Ärztinnen und Ärzte agieren. Wenn diese Ihnen dann raten, Ihre Muskulatur zu stärken, sind sie womöglich verantwortungsvoll, jedoch nicht gut, denn das vergrößert das Problem bekanntermaßen nur. Das wäre dann so, als würde Ihnen der Mechaniker raten, einfach langsamer zu fahren. Das eigentliche Problem ist damit jeweils nicht gelöst.

Gut vorstellen kann man sich das anhand des folgenden Beispiels:

Machen wir ein Foto von einem unserer Autoreifen, stellt er sich wie erwartet dar: In der Mitte ist die Felge, rundherum ist der mit Luft gefüllte Gummireifen. Schicken wir das Foto nun an eine Werkstatt zur Begutachtung, werden wir hören, dass alles in Ordnung sei. Bei den Bandscheiben verhält es sich ähnlich: Auch die Radiologie wird uns nach einem MRT bescheinigen, dass alles normal sei.

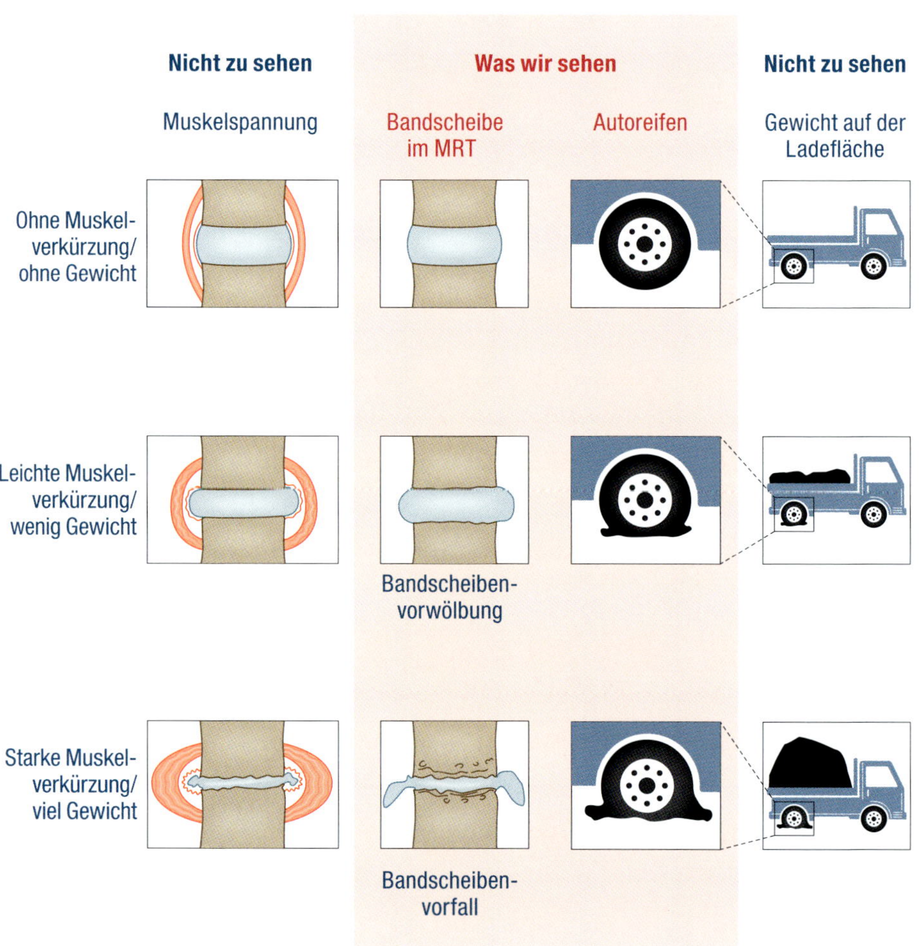

Nur die beiden mittleren Spalten geben das wieder, was auf MRT-Bildern oder vergleichbar bei einem Auto zu sehen ist, nämlich die Folge der Ursache. Die Ursache in den grauen Kästen (erhöhte Muskelspannung beziehungsweise Gewicht im Kofferraum/Laderaum) ist nicht zu sehen.

Wenn wir nun eine Tonne Steine in den Kofferraum laden und noch einmal ein Foto machen, wird der Reifen ein wenig platt sein und sich zu Seite vorwölben. Der Mechaniker sagt: Pumpen Sie den Reifen auf! Der Arzt hingegen findet, dass es noch nicht so schlimm sei, da es sich lediglich um eine Vorwölbung, jedoch noch um keinen Vorfall handle. Warum empfiehlt er Ihnen nicht, die Bandscheibe aufzupumpen? Weil es die Möglichkeit dazu schlicht und einfach nicht gibt. Und weshalb rät er Ihnen nicht, die Steine aus dem Kofferraum zu nehmen? Ganz einfach: Weil er sie auf dem Foto nicht sieht! Auf MRT-Bildern sind Muskelspannungen nicht sichtbar, insofern kann der Arzt nur indirekt schließen, dass solche vorhanden sein müssen. Er warnt Sie auch nicht, weil er im Regelfall gelernt hat, dass eine vorgewölbte Bandscheibe eben noch kein Vorfall ist – und daher auch nicht kaputt ist. Man kann ihm nicht einmal einen Vorwurf machen, er agiert dem Lehrbuch entsprechend. Anhand der Abbildung oben kann man den Vorgang leicht nachvollziehen. Die Spalte ganz links zeigt die Muskelspannung, die in bildgebenden Verfahren wie MRT leider nicht sichtbar ist. In der Spalte rechts daneben ist die Bandscheibe abgebildet, tatsächlich unterscheidet sich die Bandscheibe in der zweiten Zeile, die erhöhter Spannung ausgesetzt ist, nicht stark von derjenigen in der ersten Zeile. Beim Autoreifen ist der Unterschied wesentlich deutlicher.

Wenn wir nun fünf Tonnen Steine in den Kofferraum laden und das wiederum fotografisch dokumentieren, sehen wir, dass der Reifen platt, ja sogar geplatzt ist. Schicken wir das Foto in die Werkstatt, wird uns der Mechaniker dazu auffordern, einen neuen Reifen zu kaufen. Also fahren Sie in die Werkstatt, wechseln Reifen – und das Problem besteht weiter. Schließlich haben Sie die fünf Tonnen ja noch immer im Kofferraum. Das Pendant zum Reifenwechsel im Kontext der Bandscheibenproblematik wäre eine Operation. Sie lassen sich also operieren – und haben weiterhin Schmerzen.

Immerhin haben Sie ja nichts dafür getan, die Muskelspannung in der entsprechenden Region zu vermindern. Weshalb wundern Sie sich also?

Natürlich ist nicht von jeder Bandscheibenoperation abzuraten. Es kann in manchen Fällen sogar äußerst sinnvoll sein, einen Bandscheibenvorfall mit einer Operation zu entfernen. Keine Bandscheibenoperation wird jedoch das Problem beseitigen, das zu dem Bandscheibenvorfall geführt hat, die exorbitant erhöhte Muskelspannung. Der Muskelzug, der die Bandscheibe zerquetscht hat, ist auch nach dem Eingriff noch da. An ihm wurde ja nichts verändert. Ändern Sie nichts, wird die Bandscheibe weiter zerquetscht, und dann die nächste und die nächste und so weiter. Übertragen auf das Auto würde das bedeuten, dass Sie die Last im Kofferraum Ihres Autos reduzieren müssen, um Erfolg zu haben.

Spinalkanalstenose

Meist ältere Menschen haben eine Spinalkanalstenose. Stenose heißt auf Deutsch Verengung. In der Wirbelsäule verläuft ein Kanal vom Gehirn bis zum Becken. In diesem Kanal verlaufen die Nerven und sind dadurch überwiegend sehr gut geschützt gegen Verletzungen von außen. Bei einer Spinalkanalstenose kommt es zu einer Einengung des Nervenkanals.

Der Grund für die Einengung ist bekannt. Der Kanal selbst ist ein geschlossener Kreis aus Knochen. Vorne befinden sich die Wirbelkörper zwischen denen die Bandscheiben liegen und hinten liegen auf jeder Seite zwei Gelenke, die Facetten- oder kleinen Wirbelgelenke. Diese Gelenke vergrößern sich und wachsen dadurch in den Nervenkanal (Spinalkanal) hinein. Gleichzeitig kommt es meist durch eine Vorwölbung der Bandscheibe auch zu einer Einengung des Nervenkanals und auch die Wirbel vergrößern sich oft an ihren Kanten, die dann in den Kanal hereinragen.

Die in dem Kanal verlaufenden Nerven werden dadurch eingeengt. Patientinnen und Patienten beklagen dann vor allem eine Einschränkung der Gehstrecke auf wenige hundert Meter, weil dann Schmerzen in Beinen oder Rücken beginnen, viele müssen sich auch hinsetzen. Die Erkrankung kann sich aber ganz unterschiedlich präsentieren, auch mit Rückenschmerzen, Taubheit in den Beinen oder Erektionsstörungen.

Eine Schwierigkeit ist zudem, dass es oft nicht einfach ist, weitere Veränderungen oder Schmerzursachen an der Wirbelsäule eindeutig zu identifizieren. Es ist genauso, wie wenn die Wasserwerke den Hahn zudrehen, dann können Sie nicht mehr herausfinden, ob Ihr Wasserhahn zuhause korrekt arbeitet. Wenn der Kanal an einer Stelle eng ist, kann alles andere von den dadurch entstehenden Symptomen überdeckt werden.

Die Spinalkanalstenose wird oft erst spät entdeckt. Das hat etwas mit der Ausbildung der Allgemeinmediziner und -medizinerinnen beziehungsweise Hausärztinnen und Hausärzte zu tun. Zumeist in der Inneren Medizin ausgebildet, liegen zuerst die eher verwandten Erkrankungen und medizinischen Fächer näher, wie die Neurologie oder Gefäßchirurgie. Oft wird erst nach einer Polyneuropathie gesucht, dann nach Durchblutungsstörungen oder Venenproblemen und erst, wenn nichts gefunden wurde, wird ein Orthopäde oder eine Neurochirurgin eingeschaltet, die vielleicht ein MRT der Lendenwirbelsäule veranlassen, das die Spinalkanalstenose nachweist. Sie ist nur auf dem MRT als Verengung zu sehen, wobei verschiedene Engegrade unterschieden werden.

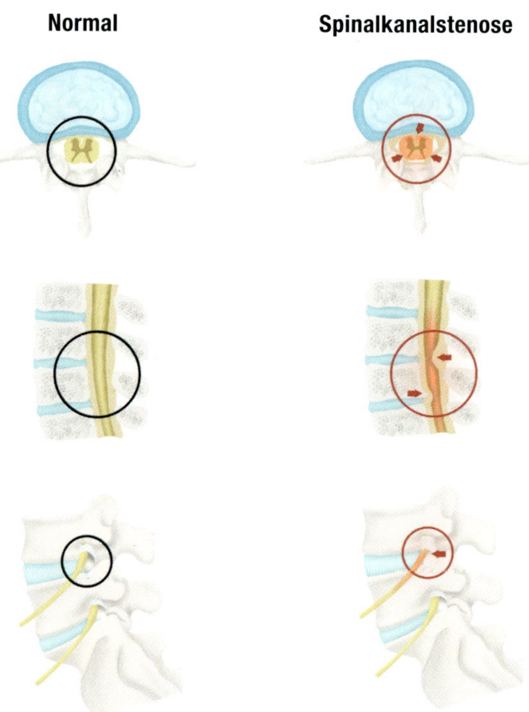

Bei der Spinalkanalstenose werden die kleinen Wirbelgelenke (Facettengelenke) durch muskulären Druck größer und engen den Nervenkanal ein.

Neben der bildlichen Diagnose kann eine Infiltration in den Nervenkanal erfolgen. Mit einem abschwellenden Medikament wird dabei der Nervenkanal geflutet, wodurch die weichen Anteile im Kanal abschwellen und für eine gewisse Zeit die Nervenleitung etwas besser ist. Diese Infiltrationen wirken meist Wochen bis Monate und können gegebenenfalls wiederholt werden.

Das eigentliche Problem der Enge durch vergrößerte Gelenke, also Knochen, kann mit keiner Therapie verbessert werden. Im Anfangsstadium kann mit manchen therapeutischen Verfahren eine gewisse Erleichterung erzielt werden.

Interessanterweise gibt es zwei Fortbewegungsmöglichkeiten, bei denen die meisten Menschen mit Spinalkanalstenose keine Schmerzen und keine Einschränkung haben. Es sind Radfahren und Gehen am Rollator. Wenn also die betagte Rentnerin, die sonst vor dem Altersheim mit dem Rollator zu sehen ist, auf ihrem Rad an Ihnen vorbeisaust, liegt das nicht alleine am Motor des E-Bikes, sondern schlicht daran, dass in gebückter Haltung der Kanal etwas weiter wird und damit die Nervenfunktion wieder gegeben ist.

Wie das geht? Bei einem Buckel werden die hinteren Strukturen der Wirbelsäule auseinandergezogen. Die vergrößerten Gelenke sind zwar noch vergrößert, sie rasten dann hinten aber nicht mehr ein und die Gelenkkapsel wird in die Länge gezogen. Zwischen den Nerven und den Gelenken liegt ein dickes Band, das gelbe Band, es wird auch gestreckt und verringert dadurch seinen Durchmesser. Schließlich kann es noch sein, dass die Wirbelkörper hinten etwas auseinanderweichen und die Bandscheiben ebenfalls in die Länge ziehen, und somit nicht mehr so sehr in den Kanal ragen.

Die einzig sinnvolle Therapie für eine Spinalkanalstenose ist leider eine Operation. Der durch zu große Knochen eingeengte Kanal kann nur durch Abtragung des Knochens und des darunter liegenden gelben Bandes erweitert werden, alles andere geht nicht. Sie kennen ja die Geschichte mit dem Kamel und dem Nadelöhr. Das Kamel wird einfach nicht hindurchpassen. Ob die Operation nun offen, minimalinvasiv oder endoskopisch, also mit Kamera durchgeführt wird, spielt meiner Erfahrung nach nicht die größte Rolle, wenn es ordentlich gemacht ist.

Es ist wissenschaftlich erwiesen, dass die Operation der Freilegung (Dekompression) des Spinalkanals langfristig nicht hilft. Der Kanal geht nämlich wieder zu. Wenn Sie dieses Buch aufmerksam gelesen haben, können Sie sich auch zusammenreimen, warum. Wenn Sie nach der Ursache der Spinalkanalstenose fragen, erhalten Sie oft die Antwort, dass die Wirbelgelenke sich vergrößert haben. Wenn Sie eine ganz fundierte Antwort bekommen, dann erfahren Sie, dass die Gelenke zu viel Druck bekamen und sich deshalb vergrößert haben.

Unser Körper ist, wie eingangs geschrieben, sehr gut in der Kompensation. Ein Gelenk, welches zu viel Druck bekommt, versucht, seine Auflagefläche zu vergrößern und damit stabiler zu werden. Weiter versucht der Körper durch seitliche Anbauten die Gelenkkapsel zu spannen und damit auch stabiler zu werden. In beiden Fällen wurde Knochen angebaut.

Haben Sie sich schon die Frage gestellt, warum der Druck hinten zu groß ist, der dann die Gelenke groß werden lässt? Den Mechanismus der Bandscheibenabnutzung habe ich im Buch genau erklärt: Die verkürzte Hüftbeugemuskulatur zieht die Wirbelsäule ins Hohlkreuz, dadurch und auch durch die so entstandene Verkürzung der Rückenmuskulatur werden die hinteren Teile der Wirbelsäule aufeinandergedrückt, vor allem im Stehen. Dadurch kommt der Druck nicht nur auf die hinteren Anteile der Bandscheiben, sondern auch auf die Wirbelgelenke.

Die Operation alleine löst das Problem der verkürzten Muskulatur nicht. Die Operation schafft zwar Platz im Nervenkanal, der erhebliche Muskelzug ist nach der Operation aber weiterhin da und zieht wieder erbarmungslos an den Wirbeln, bis der Kanal wieder zu ist.

Wenn gleichzeitig eine Versteifungsoperation durchgeführt wird, geschieht dies natürlich nicht, denn dort ist versteift. Aber auch dann ziehen die Muskeln erbarmungslos weiter, nur eben nicht mehr an der operierten Bandscheibe, sondern an der nächsten, wo ein neues Problemfeld entsteht.

Wenn der Spinalkanal operiert ist, geht es für manche Menschen hoch motiviert ins Fitnessstudio und die Muskeln werden gekräftigt. Wie Sie mittlerweile verstehen müssten, dürfte dies nicht die beste Methode sein, um den Muskelzug und den dadurch entstandenen Druck auf die Bandscheiben zu entlasten.

Wenn der Spinalkanal operiert ist, sollte die Muskulatur entlastet werden, die den Kanal eng gemacht hat. Dazu muss die Muskulatur zunächst elastisch und dehnbar gemacht werden und dann täglich gedehnt werden. Die entscheidenden Muskeln sind die Hüftbeugemuskeln und die Rücken- und Bauchmuskeln. Die Ansatzpunkte der Muskeln müssen gedrückt werden und danach erst die Dehnungen durchgeführt werden. So müsste sich eine neuerliche Spinalkanalstenose verhindern lassen.

Wenn mit dieser Methode einmal viele Patientinnen und Patienten behandelt worden sind, sollte dies wissenschaftlich aufgearbeitet werden, denn eine solche Studie gibt es bisher nicht.

Übergewicht ist nicht schuld

Die Ursache von Rückenschmerzen hat kaum etwas mit dem Gewicht zu tun, es ist nur ein Cofaktor, dessen Bedeutung ich hier erläutern möchte. Die zugrunde liegende Verkürzung der Muskeln betrifft schlanke und weniger schlanke Patientinnen und Patienten gleichermaßen. Da wir gesehen haben, dass die Bewegung an sich nicht reicht, um Schmerzen zu beseitigen, liegt es auch nicht an der mangelnden Bewegung. Ich kenne zahlreiche Sportlerinnen oder ehemalige Sportler mit Übergewicht, genauso gibt es unsportliche dünne Menschen. Die Ursache von Rückenschmerzen ist für alle gleich. Lediglich zwei Faktoren von Übergewicht sind hier zu nennen, die Rückenschmerzen begünstigen. Dazu gehört die vermehrte Ausschüttung von Entzündungsstoffen durch die vielen Fettzellen. Deshalb wird auch zu Recht angeraten, bei Schmerzen das Gewicht zu reduzieren. Diese entzündungsfördernden Stoffe sind jedoch nicht der Auslöser der Rückenschmerzen, sondern nur ein Cofaktor oder sogar die Folge des Übergewichts.

Übergewichtige Menschen sitzen mehr und bewegen sich im Normalfall weniger als normalgewichtige Menschen. Das eigentliche Problem ist dabei jedoch nicht der Bewegungsmangel allein, sondern die durch das viele Sitzen verkürzte Muskulatur.

Menschen mit Übergewicht wird immer vorgehalten, ihre Gelenke würden durch das Gewicht kaputt gehen. Dem halte ich entgegen, dass die Sprunggelenke eigentlich am meisten Gewicht tragen müssten, sollte diese Theorie stimmen. Die Sprunggelenke sind aber in den meisten Fällen nicht betroffen, sondern Rücken, Hüften und Knie. Wäre das Gewicht schuld, müssten vor allem die Sprunggelenke zerschlissen sein, denn dort käme beim Gehen das meiste Gewicht an.

Die Ursache der Abnutzung bei Menschen mit Übergewicht liegt wie bei den anderen auch in der verkürzten Muskulatur. Die Beseitigung des Schmerzes muss genauso wie bei schlanken Menschen nicht durch Bewegung, sondern durch die richtige Bewegung erfolgen.

Der Mensch mit Übergewicht hat genauso wie jeder andere Mensch die Möglichkeit, seine Muskeln wieder auf Länge zu bringen, dann entfalten sich die Bandscheiben und können die Last wieder tragen. Damit wäre der Schmerz weg, genauso wie bei allen anderen auch. Das Thema Übergewicht muss und kann separat davon angegangen werden. Übergewicht und Rückenschmerzen bzw. Gelenkprobleme sind zwei verschiedene Krankheits- oder Zustandsbilder mit der gleichen Entstehungsgeschichte, aber mit voneinander getrennt zu behandelnden Verfahren zu lösen.

Invasive Therapieverfahren – Therapien, die unter die Haut gehen

Spritzen bei Rückenschmerzen

Spritzen bei Rückenschmerzen verhelfen mir zu meinem täglichen Brot. Die Spritze hilft auch in den meisten Fällen, auch wenn die von ärztlichen Fachgesellschaften herausgegebenen Behandlungsleitlinien davon sprechen, dass sie nicht helfen. Warum tun sie es dann doch? Schlicht, weil es verschiedene Spritzen und verschiedene Schmerzen und verschiedene Schmerzlokalisationen gibt. All diese über einen Kamm zu scheren, funktioniert eben nicht. In der hausärztlichen Praxis wird in der Regel ein Entzündungshemmer in den Gesäßmuskel gespritzt. Der Muskel nimmt den Wirkstoff auf und verteilt ihn im ganzen Körper. An der schmerzhaften Stelle kommt etwas davon an, etwa wie bei einer Tablette, die sich im ganzen Körper verteilt. Genau das ist aber auch das Problem: Weil sich die Spritze im ganzen Körper verteilt, kommt eben nur wenig an dem eigentlichen Schmerzort an.

Orthopädinnen und Orthopäden haben je nach Ausbildung und Untersuchung eine andere Spritze zur Verfügung. Sie nehmen in der Regel ein anderes Medikament und bringen es gewöhnlich näher an die schmerzhafte Stelle. In den meisten Fällen sind dies die kleinen Wirbelgelenke der unteren beiden Wirbel, das sind an diesen Gelenken schon einmal vier verschiedene Stellen, dann die Kreuzdarmbeingelenke oder Iliosakralgelenke (ISG), das sind weitere zwei Stellen, und dann sind es pro Seite noch mindestens zwei Muskelansatzstellen der Rückenmuskulatur am Beckenkamm. Weil es so ist, dass auch Probleme der oberen Lendenwirbelsäule nach unten strahlen, kommen noch ein paar weitere Stellen infrage. Wenn Orthopädinnen und Orthopäden dann auch noch etwas davon verstehen, an Nerven und in den Spinalkanal zu spritzen, addieren sich die möglichen Stellen weiter. Im letzteren Fall heißen die Spritzen dann Infiltrationen.

Wir haben also insgesamt zwischen zehn und zwanzig, manchmal sogar mehrere Stellen, die bei einem akuten Rückenschmerz wehtun können, und zwar jeder alleine für sich oder auch mehrere gleichzeitig in Kombination. Es macht einen Unterschied, ob wir eine einzige Spritze ins Gesäß setzen oder die genannten Punkte einzeln abtasten und dann dort gegebenenfalls sogar mehrere Einstiche setzen.

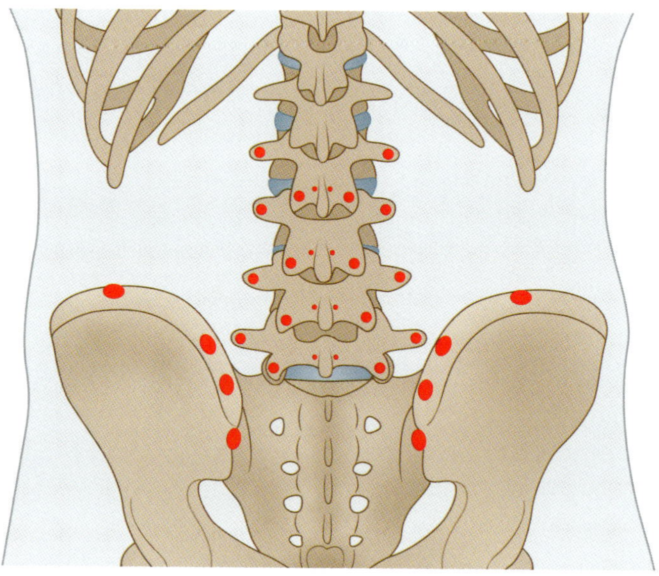

Von all diesen Schmerzpunkten können akute oder chronische muskuläre Schmerzen ausgehen. Eine gründliche Untersuchung, am besten in Bauchlage, ist erforderlich, um diese Schmerzpunkte genau zu lokalisieren. Patientinnen und Patienten beschreiben die Region oft wesentlich größer, meist handtellergroß, obwohl es oft nur kleine Punkte sind.

Nach der Verabreichung einer Spritze sind in der Regel drei Zustände zu beobachten:

1. Beim sogenannten unspezifischen Kreuzschmerz erreichen Sie bei guter Punktwahl eine deutliche und anhaltende Besserung.

2. Wenn die Schmerzen nach zwei Tagen wieder da sind, lohnt es sich oft, nach einem Bandscheibenvorfall zu suchen, denn dann ist es meist kein unspezifischer Kreuzschmerz, sondern ein spezifischer Kreuzschmerz mit einer oft sichtbaren Ursache. Mit der Verabreichung einer Spritze beschleunigt man die Entscheidung, ob weitere Bilder benötigt werden. Man wartet dann nicht leitliniengerecht vier Wochen, um diese Bilder anfertigen zu lassen.

3. Es passiert gar nichts. Es war also nicht die richtige Stelle, oder es ist doch ein spezifischer Schmerz. Dann gilt wiederum Punkt 2.

Sind Spritzen also gut?

Wenn wir Schmerzen haben, wollen wir sie möglichst schnell loswerden. Das geht mit Spritzen sehr gut. Spritzen haben in der Regel auch weniger Nebenwirkungen und können deutlich geringer dosiert werden als Tabletten. Für viele Spritzenformen gibt es eine klare Evidenz, das heißt, es ist nachgewiesen, dass sie gut helfen (Manchikanti et al. 2013).

Das Problem dabei: Mit der Spritze stellen wir das Alarmsignal unseres Körpers ab. Das ist, für sich gesehen, kein Problem. Wir vergessen dabei jedoch allzu oft, dass es sich um ein Alarmsignal handelt – und reagieren nicht adäquat auf den Alarm. Wenn es brennt und wir den Feueralarm ausschalten, reicht das nicht aus: Wir sollten trotzdem auch die Feuerwehr rufen.

Es ist ein großer Fehler, auf den Schmerzalarm nicht zu reagieren, wenn er mit einer Spritze abgeschaltet worden ist. Das ist das Fatale an der Spritze, nicht die Spritze selbst. Meine Empfehlungen an die Patientinnen und Patienten, etwas an ihrem Leben zu ändern, verpuffen durch die schnelle Schmerzausschaltung wahrscheinlich noch schneller als ihre Neujahrsvorsätze. Insofern haben Ärztinnen und Ärzte sowie Therapeutinnen und Therapeuten auch recht, wenn sie auf Spritzen verzichten und ihren Patientinnen und Patienten andere Wege der Therapie anbieten, mit denen die Schmerzen langsamer vergehen. Hier ist der Erziehungscharakter sicher besser als bei einer schnellen Spritze.

Infiltrationen

Eine Sonderform der Spritzen stellen Infiltrationen dar. Dabei wird unter Röntgen- oder Computertomografie mit einer Nadel direkt an eine betroffene oder vermeintlich betroffene Stelle gespritzt. Dies dient der Lokalisation von Schmerzen. Folgt eine rasche Besserung, ist davon auszugehen, dass man die ursächlich schmerzende Stelle gefunden hat. Ändert sich nichts, kann mit einer höheren Wahrscheinlichkeit ausgeschlossen werden, dass die identifizierte Stelle für die Schmerzen verantwortlich ist. Die Schmerzursache kann auf diese Weise genauer eingegrenzt werden.

Insbesondere bei Bandscheibenvorfällen kann eine solche Infiltration zu einer Ausheilung der Schmerzsymptomatik führen, zum einen über eine Entzündungsreduktion bedrängter Nerven, zum anderen über eine Verkleinerung des Bandscheibenvorfalls. Genauso sind auch viele andere Schmerzgeneratoren am Rücken mit solchen Infiltrationen mittelfristig zu verbessern.

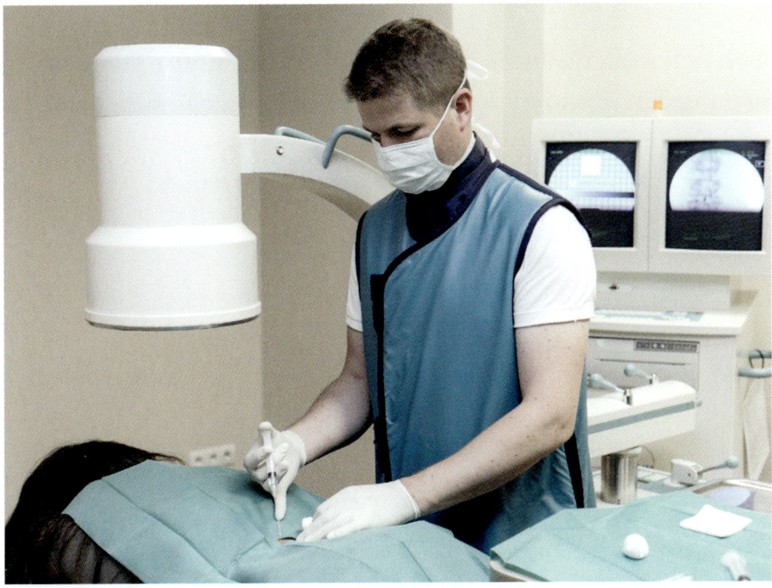

Unter einem Röntgengerät wird gezielt eine Spritze an eine vordefinierte Stelle der Wirbelsäule gesetzt.

Operationen als Lösung?

Im Unterschied zu einem neuen Hüftgelenk, das in den meisten Fällen Jahrzehnte funktioniert und im Falle eines Verschleißes überwiegend erneuert werden kann, folgen am Rücken oft eine Therapie und eine Operation auf die andere und münden nicht selten in einer Ausschaltung des Bewegungssegmentes durch eine Versteifung. Der Rücken ist jedoch nicht gemacht zum Versteifen, die Versteifung sollte die allerletzte Maßnahme sein. Alle Versuche mit Operationen, die Beweglichkeit erhalten sollen, stecken jedoch noch in den Kinderschuhen. Sie funktionieren nur bedingt oder auch gar nicht.

Eine Versteifung am Rücken kann eine große Hilfe sein. Bei manchen Erkrankungen kann sie die Grundlage dafür sein, dass man sich wieder selbst helfen kann beziehungsweise ist sie als Herstellung der Therapiefähigkeit zu werten. Denn eine Operation ist niemals die letzte Option, sondern nur die Hilfe zur Erreichung eines Zwischenziels. Bei Spinalkanalstenosen oder Bandscheibenvorfällen kann eine Operation ebenfalls sinnvoll sein, wenn der Kanal zu eng ist oder der Druck auf den Nerv einfach nicht nachlässt.

In vielen Fällen von Rückenschmerz ist eine Operation jedoch nicht notwendig. Ist bereits eine Versteifungsoperation erfolgt, können wahrscheinlich auch weitere Versteifungen verhindert oder zumindest die Abstände zur Nachoperation erheblich vergrößert werden, wenn das Richtige getan wird.

Viele Menschen glauben, dass, nachdem vieles nicht geholfen hat, eine Operation das Problem doch nun endlich lösen wird können. Diese Überlegung ist aus Patientensicht nachvollziehbar. Die Operation löst aber meist nur eines von zwei oder mehreren Problemen.

In den meisten Fällen ist der Schmerz das eigentliche Problem, das der Patient gerne beseitigt hätte. Der Arzt macht dann Bilder vom Rücken und sieht dann etwa eine Abnutzung oder einen Bandscheibenvorfall. Meistens sieht er sogar ziemlich viele Abnutzungen. Welche der Abnutzungen wirklich den Schmerz verursacht, ist jedoch auch dann nicht in jedem Fall klar.

Hier bestehen theoretisch zwei Optionen, genutzt wird meist nur eine. Die erste Option ist das Abstellen der Ursache des Schmerzes. Dazu wäre nicht einmal ein Bild nötig. Ein Arzt oder eine Therapeutin müssten eigentlich in der Lage sein, eine Therapie zu beginnen. Liegen Bilder jedoch bereits vor, ist das Bedürfnis, etwas zu sehen, viel zu groß, als dass man sich allein mit dem Wissen der

Behandelnden zufriedengeben könnte. Ich präferiere einen anderen Weg. Aber angenommen, ein Schaden zeigt sich auf den Bildern, so kann man ihn gezielt – etwa mit einer Spritze – betäuben, um sicher zu sein, dass die für den Schmerz verantwortlich gemachte Stelle auch wirklich die Ursache des Schmerzes ist. Eine Verbesserung der Schmerzen muss nicht auf Dauer bestehen, aber es muss klar erkennbar sein, dass die Struktur nach der gezielten Spritze weniger schmerzt.

Die Komplexität zeigt sich anhand der folgenden Liste:

- Der Schmerz soll weg.
- Die Abnutzung wird gesehen und verantwortlich gemacht.
- Schmerzende Strukturen, die einen Warnschmerz senden, sind auf Bildern möglicherweise noch nicht als abgenutzt zu erkennen.
- Vielleicht schmerzen auch mehrere Strukturen.

Auch die Planung einer Operation ist manchmal gar nicht so einfach, denn man sollte sich als Ärztin oder Arzt ziemlich sicher sein, dass man alle oben genannten Punkte wirklich berücksichtigt hat.

Die Motivation, etwas zu tun, entscheidet über die Operation

Ob eine Operation erforderlich ist oder nicht, entscheidet nicht alleine die Ärztin oder der Arzt. Gute Operateurinnen und Operateure können eine Einschätzung darüber geben, ob und in welchem Grad eine Operation helfen wird. Hierin widersprechen einander dann Hausärztinnen, Alternativmediziner und Operateure oft. Das liegt zumeist an ihrer unterschiedlichen Ausbildung. Nur wenige Ärztinnen und Ärzte haben einen Überblick über das Gesamtbild aller Leistungen und können den Verlauf richtig abschätzen. Oft werden einzelne Studien, die Teilaspekte gewisser Leistungen behandeln, als Grundlage für eine komplette Ablehnung von Operationen oder Therapieverfahren genommen. Hier kann ich Ihnen leider auch kein Patentrezept präsentieren.

In solchen Fällen kann eine Zweitmeinung hilfreich sein. Die Zweitmeinung ist aber auch immer nur so gut wie die Auswahl des zweiten Arztes. Die Orthopädin vor Ort hat in der Regel einen guten Überblick, wer für eine zweite Meinung infrage kommt. Sie kann Ihnen meist besser raten, an wen Sie sich wenden sollen, als wenn Sie sich von Hochglanzprospekten, Werbemagazinen oder dem Internet leiten lassen.

Leider haben viele Ärztinnen und Ärzte selbst vor allem gelernt, wann man eine Operation machen soll und wie diese funktioniert – und leben davon. Fragen Sie daher am besten bei Medizinerinnen und Medizinern nach, die Operationen beherrschen, sie aber selbst nicht mehr durchführen, also jemanden, der früher in einer Wirbelsäulenabteilung gearbeitet hat, jetzt aber nicht mehr operativ tätig ist. So vermeiden Sie es, eine Meinung zu bekommen, die von finanziellen Interessen abhängig sein kann.

Erwartungshaltung Operation und Operationsergebnis

Bei Operationen hat man die Erwartungshaltung der Patientinnen und Patienten und die Zufriedenheit getestet. Den meisten wird vor einer Operation gesagt, dass sich die Schmerzen bessern, aber nicht vergehen würden. Die Erwartungshaltung vonseiten der

Patientinnen und Patienten ist in der Regel größer. Diese Diskrepanz führt dazu, dass der Ärztinnen und Ärzte zwar zufrieden sind, nicht jedoch der oder die Operierte. Sie erwarten sich fast immer Schmerzfreiheit und nicht nur Schmerzreduktion (Mannion et al. 2009, Soroceanu et al. 2012).

Nach der Operation ist vor der Operation

Mit dem Ziel der Schmerzfreiheit wird dann operiert. Angenommen, man hat wirklich die richtige Struktur operiert und die Patientin oder der Patient ist schmerzfrei, ist dann wirklich alles in Ordnung? Wir schauen auf die Liste oben und sagen: der Schmerz ist weg, die Abnutzung ist weg, also ist die Operation wohl gelungen. Das stimmt nur so leider nicht, man hat dabei auf etwas ganz Wesentliches vergessen: die Ursache, weshalb der Körper überhaupt ein Schmerzsignal gesendet hat und eine Abnutzung oder ein Bandscheibenvorfall entstanden ist. Diese Ursache ist nach der Operation in den meisten Fällen nicht behoben. Dieses Faktum leuchtet den meisten ein, und sie nehmen sich vor, nun endlich ihr Leben zu ändern: Mehr Bewegung und Sport müssen her. Womit wir wieder am Anfang wären.

Fehler nach der Operation

Prinzipiell gibt es, was das betrifft, zwei Typen von Menschen. Die einen machen so weiter wie bisher, betreiben also keinen Sport und wollen auch sonst nichts an ihrem Leben ändern. Die anderen beginnen mit Sport und Kraftaufbau und sind fest überzeugt davon, das Richtige zu tun. Beides ist falsch, denn das Problem ist ja nicht behoben, deshalb kommen die Schmerzen nach Operationen konsequenterweise oft wieder zurück, zumeist ein Gelenk oder eine Bandscheibe weiter. Die verkürzte Muskulatur, die mit unbarmherziger Gewalt die Strukturen weiter aufeinanderpresst, wird an anderer Stelle wirksam.

Fehler 1 Menschen, die nach einer Rückenoperation ihr Leben nicht ändern, haben entweder nichts gelernt, nichts erklärt bekommen oder einfach keine Lust oder Energie, etwas zu ändern. Der Muskelzug wird weiterhin an derselben oder an der nächsten Bandscheibe ziehen und einen neuen Schaden verursachen. Das Problem wird wiederkommen.

Fehler 2 Motivierte Menschen kräftigen nach einer Operation ihre Muskeln oder werden sportlich. Die Kräftigung der Muskulatur durch Muskelaufbau oder Sport führt jedoch wieder zu einem erhöhten Druck auf die Bandscheiben und schädigt diese oder die nächste Bandscheibe. Das Problem kann ebenfalls wiederkommen.

Richtig Statt weiter wie bisher nichts zu ändern, muss die Ursache des Rückenschmerzes abgestellt werden. Das geht nur durch das Abstellen des Muskelzugs, also durch das Elastischmachen beziehungsweise das Dehnbarmachen der Muskulatur.

Im deutschsprachigen Raum werden nach den meisten großen Operationen eine Rehabilitation oder eine Anschlussheilbehandlung durchgeführt. Das wäre eine großartige Einrichtung, würde man in diesen drei Wochen die Zeit richtig nutzen und versuchen, die Ursache der Schmerzen und der Abnutzung abzustellen. Natürlich haben

Reha-Kliniken ihre Berechtigung, die meisten von ihnen müssten jedoch ihr Therapiekonzept ändern.

Anstelle der oft praktizierten Kräftigung von Muskeln sollte die Muskulatur gedehnt und der Zug an den Wirbeln und Knochen sowie der dadurch entstehende Druck auf die Bandscheiben und Gelenke vermindert werden. In Wahrheit sollte man seine Muskulatur nach einer Operation eher schwächen als stärken, das heißt, die Muskeln elastisch machen.

Was Sie nach einer Wirbelsäulenoperation machen sollten

Nach einer Wirbelsäulenoperation braucht es in vielen Fällen eine Zeit der Heilung. In dieser Heilungszeit, die oft etwa sechs Wochen dauert, sollte die Wirbelsäule in Ruhe gelassen werden. Leichte Massagen, Wärme und Bewegung in Form von Gehen sind empfehlenswert.

Für die Zeit danach werden oft Physiotherapie und Rehabilitationsmaßnahmen angeboten. Diese Maßnahmen sind zwar nicht notwendig, wenn Sie das Angebot jedoch annehmen wollen, steht Ihnen das frei.

Wenn etwa eine Muskelschwäche durch eine Lähmung besteht, kann diese natürlich sofort mit Physiotherapie behandelt werden.

Sollte eine Versteifungsoperation durchgeführt worden sein, gilt dasselbe. Zu beachten ist hier jedoch, dass eine Versteifung erst ab drei Monaten als halbwegs stabil gilt und die Heilung erst nach durchschnittlich 18 Monaten vollständig abgeschlossen ist.

Wenn Sie die Physiotherapie oder Rehabilitation abgeschlossen haben, sollten Sie nach einer Wirbelsäulenoperation unbedingt Folgendes beachten:

Machen Sie auf keinen Fall Kräftigungsübungen für die Rücken-, die Bein- oder Bauchmuskulatur als erste Maßnahme. Sie sollten zwar grundsätzlich ärztlichen Ratschlägen folgen und dürfen sich nicht selbst diagnostizieren und selbst therapieren, dennoch empfehle ich Ihnen, mit den behandelnden Personen zu besprechen, warum Sie Krafttraining nicht als die erste Maßnahme ansehen. Krafttraining wurde zwar wissenschaftlich gut untersucht, es ist grundsätzlich aber keine erforderliche Therapie. Machen Sie auch kein Geräte- oder Hanteltraining. Gerade Gerätetraining oder Zirkeltraining an Geräten etc. wird Ihnen oft als notwendig empfohlen. Auch ein Gerätetraining oder Zirkeltraining, das nur die tiefe Rückenmuskulatur stärkt, sollte in jedem Fall unterbleiben. Das einzige Gerätetraining, das hilfreich ist, ist eines, das eine Dehnungsverbesserung oder Beweglichkeitsverbesserung ermöglicht. Achten Sie jedoch darauf, dass es sich wirklich um Dehnungsgeräte handelt und nicht doch wieder Muskeln gekräftigt werden.

Auch eine nach der Rehabilitation zusätzlich angebotene Reha wie die *Intensivierte Rehabilitationsnachsorge* (IRENA) sollten Sie sehr kritisch hinterfragen, weil es sich dabei um ein Programm handelt, bei dem Sie Ihre Muskeln über einen langen Zeitraum kräftigen.

Dehnungsübungen an Geräten sollten Sie zudem nie ohne die Vorbereitung der Muskulatur machen, vor allem, wenn es sich um stärkere Dehnungen handelt. Auch nach einer längeren Trainingsunterbrechung, zum Beispiel durch einen Urlaub, sollte die Muskulatur erst wieder vorbereitet und damit elastisch gemacht werden.

Das Benutzen von Dehnungsgeräten sollte bei Patientinnen und Patienten mit Versteifungsoperationen an der Wirbelsäule behutsam begonnen werden. Insbesondere erst dann, wenn die behandelnde Ärztin oder der behandelnde Arzt bestätigt, dass die Versteifung nun fest ist.

In den meisten Fällen wird Ihnen Ihre Ärztin oder Ihr Arzt aber das Gegenteil von dem, was ich Ihnen gerade geraten habe, empfehlen. Auch wenn ich das Vertrauen, das Sie in Ihre behandelnden Ärztinnen und Ärzte haben, nicht untergraben möchte, plädiere ich doch dafür, dass Sie meine Empfehlungen sehr gut erwägen und auch mit diesen besprechen. Wenn ärztlicherseits Muskelaufbau empfohlen werden sollte, so fragen Sie nach dem genauen Mechanismus, nicht nach der Studienlage. Sie werden keine schlüssige Antwort erhalten. Krafttraining ist nur in wenigen Ausnahmen sinnvoll.

Wirbelsäulenchirurginnen und -chirurgen – und das darf man nicht vergessen – können zwar operieren, verstehen aber von der Dehnungsfähigkeit und Elastisch- oder Dehnbarmachung der Muskulatur oft sehr wenig. Sie werden Sie immer wieder auf den Weg der Muskelkräftigung verweisen, der definitiv nicht das ist, was Sie brauchen. Machen Sie sich Ihr eigenes Bild. In diesem Buch finden Sie exakt beschrieben, wie Rückenschmerz entsteht und auch, wie er wieder vergeht.

Natürlich kann ich für Sie als individuelle Patientinnen und Patienten, ohne Sie je gesehen zu haben, keine ärztliche Entscheidung treffen. Das obliegt der Ärztin oder dem Arzt Ihres Vertrauens. Dennoch ist das Buch als Anregung für Sie gedacht, der Logik des Körpers zu folgen. Dieses Buch ist ausdrücklich keine Ratgeber zur Selbstdiagnose und Selbsttherapie. Die Anleitungen dienen dazu, die therapeutische Behandlung nachzuvollziehen.

Die wichtigen Schritte nach der Operation

Nach der sechswöchigen Heilungsphase beziehungsweise nach Abschluss der Heilung nach Versteifung oder nach der begleitenden Physiotherapie oder Rehabilitation sollten sie Folgendes tun:

Schritt 1 Zunächst müssen Sie Ihre Muskulatur elastisch machen lassen. Hierbei können speziell dafür geschulte Therapeutinnen und Therapeuten behilflich sein. Sie können es jedoch auch selbst machen, wobei die Effektivität durch ein geschultes Team in der Regel besser ist.

Bedenken Sie jedoch, dass es nicht mit einer Physiotherapie getan ist, und auch, dass viele Physiotherapeutinnen und -therapeuten die erforderliche Technik nicht beherrschen. Massage, Triggerpunktbehandlung, manuelle Therapie, Physiotherapie, Krankengymnastik und Osteopathie machen die Muskulatur nicht ausreichend elastisch.

Die Elastisch- oder Dehnbarmachung der Muskulatur ist der allerwichtigste Schritt in der Behandlung. Sie kann Nachsorgen von Rückenschmerzen und Operationen am Rücken verhindern. Denn nur die Elastisch- beziehungsweise Dehnbarmachung kann die Krankheitsursache abstellen und verhindert, dass der Muskelzug die Bandscheiben weiterhin oder neuerlich schädigen kann. Auch die Abnutzung der nächsten Bandscheibe neben einer Versteifung können Sie nur damit verhindern.

Schritt 2 Die Muskeln, die elastisch beziehungsweise dehnbar gemacht wurden, müssen Sie täglich dehnen, um die Elastizität und Dehnbarkeit zu erhalten. Wenn Sie für mehr als zwei bis drei Tage die Dehnungen unterbrochen haben, müssen Sie zuerst zurück zu Schritt 1 um die Muskulatur erneut dehnbar und elastisch zu machen. Ein eindeutiges Zeichen, dass Sie die Dehnungen entweder insuffizient oder zu wenig gemacht haben, ist es, wenn Sie nach Schritt 1 keine oder wenig Schmerzen hatten und im Schritt 2, also während der Dehnungsübungen, wieder Schmerzen bekommen. Bei vielen Menschen ist zu beobachten, dass die Übungen nicht korrekt, nicht regelmäßig und nicht mit ausreichender Dehnungszeit ausgeführt werden.

Schritt 3 Auch wenn Sie regelmäßig dehnen, sollten Sie von Zeit zu Zeit immer wieder Schritt 1 wiederholen, um sicher zu sein, dass die Elastizität des Muskels weiterhin da ist.

An dieser Stelle wären Sie, was den Schmerz angeht, in der Regel fertig. Es gibt jedoch zwei weitere Schritte, die ich Ihnen nicht vorenthalten möchte: den Schritt 4 zur Steigerung der allgemeinen Gesundheit und des Wohlbefindens, und den Schritt 5 für diejenigen, die dennoch unbedingt Muskelaufbau – aus welchen Gründen auch immer – betreiben wollen.

Erlaubte Sportarten nach Rückenoperationen oder bei Rückenschmerzen

Schritt 4 Wenn Sie die Schritte 1 bis 3 beachten, dürfen Sie auch Sportarten ausführen, die insgesamt muskelverkürzend sein können.

Wenig muskelverkürzende Sportarten:
Pilates, Übungen aus dem Bereich des Yoga, Radfahren in der Ebene, Spazieren, Nordic Walking, Aerobic, Tanzen, Golf, Kampfsportarten, Schwimmen, Zumba, Reiten.

Mittelgradig muskelverkürzende Sportarten:
Skilanglauf, Tennis, Fußball, Rennradfahren, Bergwandern, Squash.

Stark muskelverkürzende Sportarten:
Joggen/Laufen, Marathon, Skitouren gehen, Mountainbiken, Ski fahren, Crosstrainer, Stepper.

Schritt 5 Kraftsport an Geräten ist möglich, wenn sie vor und nach dem Kraftsport dehnen, indem Sie die Schritte 1 bis 3 regelmäßig durchführen. Ich empfehle grundsätzlich, auf die Beinpresse zu verzichten. Doch selbst diese können Sie nutzen, wenn Sie die ersten drei Schritte einhalten.

Bedenken Sie, dass sich der Muskel immer auf den notwendigen Bedarf an Kraft einstellt. Was der Muskel nicht von selbst macht, ist sich auf seine natürliche Muskellänge einzustellen, wenn eine Verkürzung eingetreten ist. Das gelingt einzig durch Schritt 1 oder wenn Sie wirklich sehr intensiv und oft dehnen.

Künstliche Querschnittlähmung

Der Wunsch von Patientinnen und -patienten mit chronischen Rückenschmerzen, durch eine künstliche Querschnittlähmung zu Rollstuhlfahrern zu werden und damit schmerzfrei zu sein, wurde nicht erst einmal an mich herangetragen. Ich habe einige der komplexesten Schmerzfälle Mitteleuropas behandelt und unter denen kam auch dieser Wunsch auf. Ich habe über eine solche Option oft nachgedacht. Heute bin ich mir sicher, dass es in den meisten Fällen doch eine Lösung gegeben hätte, die ich damals jedoch noch nicht gekannt habe. Zudem wäre die Frage des Phantomschmerzes geblieben, genauso wie die verbundenen ethischen Fragen. Heute würde ich in jedem Fall vor der Entscheidung einer Ethikkommission, die über einen solchen Fall entscheiden würde, eine Verbesserung der Dehnbarkeit der Muskeln voranstellen. Ich bin sicher, die meisten, wenn auch nicht alle, würden sich die Frage eines künstlichen Querschnittes gar nicht mehr stellen.

Teil II

Die Lösung

Ein starker Rücken

Die Stärke des Rückens zeichnet sich nicht durch muskuläre Stärke aus, sondern durch die Eigenspannung des Gewebes, die unabhängig von den Muskeln eine intrinsische, also aus der Gewebespannung selbst vermittelte Stabilität ergibt. Die Bandscheiben haben ihre möglichst volle Höhe, die Bänder geben Stabilität zwischen den Knochen. Bei Bewegung können die Bandscheiben weich federnd unter einer muskulär weich geführten Bewegung in alle Richtungen nachgeben und sich nach der Bewegung bei nachlassender Muskelspannung wieder vollständig in ihre gesunde Mittelstellung zurückentfalten. Dabei kann sich die Bandscheibe mit Flüssigkeit und Nährstoffen aus der Umgebung vollsaugen. Ein solcher Rücken ist stark und gesund. Er hat schlanke und entspannte Muskeln und schmerzt nicht.

Umso früher Sie damit anfangen, Ihren Rücken vom muskulären Druck zu befreien, desto eher wird sich dieser Zustand einstellen.

Dehnen, aber wie?

Dass das Geheimnis eines starken und schmerzfreien Rückens in der Dehnbarkeit der Muskulatur liegt, hat sich inzwischen herauskristallisiert. Im Folgenden soll gezeigt werden, wie diese Dehnbarkeit zum einen zu erreichen und zum anderen auch zu halten ist. Eine zentrale Rolle nimmt hierbei der Muskelansatz ein.

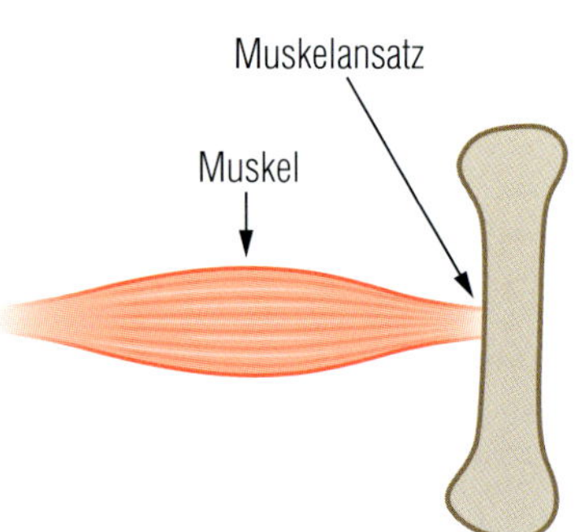

Die Spannung im Muskel wird über Sensoren im Muskelansatz geregelt.

Am Muskelansatz kommt immer eine Zugspannung am Knochen an und niemals ein Druck oder eine neutrale Spannung. Dies schützt den Knochen davor, sich selbst aufzulösen. Dazu dient ein spezieller Aufbau des Muskelansatzes. Im Muskelansatz liegt der Schlüssel orthopädischer Probleme.

Auch bei einem vollständig entspannten Muskel zieht der Muskel am Knochen und am Knochen kommt immer ein Zug an. Die Spannung ist somit immer gegeben. Solange der Muskel zieht, sind die Längsfasern gespannt und ziehen am Sehnenansatz am Knochen. Ist der Muskel entspannt, werden durch federartige Faserknorpel in Achterschlingen die Längsfasern auseinandergedrückt, und es kommt zu einem Querzug am knöchernen Muskelansatz.

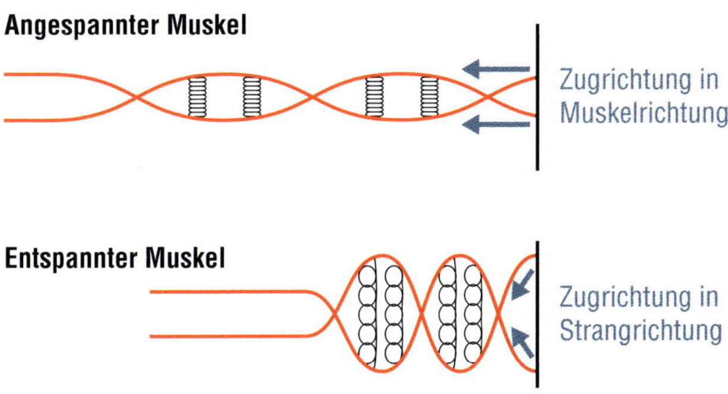

Im Muskelansatz befinden sich Faserzüge, die wie liegende Achterschlingen aussehen. In diesen Schlingen stehen senkrecht zur Zugrichtung federartige Faserknorpel, in denen die Spannung des Muskels gemessen wird. Bei gespanntem und verkürztem Muskel (links) sind die Faserknorpel zusammengedrückt und melden eine erhöhte Spannung an das Gehirn, was wiederum die Spannung im Muskel weiter erhöht. Unten ist die Situation bei einem entspannten und nicht verkürzten Muskel dargestellt. Die Faserknorpel sind dabei entfaltet und melden keine erhöhte muskuläre Spannung an das Gehirn. Der Muskel bleibt entspannt.

Der Sehnenansatz ist wie eine mehrfache Acht aufgebaut (geschwungene rote Linien), wobei die Acht rechts am Knochen befestigt ist und links der Acht die Sehne ansetzt. Die Acht wird von Federn, die von unten nach oben verlaufen, aufgespannt. Kommt es nun zum Zug des Muskels an der Acht, wird diese nach links in die Länge gezogen. Die Federn (Faserknorpel) werden nun von den Seitenwänden der Acht zusammengedrückt. In den Federn sind Rezeptoren, also Sensoren, die den Spannungszustand an das Gehirn melden.

Von diesen Achten liegen zahlreiche nebeneinander. Ein verkürzter Muskel zieht die Achten (rote kurvige Linien) in die Länge und drückt die Fasern zusammen, in denen die Messfühler liegen, die die Spannung an das Gehirn melden.

Der Muskelzug verhindert also selbst die Dehnung des eigenen Muskels. Da Dehnungsübungen den Zug noch weiter vergrößern, wird die Gegenspannung des Muskels von Gehirn noch weiter erhöht. Dehnungsübungen verhindern somit die weitere Dehnungsfähigkeit des Muskels, so paradox das auch klingen mag.

Wenn sich der Muskel, so wie es eigentlich gedacht ist, nach der Anspannung wieder entspannen würde, würden die kleinen Federn die Achter wieder in die Breite spannen. Am Übergang zum Knochen würde dann durch diese Querspannung ein Zug ankommen, zwar nicht mehr nach links in Muskelrichtung, sondern leicht nach seitlich in Richtung der (roten) Fasern, aber in jedem Fall gibt es einen Zug. So umgeht der Muskelansatz, dass der Knochen sich zurückbildet, wenn die Spannung völlig nachgibt.

Hier liegt wirklich das zentrale Problem der Orthopädie. Da die meisten Menschen in ihren täglichen Bewegungen den möglichen Bewegungsumfang der Muskeln nicht mehr ausnutzen, verkürzen sich die Muskeln. Die verkürzten Muskeln üben einen Dauerzug auf die oben genannten Achten aus, weshalb sich diese nicht mehr entspannen.

Man kann dann an dem Muskel nahezu jede Therapie machen, die auf den Muskel selbst wirkt, die Rezeptoren (Sensoren) senden immer ein Signal erhöhter Spannung an das Gehirn, und das Gehirn hält die Spannung des Muskels aufrecht, und zwar höher als der Muskel es aus sich selbst heraus könnte. Deshalb kann auch keine Massage oder Muskelbehandlung das Problem wirklich lösen.

In manchen Fällen wird ein Nervengift in den Muskel gespritzt, *Botulinumtoxin*, das auch unter dem Firmennamen *Botox* bekannt ist. Botox unterbricht die Nervenleitung, weshalb das Gehirn die Steuerung des Muskels nicht mehr übernehmen kann. Daher sollte es in keinem Fall bei Rückenschmerzen eingesetzt werden, weil es schwerwiegende Komplikationen und weitere Schädigungen des Rückens nach sich ziehen kann.

Derzeit kann die langgezogene Acht nur dadurch wieder breit werden, indem man sie zusammendrückt. Dadurch entspannen sich die Federn und senden kein Signal mehr an das Gehirn – das Gehirn setzt die Spannung des Muskels herunter. Gleichzeitig lösen sich die Verklebungen der Fasern, zumindest machen Therapeutinnen und Therapeuten, die diese Technik anwenden, die Erfahrung, dass sich verhärtete Stränge unter dem drückenden Finger lösen.

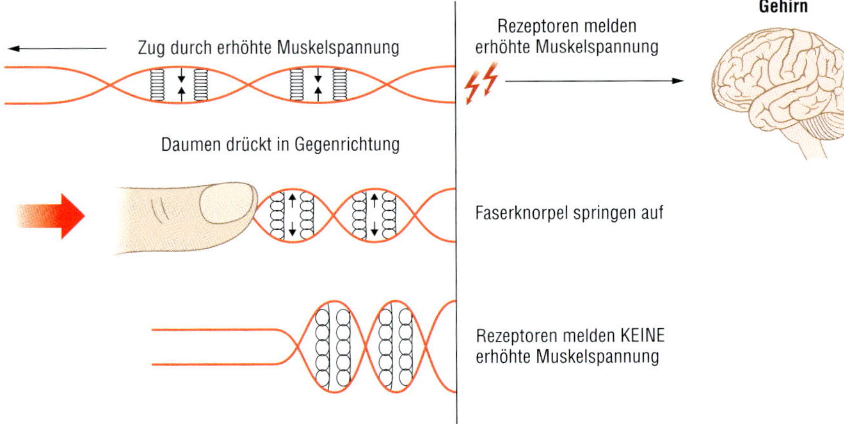

Links oben besteht durch den starken Muskelzug nach links durch den verkürzten Muskel eine zusammengedrückte Acht. Die Federn (Faserknorpel) mit Messfühlern (Rezeptoren) sind zusammengedrückt und melden die erhöhte Muskelspannung an das Gehirn. Im mittleren Bild wird mit einem Finger gegen die Acht gedrückt. Dadurch können die Federn wieder aufspringen und das Verkürzungssignal wird nicht mehr an das Gehirn gemeldet. Der Muskel kann sich wieder entspannen. Im unteren Bild zeigt sich der entspannte Muskel und der entspannte Muskelansatz (Achter). Rechts oben melden die Rezeptoren an das Gehirn eine erhöhte muskuläre Spannung. In der Mitte zeigt sich der Prozess des Aufspringens der Federn. Unten rechts erfolgt keine Meldung erhöhter Spannung an das Gehirn.

Vielleicht wäre es auch auf andere Arten möglich, die Muskelspannung herunterzusetzen. Eine Behandlung durch Medikamente, die einen ähnlichen Effekt hätten, wäre denkbar, vielleicht auch eine Nervenstimulation. Solche Methoden hätten zwar ihre ihnen eigenen Nebenwirkungen, würden aber von der täglichen Pflicht befreien, die Muskeln dehnbar zu halten.

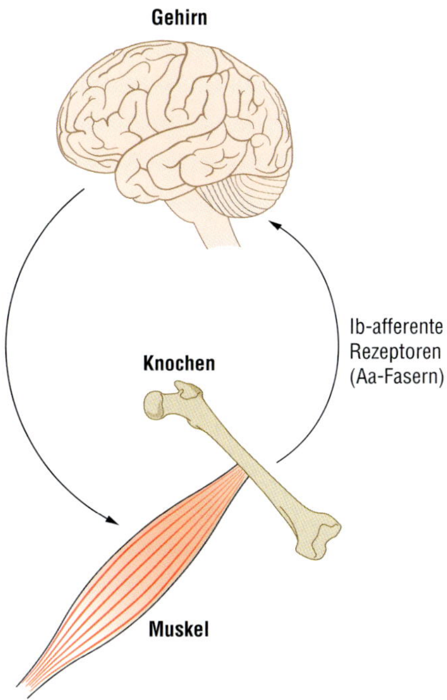

Die Spannungsrezeptoren (Golgi-Sehnenorgane) melden über Ib afferente Aa-Fasern an das Gehirn, welche Spannung des Muskels im Muskelansatz ankommt. Das Gehirn regelt über efferente Fasern den Spannungszustand der Muskulatur.

Um Schmerzen lösen zu können, ist es essenziell, die Rezeptoren durch Druck auf den Muskelansatz etwa mit dem Daumen, einem Finger oder einem Hilfsmittel herunterzuschalten. Anschließend muss dauerhaft täglich der entsprechende Muskel gedehnt werden, da er sonst seine Dehnungsfähigkeit wieder verliert.

Jeder Muskelansatz ist so lange zu drücken, bis der dort entstehende lokale Schmerz deutlich nachlässt. Der Druck muss wöchentlich wiederholt werden, bis der Druckpunkt nicht mehr stark schmerzt. Die tägliche Dehnung muss zusätzlich weiter erfolgen.

Die Biomechanik des Muskelansatzes für Fachpersonen

Einer der entscheidendsten biomechanischen Gegebenheiten, die zu orthopädischen Problemen führt, ist der Sehnenansatz, also der Übergang zwischen dem Knochen und der Sehne eines Muskels.

Im Sehnenansatz befinden sich Rezeptoren (Sensoren), die den Spannungszustand des Muskels regeln und Verletzungen vorbeugen sollen. Dieses System hat bei einem gesunden, nicht verkürzten, normal elastischen Muskel die Funktion einer Abbremsung vor dem knöchernen Gelenkanschlag. Es ist somit ein Schutzmechanismus, der dafür sorgt, dass am Ende einer Gelenkbewegung kein knöcherner harter Gelenkanschlag das Gelenk selbst zerstört, sondern die Bewegung muskulär abgefedert wird.

Wenn der Muskel verkürzt und damit weniger elastisch ist, erfolgt die Abbremsung früher als bei einem normal langen Muskel. Nach der Abbremsung gibt es keine weitere Dehnung des Muskels, was bedeutet, dass der restliche Bewegungsumfang bis zum Gelenkanschlag ungenutzt bleibt.

Wie eingangs beschrieben, zeigen sich die muskulären Verkürzungen nicht nur durch unterschiedliche Erfahrungswerte bei Erwachsenen und Kindern. Die beschriebenen Achterschlingen sind nachweisbar bei Kindern. Der entscheidende Mechanismus wurde von Becken und Krahl im Jahr 1978 beschrieben, dass sich nämlich die Fibrillen unter Längszug zusammendrücken lassen und sich erholen, wenn der Zug nachlässt.

Mechanorezeptoren (Ruffini-Körperchen, Vater-Pacini-Körperchen und Golgi-Sehnenorgane) funktionieren als Wandler, die physikalische Energie als Druck oder Spannung in das afferente Nervensystem leiten.

Ruffini-Körperchen sind Drucksensoren, die niederschwellig auf Druck reagieren. Durch Druckänderungen registrieren sie dynamisch Zug- und Druckspannungen und sind sehr dehnungsempfindlich.

Die Golgi-Sehnenorgane sind kombiniert mit den Muskelspindeln Stressrezeptoren, welche sowohl die Gelenkstellung signalisieren und auf die aktive

Kontraktion als auch auf die passive Dehnung der beteiligten Muskel-Sehnen-Einheiten reagieren (Barker, 1974; Józsa et al., 1988; Józsa, Kannus, Kvist und Järvinen, 1990). Die Golgi-Sehnenorgane hemmen die Dehnungsfähigkeit bei zu hohem Muskelzug (Hutton & Nelson, 1986).

Elastopathie – die Lösung für das Problem Rückenschmerz

Das Elastischmachen der Muskulatur muss vor der Dehnung erfolgen. Unterschiedliche Therapieverfahren arbeiten inzwischen mit dieser Methode, die jedoch noch nicht ausreichend in wissenschaftlichen Studien untersucht wurde. Ich möchte die Lehre von der Elastischmachung beziehungsweise Dehnbarmachung von Muskeln *Elastopathie* nennen. Das Drücken auf den Muskelansatz bezeichne ich als *Elastopressur*, weil die Elastischmachung durch Druck (Pressur) geschieht. Das Drücken des Muskelansatzes ist ein sperriger Begriff. Für Patientinnen und Patienten muss ein signifikanter Unterschied zur Physiotherapie, Osteopathie, Triggerpunktbehandlung und dem nachfolgenden Dehnen erkennbar sein.

Die Elastopathie bewirkt einen deutlichen Unterschied im Vergleich zur Dehnbarmachung der Muskulatur auf muskulärer Ebene. Zur Dehnbarmachung auf muskuläre Ebene zählt Wärmebehandlung, Massage, Physiotherapie, Krankengymnastik, manuelle Therapie, Triggerpunktbehandlung, Triggerpunktakupunktur,

Friktionsmassage und Dehnung ohne Vorbereitung. All diese Therapien setzen nur auf muskulärer Ebene an und erreichen damit nur fünf bis zwölf Prozent der Wirkung, die durch Elastopathie erreicht wird.

Dehnungsfähigkeit in Abhängigkeit der Muskelverkürzung

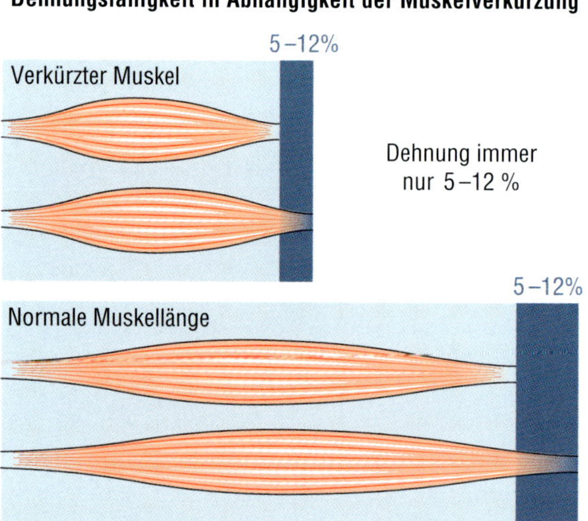

Die Dehnung des Muskels ist immer nur zu fünf bis zwölf Prozent möglich. Dies gilt für einen verkürzten, nicht mehr elastischen Muskel genauso wie für einen Muskel, dessen Elastizität annähernd natürlich ist.

Die Elastopressur

Um die Muskulatur elastisch oder dehnbar zu machen, muss auf den Muskelansatz gedrückt werden. Für eine korrekte Anwendung ist das Aufsuchen einer geschulten Therapeutin oder eines geschulten Therapeuten notwendig. Im Folgenden gebe ich eine kurze Beschreibung der Vorgehensweise. Ich empfehle jedoch aus rechtlichen Gründen ausdrücklich keine Eigenanwendung.

Für ca. ein bis zehn Minuten, im Schnitt für zwei bis drei Minuten, muss ein konstant sehr hoher Druck von zehn bis zwanzig Kilogramm – das kann man auf einer haushaltsüblichen Körperwaage ausprobieren – auf den Muskelansatz ausgeübt werden. Dabei muss punktuell auf den Muskelansatz gedrückt werden. Der Druck kann durch die Daumenspitze oder ein relativ festes Hilfsmittel erfolgen, dass etwas weich nachgeben kann – ein Holz ist zu fest, eine Faszienkugel zu groß. Der Durchmesser sollte ca. zwei bis drei Zentimeter breit sein. Geeignet ist etwa ein harter Akupressurdrücker aus Polypropylen.

Um es besonders einfach, zeitsparend und nicht anstrengend zu gestalten, empfehle ich für die meisten Punkte eine gleichzeitige, beidseitige Anwendung. Bei den meisten Punkten ist dies möglich, nur wenige sind nicht beidseitig suffizient zu behandeln, wie der Ansatz des Hüftbeugemuskels (Psoasmuskel). Dieser muss getrennt pro Seite behandelt werden.

Die Punkte werden aufgesucht und unter leichtem Kreisen bis zur Stelle des höchsten Schmerzmaximums abgesucht, dort wird dann der Druck punktuell ausgeübt. Der Druck sollte jedoch immer nur so stark sein, dass er noch gut aushaltbar ist, auch wenn die Druckstärke dann gegebenenfalls weit unter zehn Kilogramm liegt. Bei einem erheblichen Schmerz an dem Punkt oder einer erheblichen Ausstrahlung sollte abgebrochen werden, weil es dann sein könnte, dass ein Nerv gedrückt worden ist. Eine Ausstrahlung, auch an ganz ungewöhnliche Stellen, ist jedoch nicht unüblich.

Es kommt nach mehreren Minuten zu einer Reduktion des punktuellen Schmerzes. Der Druckschmerz hört nicht auf, ist aber geringer. Dann kann mit dem Drücken aufgehört und der nächste Punkt gedrückt werden.

Hautirritationen für ein bis zwei Wochen und lokale Blutergüsse sind zu erwarten. Der Druck sollte auf den Muskelansatz und nicht auf den Knochen und die Knochenhaut selbst erfolgen, damit insbesondere die sensible Knochenhaut nicht verletzt wird.

Die Elastopressur ist einmal wöchentlich zu wiederholen, bis der Punkt bei Druck nicht mehr relevant schmerzt. Schaltet sich der Schmerz von Woche zu Woche nicht herunter, ist in den meisten Fällen die begleitende beziehungsweise darauffolgende Dehnung insuffizient. Selten kann auch eine andere Problematik vorliegen. Dies sollte dann fachärztlich abgeklärt werden.

Dehnung ist erst der zweite Schritt

Nach der Elastopressur muss der Muskel regelmäßig gedehnt werden. Jeder Muskel beziehungsweise jede Muskelgruppe muss für etwa drei Minuten gedehnt werden.

Fallstricke beim Dehnen

Die tägliche Dehnung ist essenziell, um die Elastizität des Muskels und den Dehnungszustand nicht zu verlieren. Betrachten wir die Möglichkeiten der Eigendehnung in Bezug auf die Schmerzgrenze. Hier zeigt sich, dass sich nur ein kleiner Prozentsatz der gewünschten Dehnung durch eine zwei- bis dreiminütige Dehnung erzielen lässt. In Bild A ist die mögliche Eigendehnung dargestellt. Die Dehnungsfähigkeit liegt hier bei der kurzen Strecke von schwarz nach blau. Findet die Dehnung weit (links) über der Schmerzgrenze statt (gestrichelte Linie) ist der Spannungszustand immer noch über der Schmerzgrenze. Bei einer Dehnung knapp über der Schmerzgrenze (Mitte) kann eine Schmerzfreiheit durch Dehnung erreicht werden, da die Schmerzgrenze im Bereich der Dehnungsfähigkeit liegt. Ist der Körper schmerzfrei (rechts), kann eine weitere Verbesserung erreicht werden.

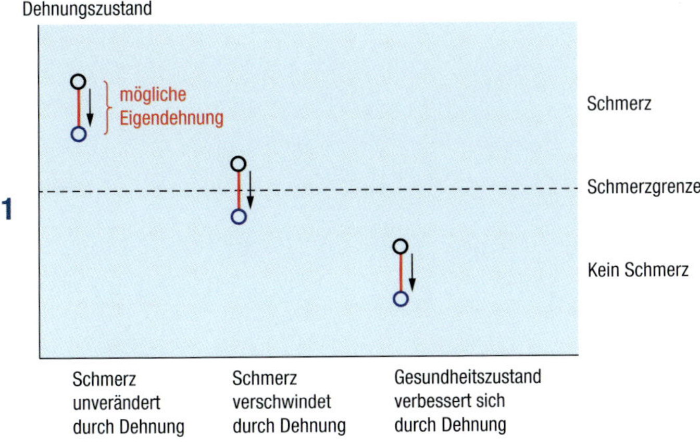

Die Dehnungsfähigkeit durch Eigendehnung liegt hier bei dem Abstand von schwarz nach blau. Links: Bei Dehnung weit über der Schmerzgrenze (gestrichelte Linie) ist der Spannungszustand immer noch über der Schmerzgrenze. Mitte: Bei Dehnung knapp über der Schmerzgrenze kann eine Schmerzfreiheit durch Dehnung erreicht werden, da die Schmerzgrenze im Bereich der Dehnung liegt. Rechts: Ist der Körper schmerzfrei, kann eine weitere Verbesserung erreicht werden.

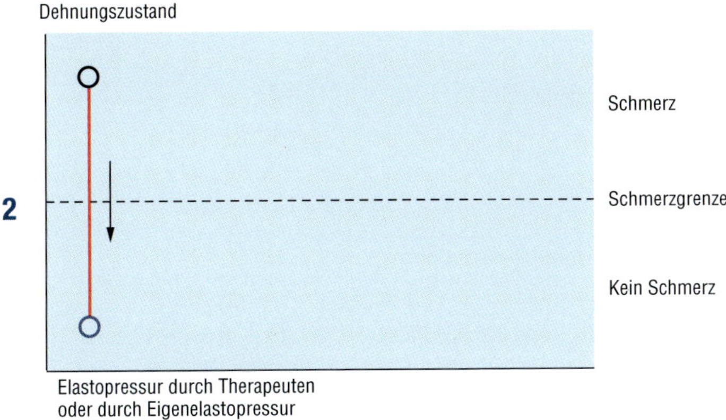

Durch Druck auf die in Achterform angeordneten Längsfasern am Muskelansatz kann der Spannungszustand der Muskulatur durch eine oder mehrere Behandlungen bis nah an den gesunden Zustand (untere Linie) gebracht werden. Dort ist der Spannungszustand normal, entspannt und gesund.

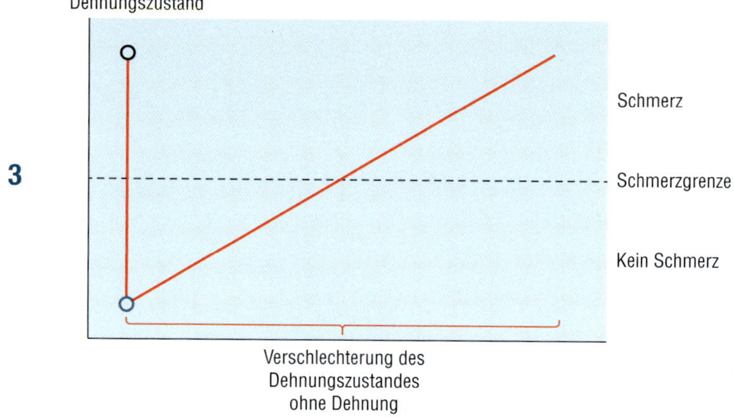

Wird nach dem Drücken auf den Muskelansatz nichts weiter unternommen, nimmt der Spannungszustand (verlaufende rote Linie von links unten nach rechts oben) wieder zu, weil sich durch das gewohnte Verhalten die Muskelverkürzung wieder einstellt.

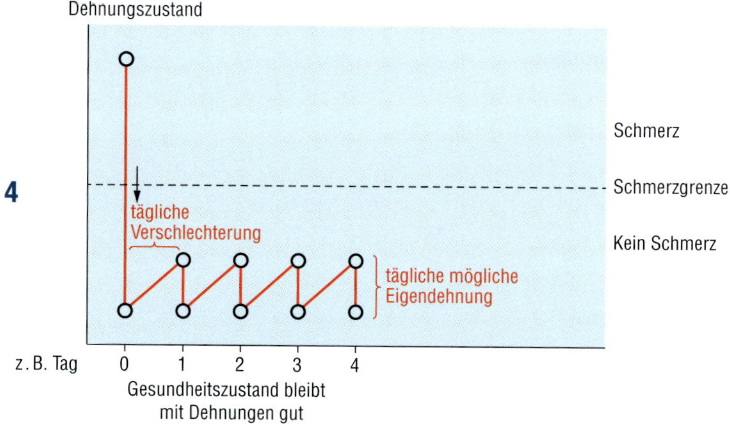

Wird nach dem Drücken auf den Muskelansatz täglich gedehnt, kann die Spannung unter der Schmerzgrenze gehalten werden. Wir sehen links die lange Linie, die durch das Drücken auf den Muskelansatz erreicht worden ist. Daneben ist die schräg nach rechts oben verlaufende Linie zu sehen, die der langen Linie aus Abbildung 3 entspricht – also der von selbst einsetzenden Verschlechterung. Durch die täglichen Übungen, die wieder dem zuvor beschriebenen Dehnungsbereich von Blau nach Schwarz (aus Abbildung 1) entsprechen, kann nun immer wieder auf den anfangs erreichten schmerzfreien Spannungszustand heruntergedehnt werden.

5

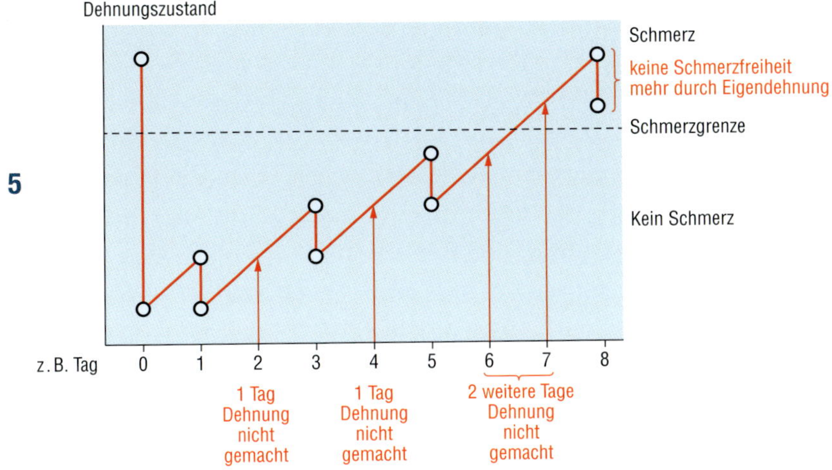

Hier zeigt sich nun, was passiert, wenn die Dehnung nicht regelmäßig durchgeführt wird. Die schräge Linie nach oben verlängert sich, was bedeutet, dass die Elastizität und der Dehnungszustand sich von selbst verschlechtern (siehe Abbildung 3). Da die Dehnung jedoch immer nur in dem Bereich von Schwarz nach Blau verbessert werden kann, ist es nicht möglich, alleine durch Dehnungen wieder die gesunde Grundlinie zu erreichen. Schlussendlich landet die Spannung wieder im schmerzhaften Bereich und lässt sich mit Dehnungsübungen auch nicht mehr unter die Schmerzgrenze drücken. Es ist also für eine dauerhafte Schmerzfreiheit zwingend erforderlich, täglich zu dehnen, nachdem vorher auf den Muskelansatz gedrückt worden ist.
Ist es zwischenzeitlich zu einer Dehnungsunterbrechung gekommen, muss zuerst wieder auf den Muskelansatz gedrückt werden, um die Elastizität und Dehnungsfähigkeit des Muskels wiederherzustellen.

Faszientraining

Beim Faszientraining wird entweder durch eine Therapeutin oder einen Therapeuten oder durch ein Hilfsmittel wie eine Faszienrolle, eine Faszienkugel oder einen Fasziendrücker eine Verbesserung an der Binnenstruktur der den Muskel umgebenden Bindegewebsschicht erreicht. Die Verbesserung der Faszienfunktion ändert jedoch nur einen sehr kleinen Teil an der Dehnungsfähigkeit des Muskels. Da der größte Teil der Dehnungsfähigkeit und Spannungsregulation des Muskels vom Gehirn gesteuert wird, trägt das Faszientraining nicht zu einer relevanten Verbesserung der Elastizitätsverbesserung des Muskels bei.

Es spielt jedoch eine Rolle, an welchen Teilen der Muskulatur das Faszientraining durchgeführt wird. In der Mitte eines Muskels kann durch Faszientraining und Faszienrollen nur das bewirkt werden, was der Muskel selbst zulässt. Dies wäre genauso auch durch eine Triggerpunktbehandlung denkbar, die ebenfalls den Muskel beziehungsweise Verhärtungen im Muskel selbst löst.

Im Bereich des Rückens ist es jedoch möglich, auch über Muskelansätze zu rollen, vor allem über Ansätze des Rückenstreckers und des *M. quadratus lumborum*. Durch Faszienrollen sind hier echte Verbesserungen möglich, wenn der Druck lange genug aufrechterhalten wird. Dies gelingt jedoch nur deshalb, weil dort Muskelansätze gedrückt werden.

Der *M. quadratus lumborum* liegt als Zwischenmuskel seitlich zwischen den oberflächlichen und den tiefen Rückenmuskeln und ist einer der am meisten verkürzten Muskeln.

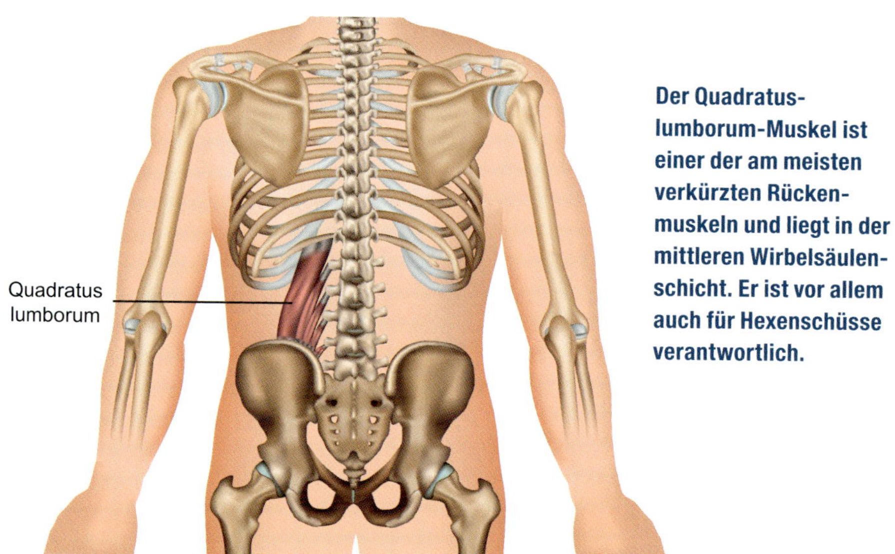

Der Quadratus-lumborum-Muskel ist einer der am meisten verkürzten Rückenmuskeln und liegt in der mittleren Wirbelsäulenschicht. Er ist vor allem auch für Hexenschüsse verantwortlich.

Dehnen macht keinen Spaß

Dehnungsübungen sind sehr gut und wichtig, jedoch in vielen Fällen auch sehr anstrengend. Insbesondere junge Menschen, vor allem junge Männer, halten sich ungerne mit Dehnungsübungen auf. Sie neigen eher zu Kraftsport, weil dies mehr Spaß macht, ein länger anhaltendes besseres Gefühl gibt und auch äußerlich sichtbar ist.

Die Studienlage zu Dehnungsübungen ist zudem sehr schlecht. Außerdem sind langfristige Verbesserungen oft nicht zu erreichen, wenn falsch gedehnt wird oder die Dehnungen zu kurz ausgeführt werden.

Um wirkliche Dehnungserfolge zu erzielen, sind zwei Voraussetzungen nötig. Erstens muss die Dehnung möglichst lange gehalten werden, und zweitens sollte auch eine Gegenspannung vor und nach dem Dehnen, gegebenenfalls auch zwischen dem Dehnen erfolgen. Das heißt, der Muskel soll vor, während und nach der Dehnung angespannt werden. Dafür muss das Dehnen jeweils unterbrochen werden. Eine Mindestdehnungsdauer von zwei bis drei Minuten sollte unbedingt erreicht werden. Besser ist, wenn die Dehnung über einen noch längeren Zeitraum gehalten wird, weil es dann auch zu Umbauvorgängen im Muskel kommen kann und diese sich auch in die Faszien besser entfalten können.

Das Um und Auf ist jedoch die Dehnung nach der Vorbereitung der Muskulatur durch die Elastopressur. Wenn zunächst die Dehnbarkeit hergestellt beziehungsweise die Dehnungsfähigkeit verbessert worden und der Muskel geschmeidiger ist, sind die Erfolge ungleich besser. Die Dehnbarkeit verbessert sich um etwa zehn bis fünfzehn Prozent, wenn der Muskel durch Wärme oder Massage vorbereitet worden ist. Durch das Drücken auf den Muskelansatz vor dem Dehnen kann eine bis zu neunzigprozentige Dehnungsfähigkeit erreicht werden.

Druckpunkte an Muskelansätzen, die für Rückenschmerzen verantwortlich sind

Im Folgenden werden die wichtigsten Punkte der Muskelansätze beschrieben, die bei Rückenschmerzen durch Elastopressur behandelt werden müssen. Die Muskelansätze können durch einen Therapeuten oder eine Therapeutin sowie durch den eigenen Daumen gedrückt werden, es kann alternativ auch ein nicht zu harter Gegenstand, wie ein Akupressurdrücker, verwendet werden. Der Einfachheit halber bietet sich an, sich bei beidseitig zu behandelnden Muskelansatzpunkten einfach auf zwei Drücker zu legen. Dazu werden insgesamt vier Drücker benötigt, zwei davon werden normal verwendet und zwei müssen wie auf der nächsten Seite beschrieben vorbereitet werden.

Neben der Gesamtübersicht beschreibe ich die einzelnen Punkte anhand des Skelettes, sowohl mit Druck durch den Daumen, Akupressurdrücker oder durch Liegen auf dem Akupressurdrücker.

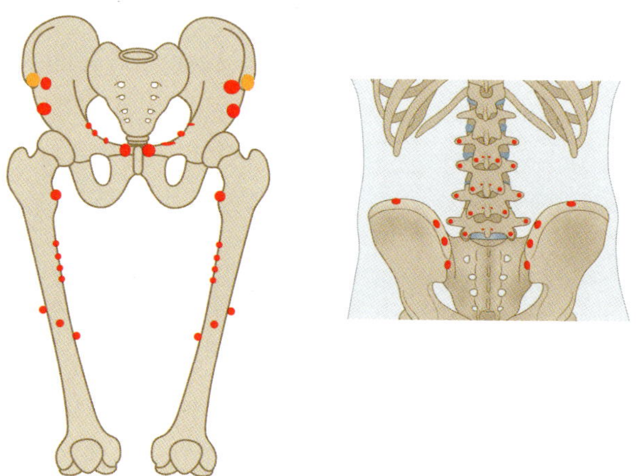

Im linken Bild sind die Druckpunkte an der Vorderseite des Körpers zu sehen, im rechten Bild die Punkte an der Rückseite des Körpers.

Selbstdrücken mit vier Akupressurdrückern

Vorbereitung der Drücker

Zwei der vier Drücker müssen 2,5 bis 3 Zentimeter neben der Mitte mit einem Messer oder einer Säge abgeschnitten werden. Die beiden dadurch entstehenden Teildrücker können näher zusammengerückt werden.

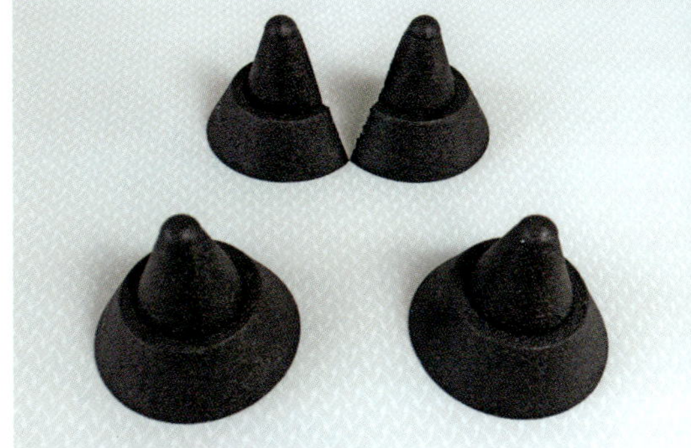

Akupressurdrücker erhalten Sie in Sanitätshäusern, Sportgeschäften oder im Internet.

Rückenschmerz Elastopressur-Punkte

- Punkte unter leichtem Kreisen bis zur Stelle des höchsten Schmerzmaximums aufsuchen.
- Dort punktuellen Druck ausüben mit zehn bis zwanzig Kilogramm (gegebenenfalls auf der Waage ausprobieren).
- Die Druckstärke sollte noch gut aushaltbar sein, auch wenn sie auch gegebenenfalls weit unter zehn Kilogramm liegt.
- Bei erheblichem Schmerz sollte abgebrochen werden.
- Druck so lange aufrechterhalten, bis der punktuelle Schmerz deutlich nachlässt, in der Regel nach zwei bis drei Minuten (im Rahmen von ein bis zehn Minuten).
- Drücken Sie nur so fest, dass Ihre Haut keinen dauerhaften Schaden erleidet.

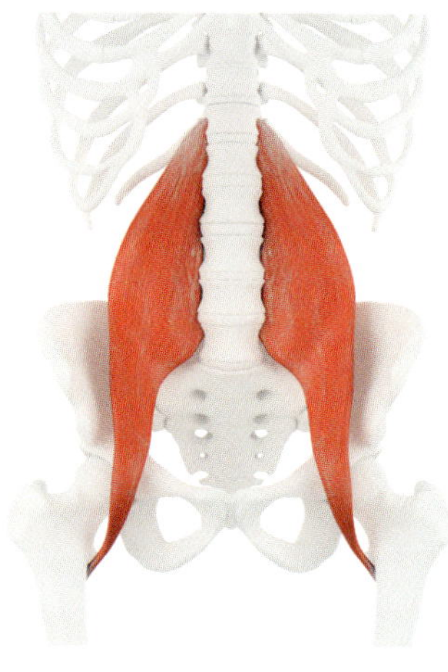

Ansatz des Psoasmuskels und des Iliacusmuskels (Iliopsoas) am Trochanter minor (kleiner Rollhügel)

Der Druckpunkt am Ansatz des Psoasmuskels ist einer der wichtigsten Punkte bei Rückenschmerzen überhaupt, denn hier setzt der Hüftbeugemuskel an. Für eine Elastopressur bietet sich die Seitenlage auf der zu drückenden Seite an. Dabei wird das untere Knie etwa neunzig Grad gebeugt.

Um den Druckpunkt einfacher zu finden, kann mit der Knieinnenseite gegen eine Hand gedrückt werden, dadurch bildet sich an der Hüfte eine Lücke zwischen zwei Muskeln, zwischen denen der Druckpunkt liegt (siehe Abbildung 5).

In Rückenlage kann das Bein im Knie neunzig Grad gebeugt werden und dann der Unterschenkel auf das andere Bein abgelegt werden. Dadurch kommt der knöcherne Ansatz des Hüftbeugemuskels weiter nach vorne. Der Druckpunkt liegt etwa auf Höhe der Schamlippen bzw. des Hodenansatzes.

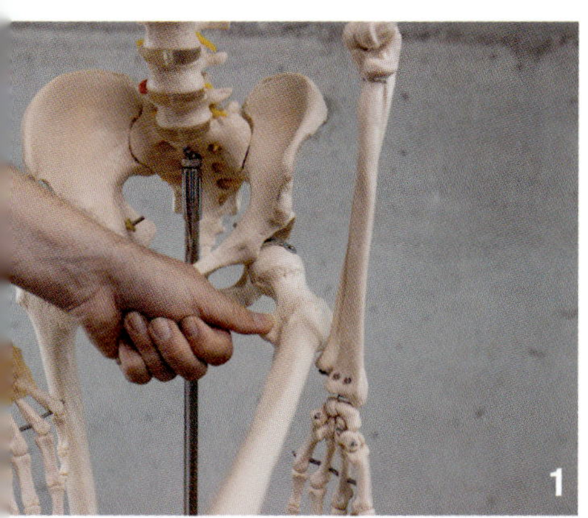
1

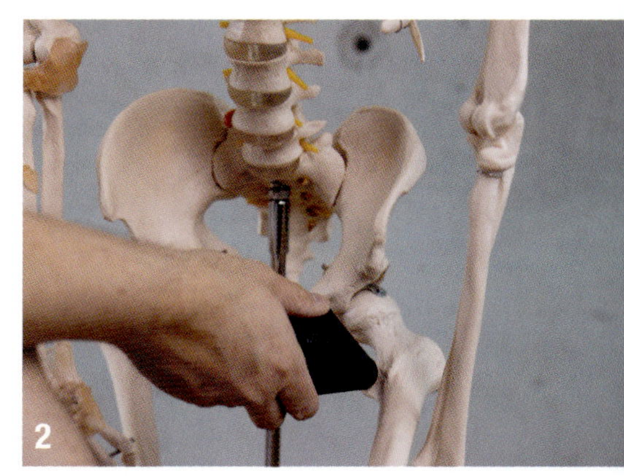
2

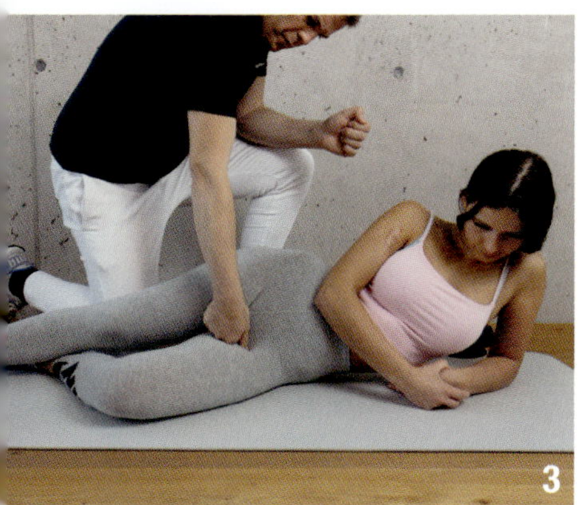
3

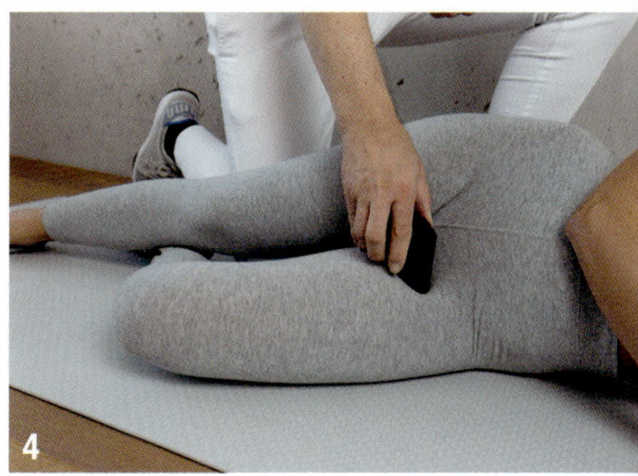
4

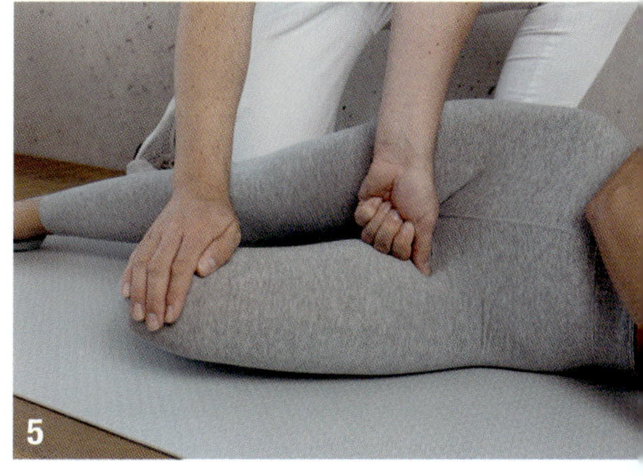
5

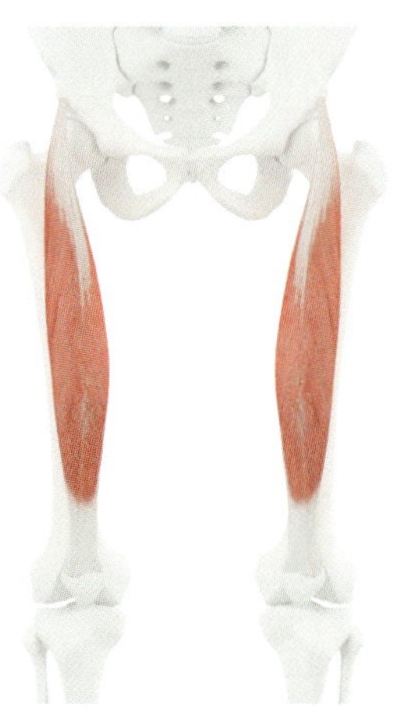

Rectus-femoris-Muskel (vorderer Oberschenkelmuskel, beugt die Hüfte und streckt das Knie)

Knapp unterhalb und leicht innen (ca. ein bis zwei Zentimeter) vom vorderen oberen Hüftstachel gelegen, ist in der Tiefe der Ansatz des vorderen Oberschenkelmuskels. Der Punkt ist sehr schwer zu treffen. Man kann ihn in Rückenlage behandeln oder durch das Liegen auf den Drückern.

Bild 3: Der Druckpunkt ist ein wenig weiter innen und unten vom tastbaren Hüftstachel aus lokalisiert. Siehe Bild 4 im Detail.

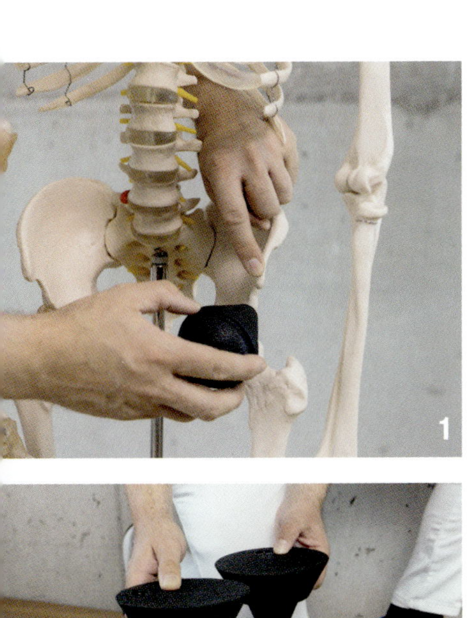
1
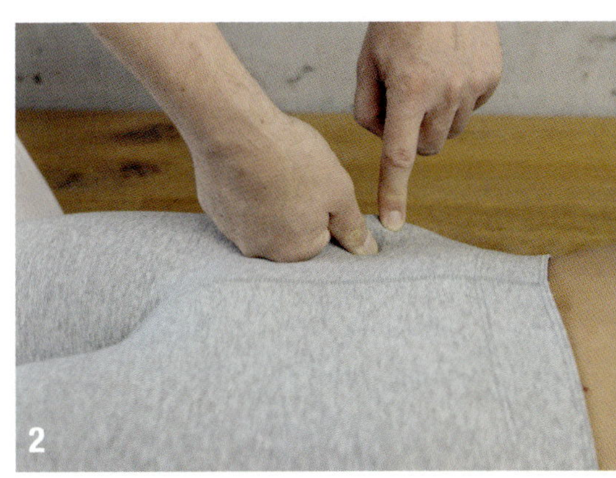
2
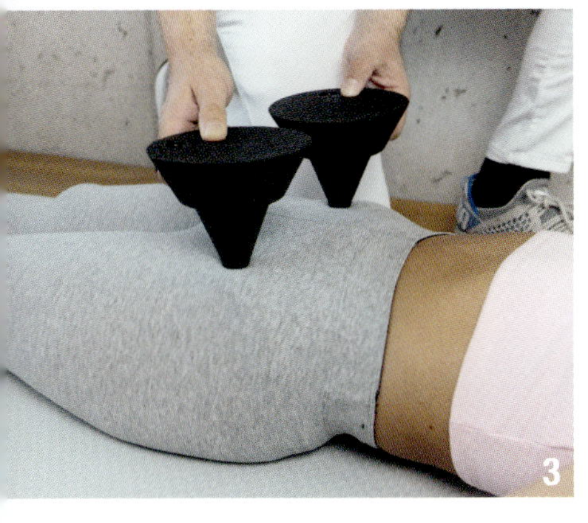
3
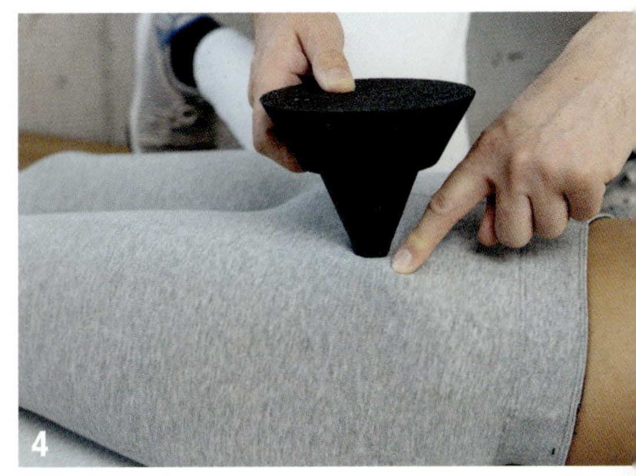
4
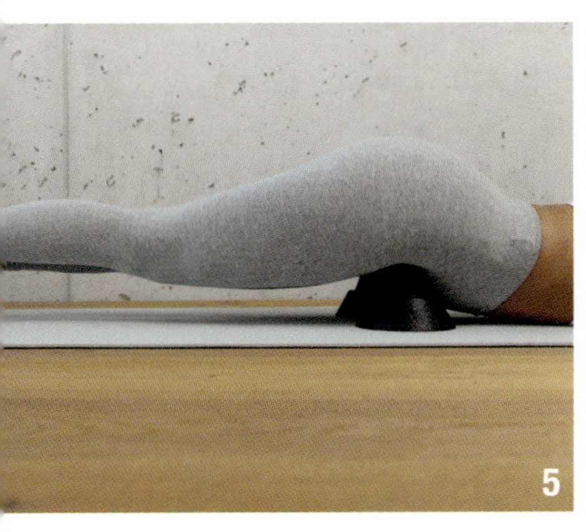
5
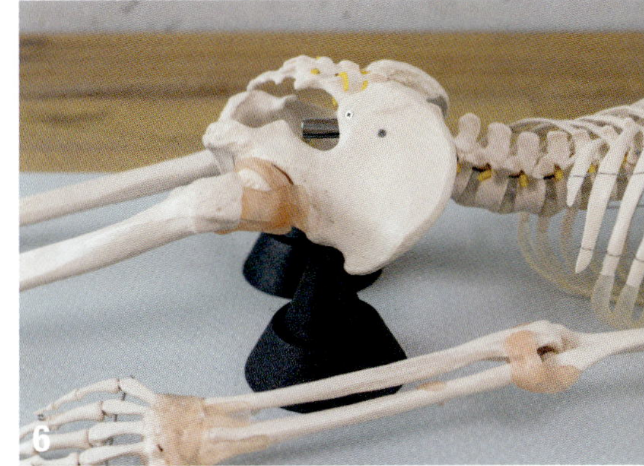
6

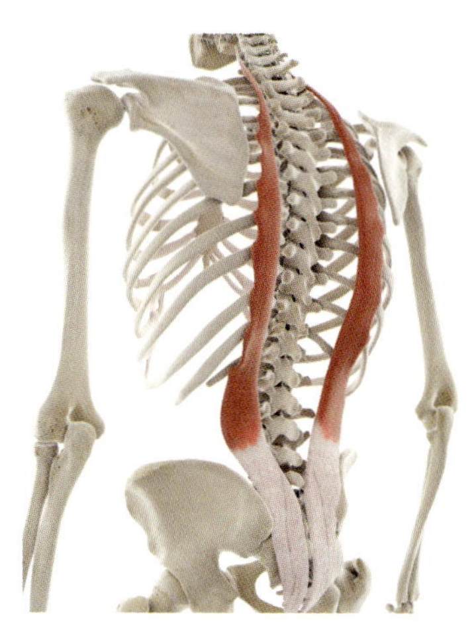

Iliocostalismuskel

Zur Elastopressur des Iliocostalismuskels sollten die abgeschnittenen Drücker verwendet werden, auf die man sich leicht legen kann. Der Druckpunkt liegt an der Stelle, an der der Beckenkamm neben der Wirbelsäule endet, also meist ca. vier Zentimeter neben der Mitte der Wirbelsäule, genau auf der Beckenkammkante.

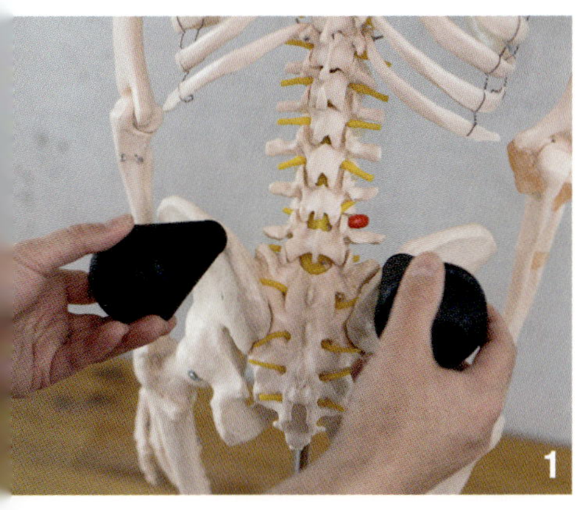
1
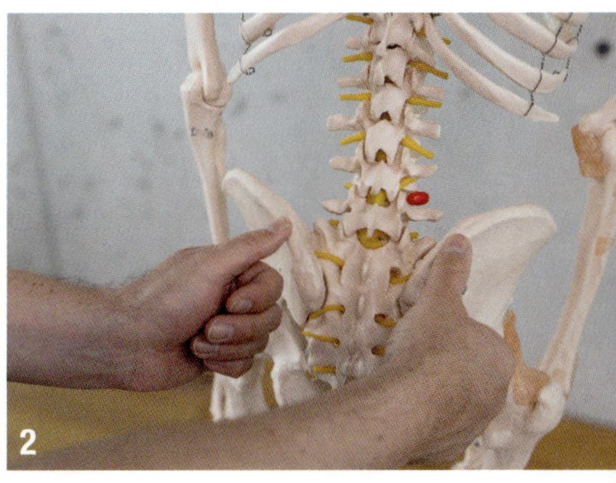
2
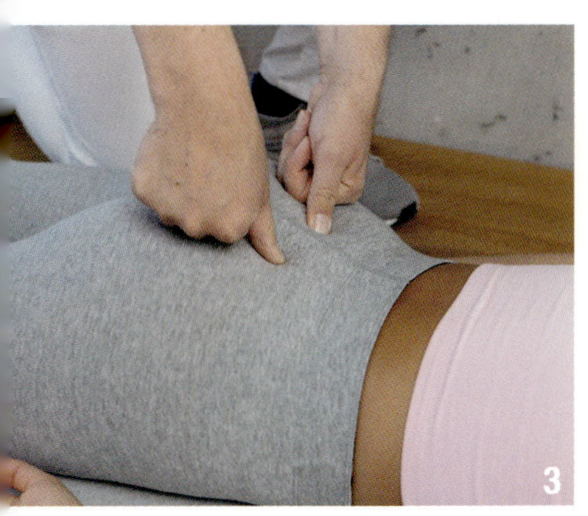
3
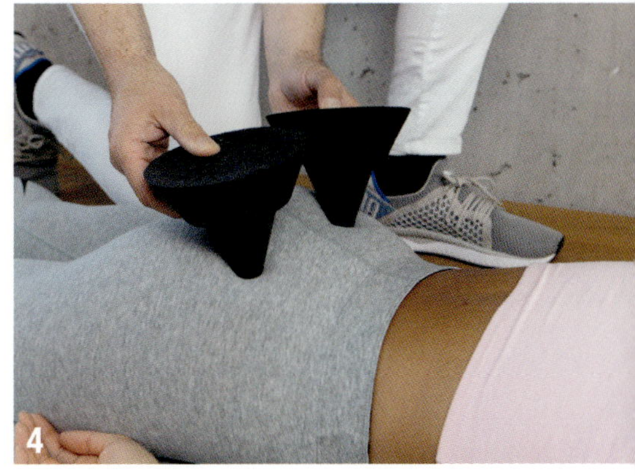
4
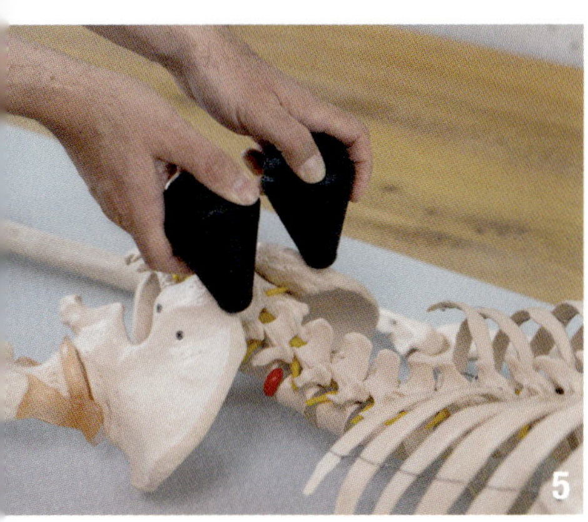
5
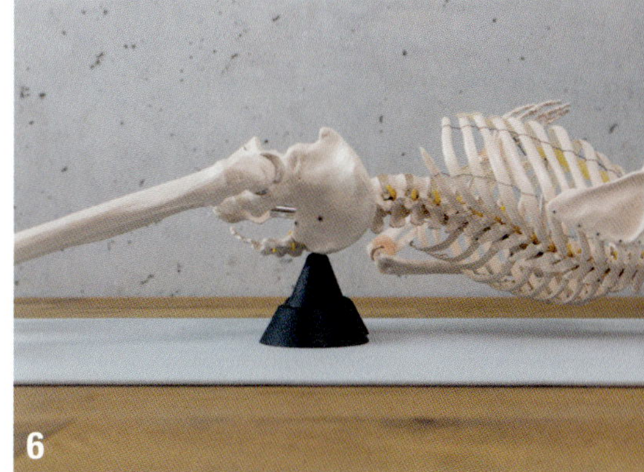
6

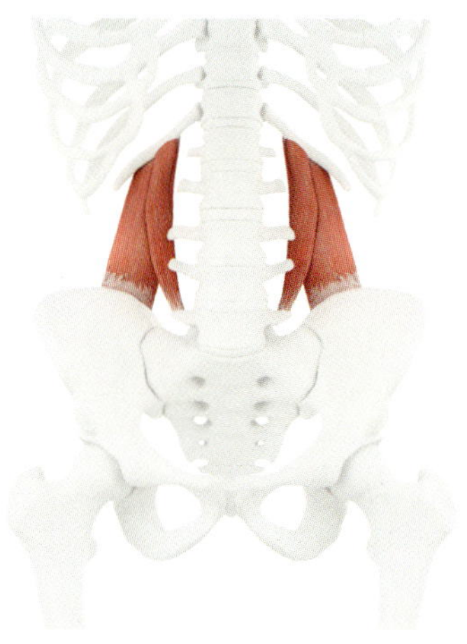

Quadratus-lumborum-Muskel

Dazu sollten die normalen Drücker verwendet werden, auf die man sich leicht legen kann. Es handelt sich um die höchste Stelle des Beckenkamms.

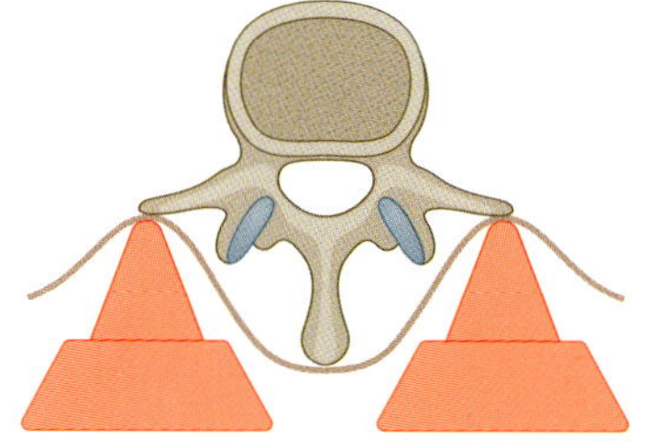

Der Druck wird jeweils am Knochen ausgeübt, an der Stelle, an welcher der Muskel ansetzt (hier Querfortsätze der Wirbel).

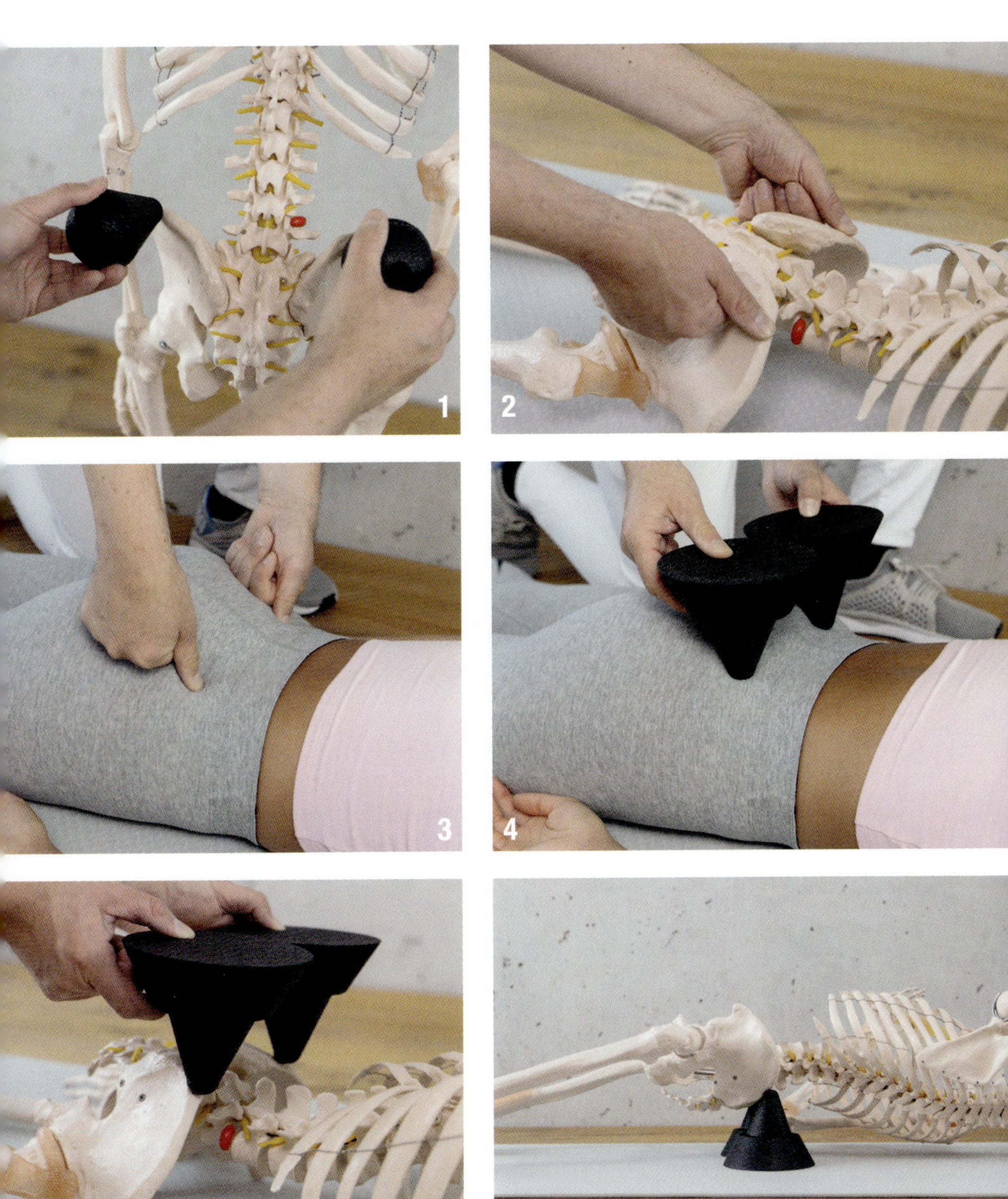
1
2
3
4
5
6

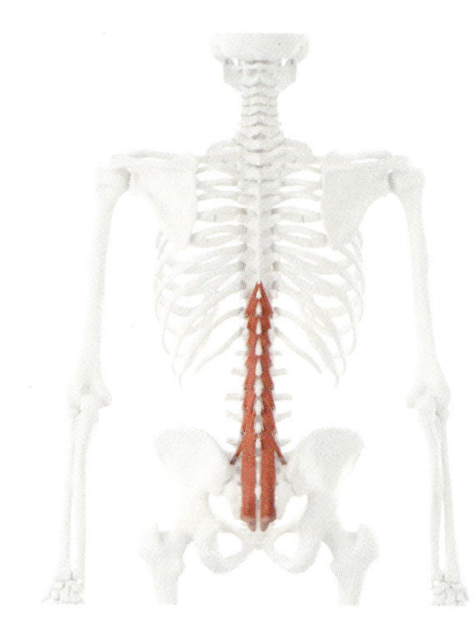

Multifidusmuskeln an den Facettengelenken

Der Multifidus sollte zumindest an den unteren drei Wirbeln gedrückt werden. Die Druckpunkte liegen ca. zwei bis drei Zentimeter seitlich der Mitte der Wirbelsäule. Zur Elastopressur sollten die abgeschnittenen Drücker verwendet werden, auf die man sich legen kann. Es wird von unten auf Beckenhöhe begonnen. Nach Behandlung zweier Elastopressurpunkte werden die Drücker etwa drei Zentimeter nach oben geschoben und dort die nächsten Punkte aufgesucht.

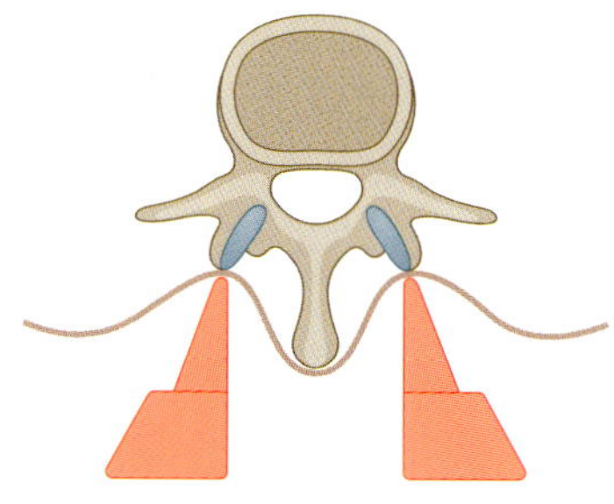

Der Druck erfolgt auf die Ansätze der Multifidusmuskeln über den kleinen Wirbelgelenken. Der Abstand zwischen den Drückern liegt bei sechs bis sieben cm.

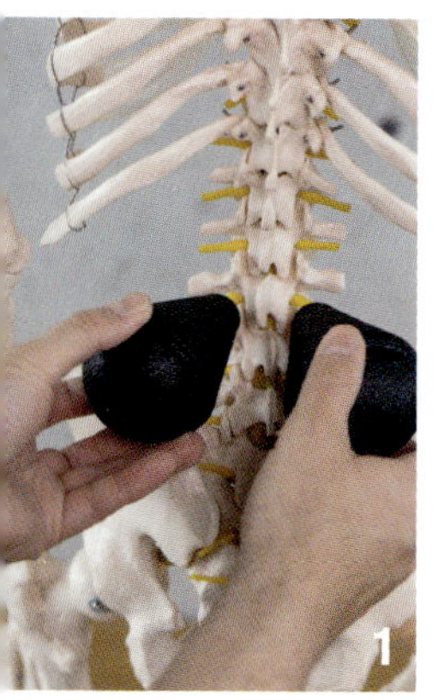

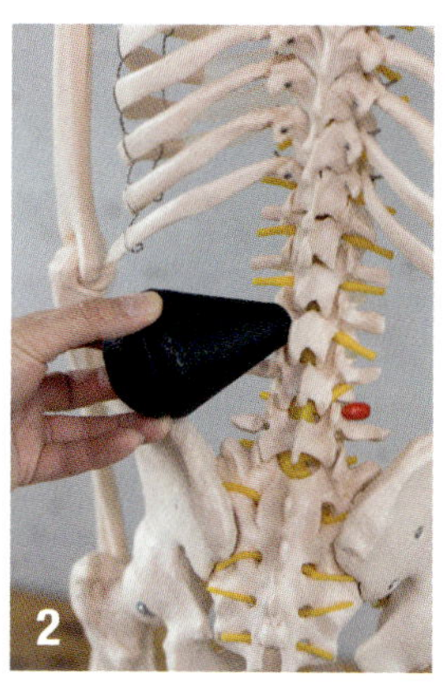

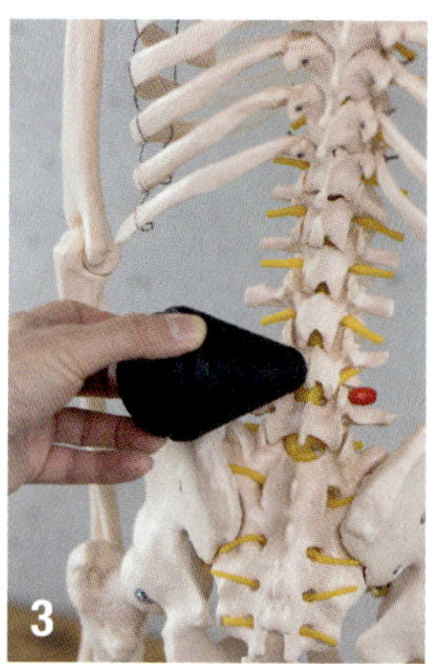

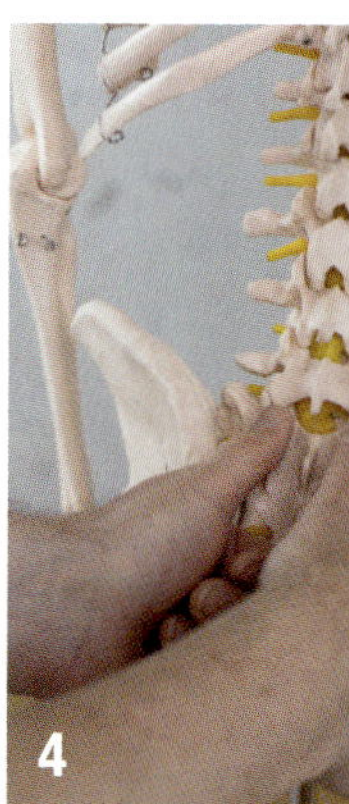

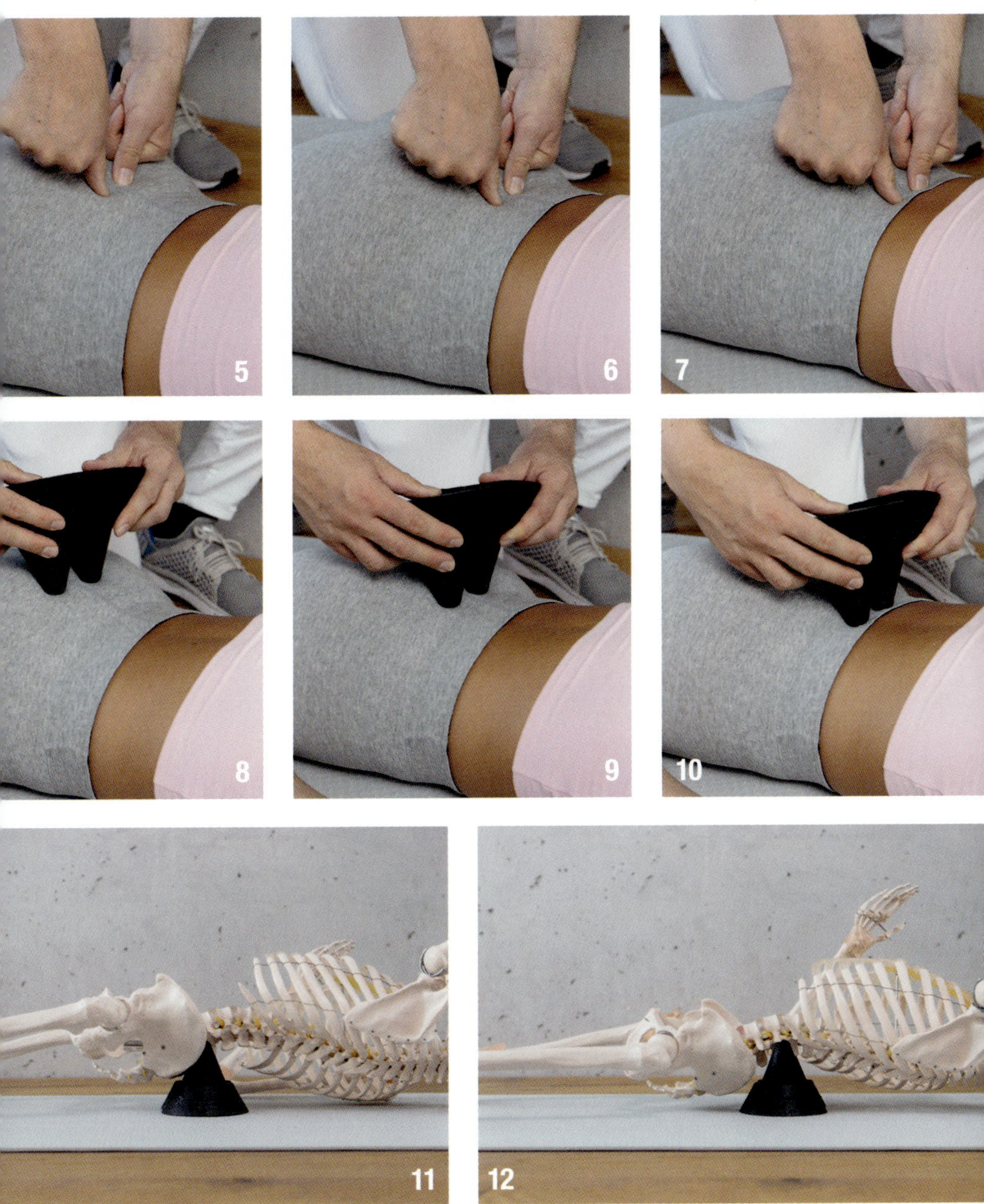
5
6
7
8
9
10
11
12

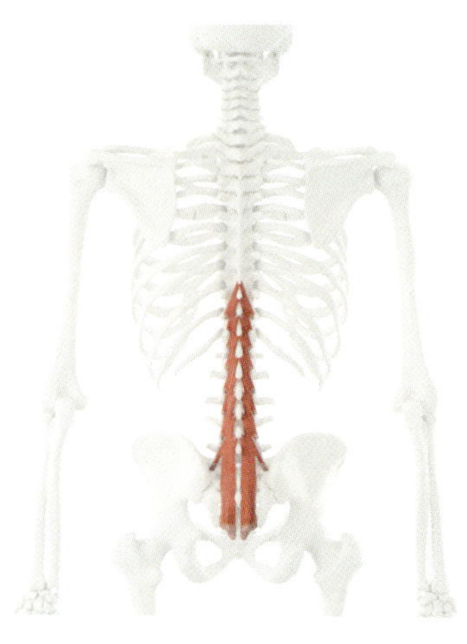

Multifidusmuskeln an Dornfortsätzen

Diese Muskelpunkte sind nur in Halbseitenlage und einseitig möglich, es muss daher zunächst die eine, dann die andere Seite behandelt werden. Die Selbstbehandlung ist sehr schwierig. Es sollte ein normaler Drücker verwendet werden. In Halbseitenlage sollte der Dornfortsatz ertastet werden und mit seitlichem Druck kann man sich auf den Drücker gestützt legen. Auf eine sehr gute Abstützung ist zu achten, damit der Druck nicht zu hoch wird. zwanzig Kilogramm Druck auf dem Punkt sollte nicht überschritten werden genauso wie die maximale Dauer von drei Minuten.

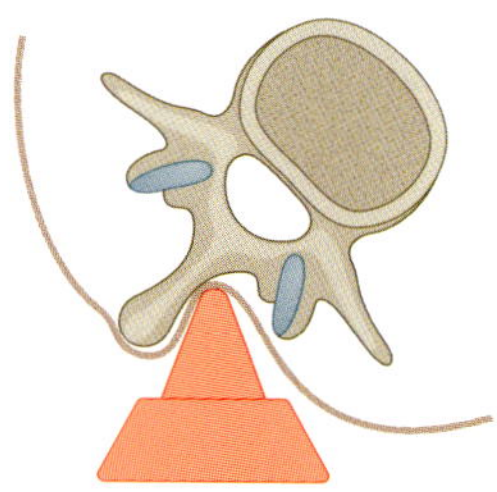

Der Druck auf die Seitenflächen der Querfortsätze ist nur in Halbseitenlage möglich.

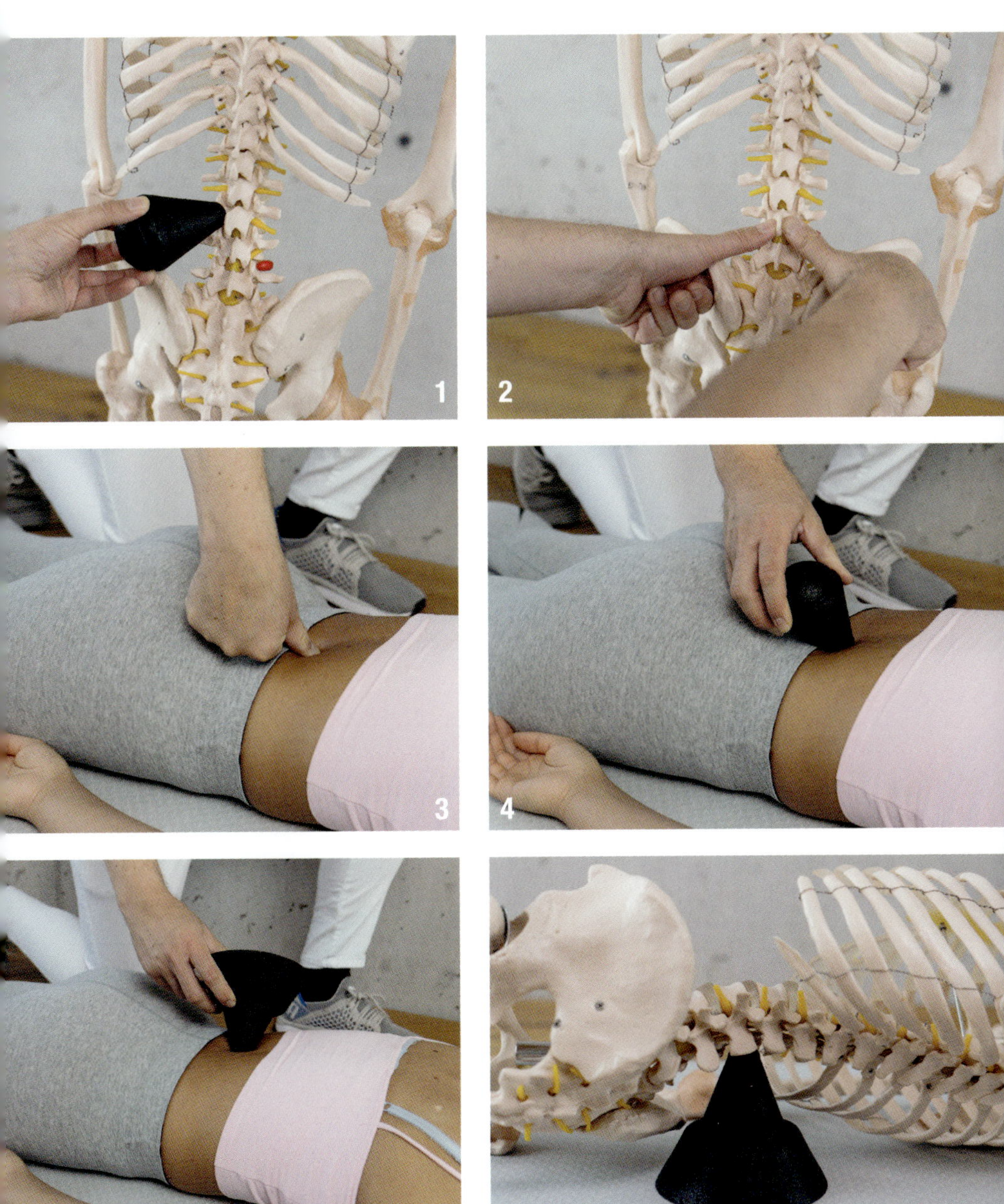
1
2
3
4
5
6

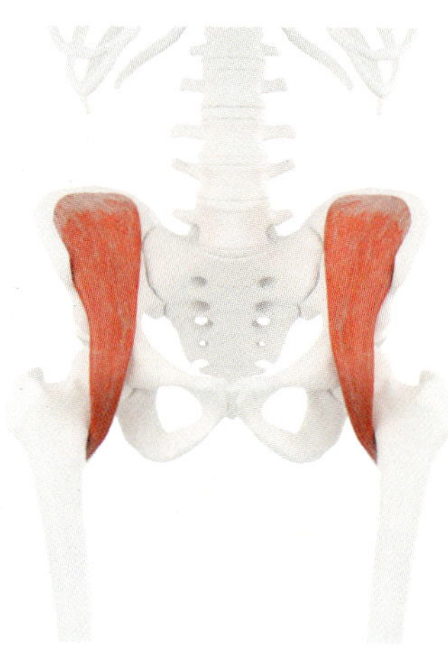

Iliacusmuskel an der Innenseite des Beckens

Diese Übung ist nur in Rückenlage und nur einseitig möglich. Vom vorderen oberen Hüftstachel (Spina iliaca anterior superior) wird leicht nach innen in Richtung Bauch/ Bauchnabel um den Knochen herum und von innen sanft beginnend gegen den Knochen gedrückt.

Weitere sinnvolle Druckpunkte für Therapeuten

Ansatz M. rectus abdominis

Ansatz und Ursprung M. pectineus

Ansatz M. vastus intermedius, medialis und lateralis

Ansatz M. gluteus medius und maximus

Ansatz M. piriforis

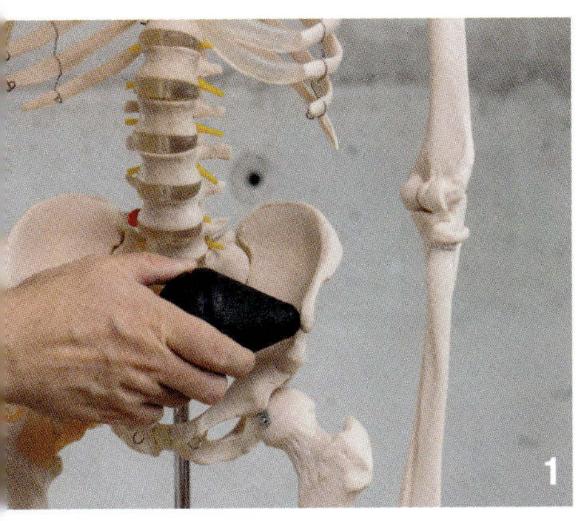
1

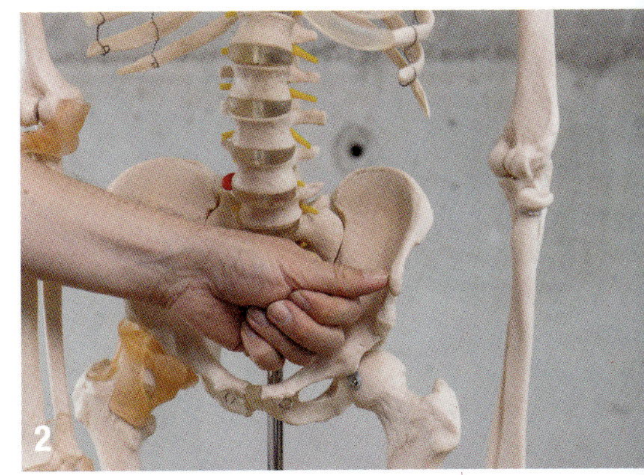
2

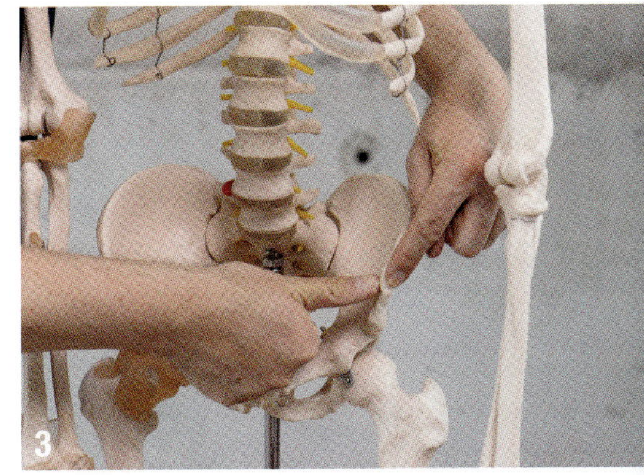
3

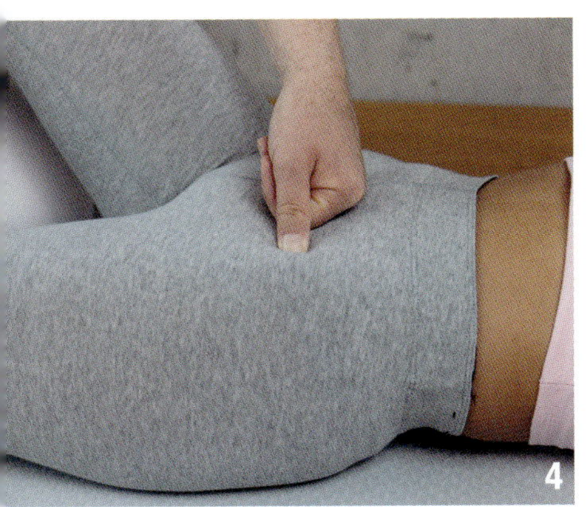
4

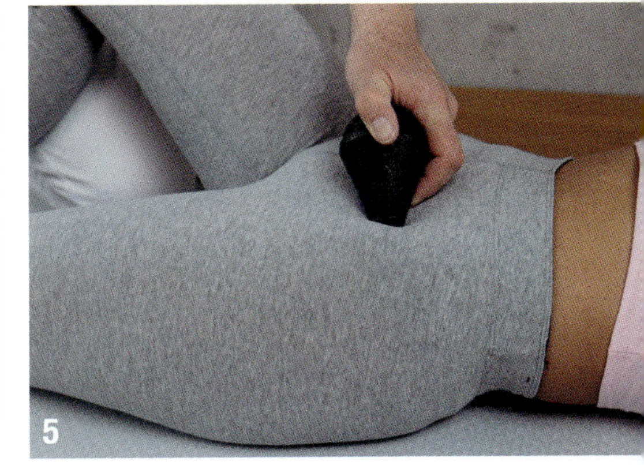
5

Essenzielle Dehnungsübungen

Nachdem Sie die Muskulatur, wie oben beschrieben, elastisch gemacht haben, können Sie mit täglichen Dehnungsübungen die dadurch erreichte Elastizitätsverbesserung halten. Die Dehnungsübungen sollten Sie nicht ohne Vorbereitung der Muskulatur durch Elastopressur machen. Haben Sie etwa dreimal die Elastopressur an aufeinanderfolgenden Tagen oder Wochen durchgeführt, reichen tägliche Dehnungen aus, wobei gelegentlich die Elastopressur wiederholt werden sollte, da die Dehnungsübungen meist nicht so effizient ausgeführt werden, dass Sie die Elastizität wirklich halten können.

Psoasdehnung

Die klassische Dehnungsübung für den Psoasmuskel erfolgt in einem Ausfallschritt. Dabei sollte das vordere Bein relativ weit nach vorne platziert werden und dann unter Druck der Hand in der Gesäßfalte des hinteren Beines das Gesäß sowohl nach vorne wie auch in Richtung des Kniegelenkes des vorderen Beines geschoben werden. Dabei sollte es idealerweise zu einem Zug vorne vor der Hüfte kommen.

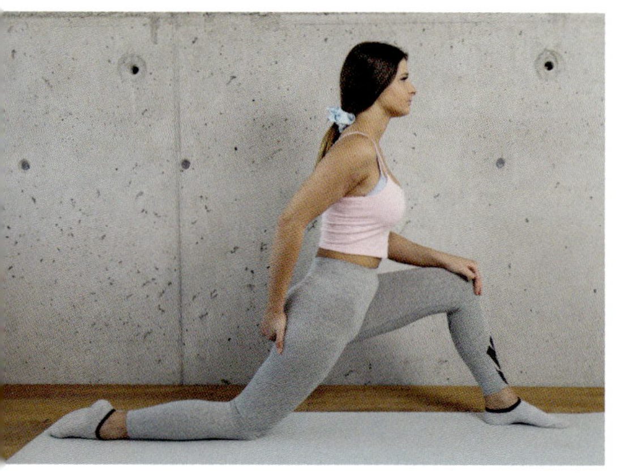

Dehnung unterer Rücken

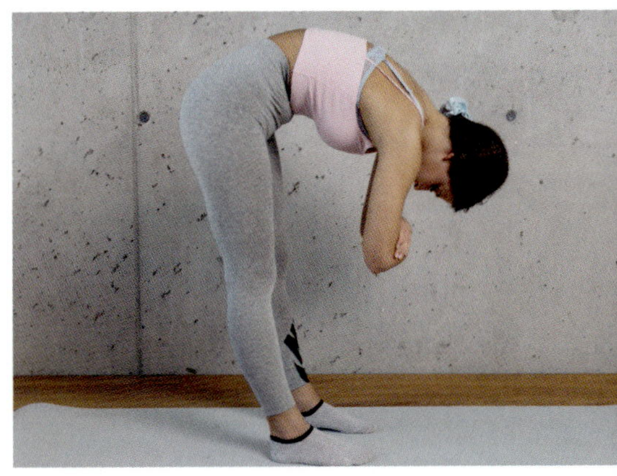

Den unteren Rücken können Sie sowohl durch die Naturhocke dehnen, aber auch im Stehen durch Beugung nach vorne, indem Sie Ihre Arme zum Boden strecken. Sollten die Arme dafür zu nah an den Boden kommen, können Sie die Unterarme auch verschränken. Halten Sie die Dehnung für drei Minuten täglich.

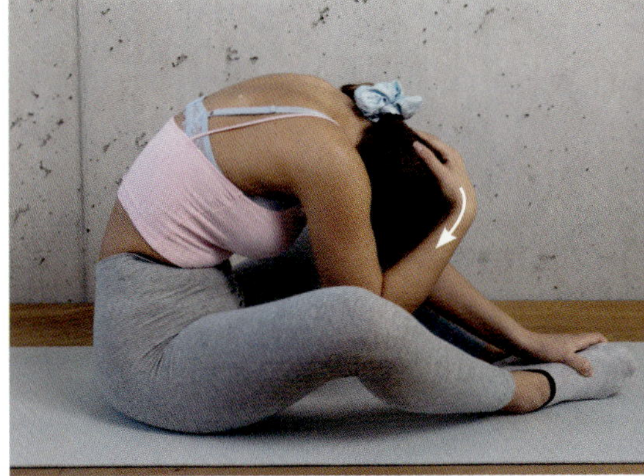

Alternativ können Sie die gleiche Übung im Sitzen durchführen, hier ist zudem eine zwischenzeitliche Anspannung der Muskulatur möglich. Setzen Sie sich auf eine Matte, legen Sie Ihre Füße vor sich mit einem Winkel in beiden Kniegelenken von neunzig Grad. Umfassen Sie dann mit einer Hand Ihre Füße und mit der anderen Hand Ihren Kopf. Ziehen Sie dann den Kopf so gut es geht gegen Ihre Füße. Dehnen Sie für insgesamt dreißig Sekunden. Halten Sie anschließend Ihren Kopf und Ihre Hände fest, ohne an Ihrer Haltung etwas zu

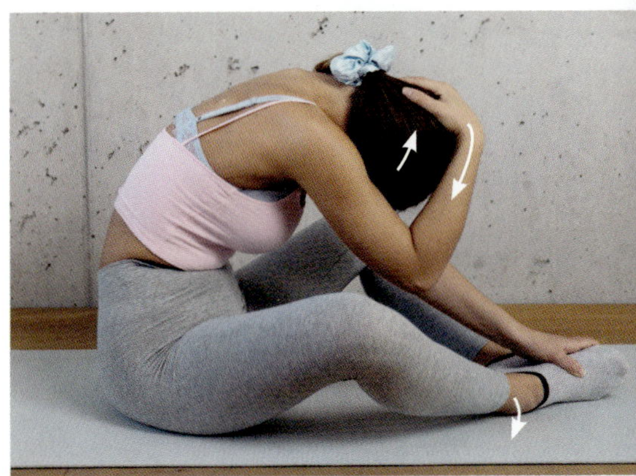

verändern. Drücken Sie dann mit aller Kraft für zehn Sekunden den Kopf nach hinten gegen die haltende Hand und Ihre Fersen in den Boden. Wiederholen Sie die 30-Sekunden-Dehnung und das 10-Sekunden-Anspannen noch dreimal.

Dehnung M. rectus femoris

Legen Sie sich mit dem Bauch auf eine Matte. Achten Sie darauf, dass der vordere Hüftstachel, also die vorderen knöchernen tastbaren Anteile des Beckenknochens immer auf dem Boden aufliegen. Umgreifen Sie Ihre Sprunggelenke, ziehen Sie dann eine oder beide Fersen sanft immer mehr an das Gesäß heran, schließlich so fest Sie können. Nach dreißig Sekunden halten Sie Ihre Sprunggelenke unverändert fest, ohne an Ihrer Haltung etwas zu verändern. Drücken Sie dann mit aller Kraft für zehn Sekunden die Unterschenkel weg vom Körper in Richtung ausgestreckter Position, so als wollten Sie die Knie strecken, was aber nicht gehen sollte, weil Sie die Sprunggelenke festhalten. Wiederholen Sie die 30-Sekunden-Dehnung und das 10-Sekunden-Anspannen noch dreimal.

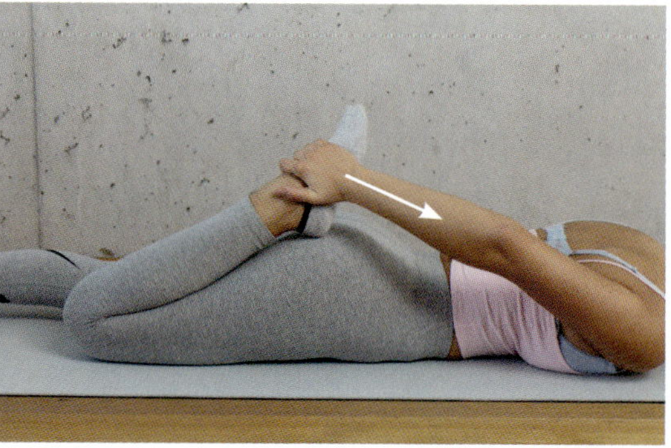

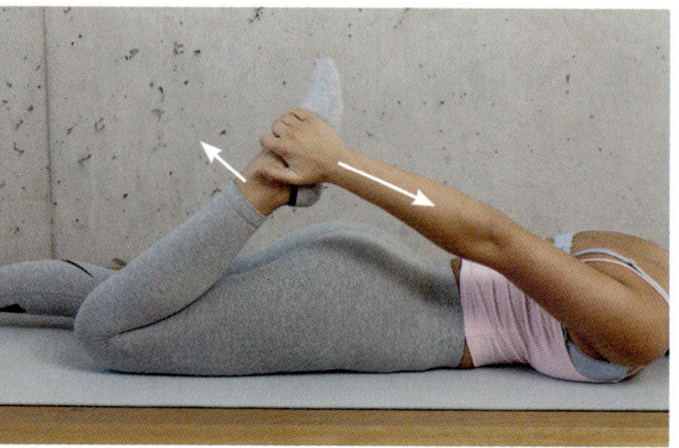

Zusätzliche Dehnungsübungen

Diese Dehnungsübungen sollten Sie nach Möglichkeit zusätzlich ausführen, idealerweise nach Vorbereitung durch eine Therapeutin oder einen Therapeuten.

Bauchmuskeln

Zur Dehnung der Bauchmuskeln können Sie eine Brücke machen, indem Sie sich zum Beispiel über ein Sitzkissen oder eine Chaiselongue legen. Alternativ überstrecken Sie sich einfach im Stehen nach hinten. Achten Sie aber bitte darauf, nicht ins Hohlkreuz zu fallen. Die Überstreckung sollte immer auf Leistenhöhe sein, nicht auf Höhe des Rückens. Führen Sie die Dehnung für drei Minuten aus.

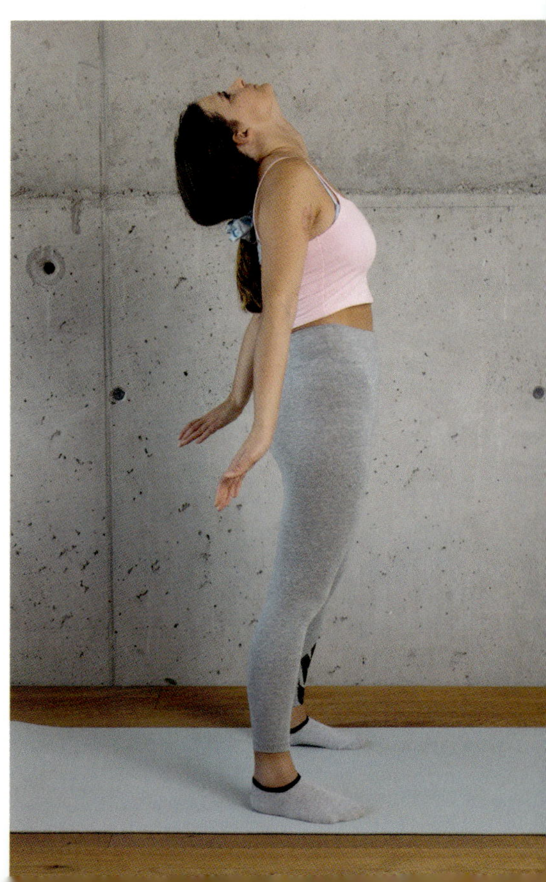

Gesäßmuskeln

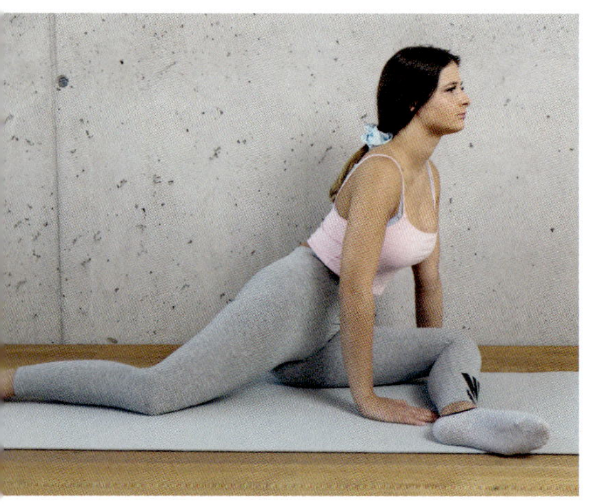

Dies ist eine sehr schwierige Übung, daher sollten Sie die Übung exakt befolgen. Setzen Sie sich in eine Art Schneidersitz ohne die Beine zu überkreuzen. (Hinsetzen und beide Unterschenkel vorne vor dem Körper positionieren!) Setzen Sie sich mit etwas mehr Gewicht auf die Gesäßhälfte, deren Gesäßmuskeln Sie dehnen wollen. Legen Sie dann das Bein dieser Gesäßhälfte mit dem Oberschenkel parallel zur Matte nach vorne und beugen Sie das Knie neunzig Grad, sodass der Unterschenkel vor Ihnen liegt. Achten Sie noch einmal darauf, dass Ihr Gesäß noch auf der Matte ist. Nehmen Sie nun das andere Bein und legen es nach hinten. Das Ziel wäre, dass die Vorderseite des Beines vollständig auf dem Boden zum Liegen kommt. Dies ist anfangs sicher eine der schwierigsten Übungen. Wenn Sie so dreißig Sekunden gedehnt haben, drücken Sie mit der Muskelkraft Ihrer Beine beide Knie für zehn Sekunden, so fest Sie können, in den Boden. Wiederholen Sie die 30-Sekunden-Dehnung und das 10-Sekunden-Anspannen noch dreimal.

Müssen Übungen bei Rückenschmerzen sein?

Schmerzfrei ohne Übungen?

Ich selbst bin äußerst übungsfaul. Ich leide jedoch auch kaum unter Schmerzen, erhebliche Muskelverkürzungen kann ich dennoch aufweisen. Wenn ich Schmerzen hätte, wären Übungen für mich vielleicht eine Option, auch wenn mir das zugegebenermaßen keinen Spaß machen und ich darauf vergessen würde, sobald sich Schmerzfreiheit einstellt. Daher habe ich für mich einige Strategien entwickelt, mit denen ich trotzdem gesund bleibe, ohne mich anstrengen zu müssen.

1. In den Alltag kleine Dehnungen einbauen

Die erste Überlegung gilt bei mir der Ursache des Schmerzes. Habe ich diese herausgefunden, baue ich im Laufe des Tages immer wieder kleine Dehnungsübungen während meines Arbeitsablaufes ein. Das kostet nicht viel Mühe.

Beispielsweise kann sehr breitbeinig gestanden werden, um die Innenseiten der

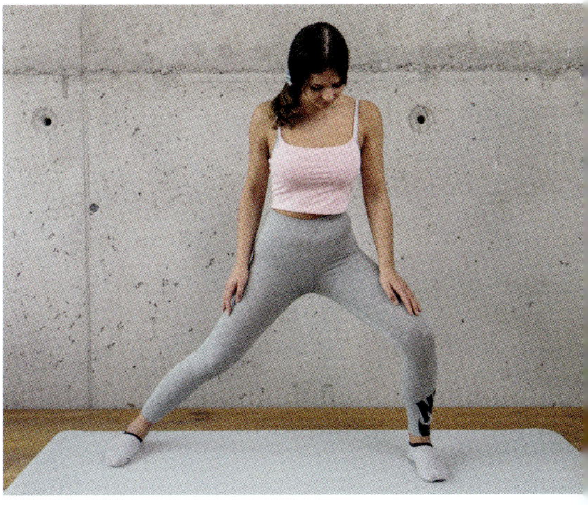

Auch am Schreibtisch kann eine Dehnungsstellung eingenommen werden.

Oberschenkel zu dehnen oder seitlich zum Schreibtisch gestanden werden und der Oberkörper zum Tisch gedreht werden, um die Rumpfmuskulatur zu dehnen. Genauso kann der Hüftbeugemuskel gedehnt werden, indem ein Bein weiter vorne steht und eines nach hinten gestreckt wird. Dabei sollte ein Zug auf der Vorderseite der Hüfte entstehen.

2. Möglichst wenig sitzen

Ich versuche so wenig wie möglich zu sitzen und meine Hüften gestreckt zu halten. Soeben stehe ich an einem Stehtisch mit Anlehnmöglichkeit am Flughafen. Meinen Bürokram mache ich abends auf der Couch mit ausgestreckten Beinen, bequem hinten angelehnt. Das ist zwar nicht ideal, aber besser als am Schreibtisch. Oder es sollte zumindest ein Stehhocker verwendet werden, der die Hüftbeugung vermindert.

3. Dehnende Sportarten wählen

Da mir Sport grundsätzlich Spaß macht, suche ich nach Sportarten, die eher nicht muskelverkürzend sind oder der Verkürzung sogar entgegenwirken, wie Pilates oder Übungen aus dem Yoga.

4. Übungspartner suchen

Ich suche mir andere Leute, die die Übungen mit mir machen. So turne ich etwa mit meinen Kindern mithilfe von YouTube-Videos abends vor dem Schlafengehen. Dafür muss ich mein Zuhause nicht verlassen.

5. Übungen mit YouTube

Wenn ich nicht außer Haus gehen mag, dann übe ich zu Hause mit YouTube-Videos, vor allem mit solchen, die zeigen, wie die Bewegungsfähigkeit der Gelenke verbessert wird.

6. Häufig die Naturhocke einnehmen

Immer öfter versuche ich, die Naturhocke einzunehmen. Dazu bleiben die Fersen auf dem Boden und anfangs ist es sinnvoll, sich mit dem Rücken an eine Wand, einen Schrank oder eine Türe anzulehnen, um nicht nach hinten umzufallen. Mit zunehmender Übung, kann man den Abstand der Fersen zur Wand immer weiter vermindern.

7. Mehr Stehen

Die Dehnung der Muskulatur, des Bindegewebes und der Faszien verbessert sich auch langsam. Wenn ich also nicht mehr sitze, sondern mehr stehe und mich im Stehen immer leicht dehne, hat auch das einen positiven Einfluss.

8. Sturfen

Statt Dehnungsübungen zu machen, ist es auch möglich zu sturfen, wie es im nächsten Kapitel beschrieben wird.

9. Dehnen im Liegen mit Bändern

Den stark verkürzten Oberschenkelmuskel kann man in Bauchlage dehnen, indem man ihn mit einem Spanngurt aus dem Baumarkt – einem möglichst breiten Gurt, damit keine Einschnürungen entstehen – in der Dehungsstellung fixiert. Hier ist darauf zu achten, dass die Dehnung nicht zu stark ist. Währenddessen kann beispielsweise auch mit einem Laptop auf dem Boden gearbeitet werden.

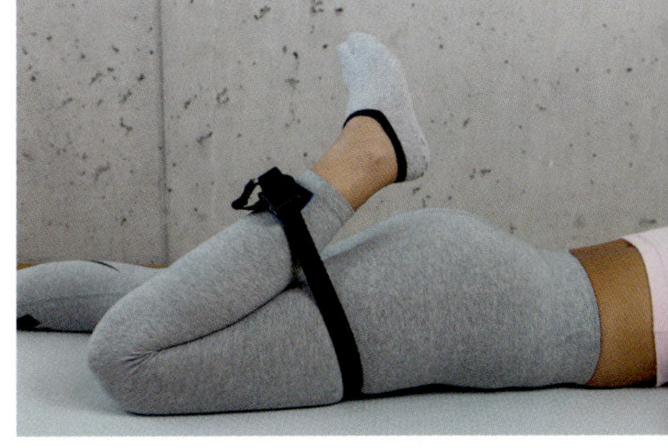

Da ich von Natur aus gerne den einfachen Weg gehe, habe ich darüber nachgedacht, wie ich dem Üben ohne Effizienzeinbuße entkommen kann. Ich bin auf zwei Möglichkeiten gekommen. Zuallererst kann man sich therapeutisch mit gezieltem Druck auf die Muskelansätze behandeln lassen. Das fordert einem nicht so viel ab und ist ungefähr so anstrengend wie eine Massage, vielleicht mit der Einschränkung, dass das Drücken schmerzhaft sein kann, aber das ist auszuhalten. Danach kann man sich von jemandem anderen dehnen lassen. Das können zum Beispiel Familienmitglieder sein, die ein Interesse daran haben, dass alle in der Familie gesund bleiben. Meine Kinder lieben es zum Beispiel, sich auf meine Beine zu setzten. Sie dienen mir damit als Dehnungsgewicht. Die Kinder haben Spaß dabei und ich muss mich weniger anstrengen.

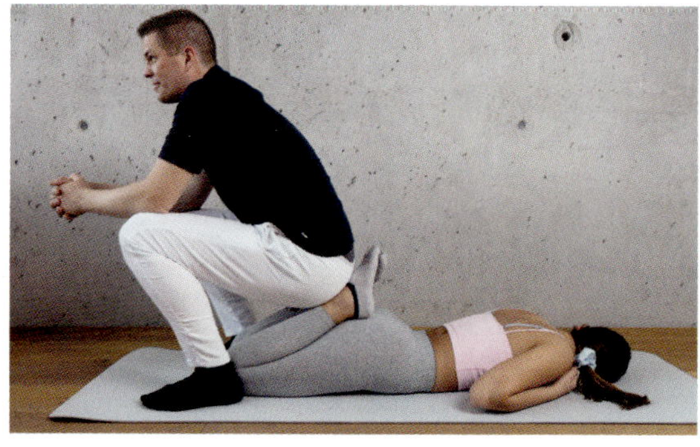

Ein Partner oder ein Kind kann sich auf die Beine setzen.

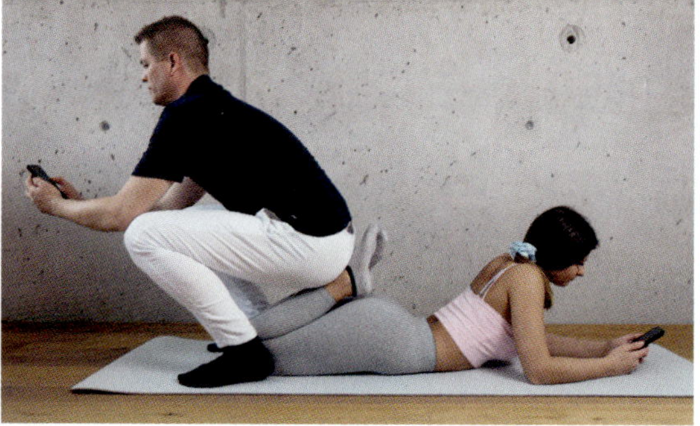

Nebenbei ist es möglich, gewöhnlichen Tätigkeiten nachzugehen.

Möbel gegen Rückenschmerzen?

Sitzmöbel und ihre Nachteile

Jedes Sitzen auf einem Stuhl führt zur Verkürzung des Hüftbeugemuskels. Ein Hocker, auf dem die Hüfte nicht wie auf einem Stuhl zu 90 Grad gebeugt ist, kann eine minimale Verbesserung bringen. Wie oben dargelegt, ist das Gegenteil von Sitzen nicht das Aufstehen sondern das Überstrecken der Hüfte. Um neutral stehen zu können, müsste die Hüfte genauso häufig überstreckt werden, wie sie gebeugt ist. Erst damit wäre ein entspanntes Stehen in Mittelstellung des Muskels möglich.

Bislang gibt es kein Möbelstück und auch kein orthopädisches Hilfsmittel, das diese Überstreckung der Hüfte mit einer Dehnung des Hüftbeugemuskels ermöglicht.

Stühle mit dem Schwerpunkt des Muskelaufbaus

Die meisten Stühle versuchen, die Muskulatur des Rumpfes zu stabilisieren. Hier werden Systeme eingesetzt, die eine Instabilität erzeugen, zum Beispiel Federsysteme oder Systeme, bei denen zwischen beiden Gesäßhälften hin und her gewackelt wird. Es gibt moderne Stühle, die mittlerweile so instabiles Sitzen ermöglichen, dass man das Gefühl hat, von diesen wieder herunterzufallen.

Diese instabileren Systeme zielen auf den Muskelaufbau und dauerhafte Bewegung. Der Muskelaufbau durch einen Stuhl ist meines

Erachtens jedoch nicht sinnvoll, weil in der Regel eine verkürzte Rückenmuskulatur und nicht zu schwache Muskeln vorliegen. Mit dem Muskelaufbau kann nur eine kurzfristige Verbesserung durch Kompensation erzielt werden. Dies gelingt durch erhöhten Druck auf die schmerzenden Strukturen, was den Reibungsschmerz verringert.

Dauerhafte Bewegung verringert den Schmerz auf andere Art: Schmerz entsteht gerne an Stellen, an denen durch zu hohen Druck die Blutversorgung vermindert ist. Kommt es zu Bewegung, ist nicht immer die gleiche Stelle betroffen, sondern der Druck wird verlagert und die zu wenig durchblutete Stelle entlastet, insofern ist das Schmerzsignal nicht weiter erforderlich.

Die Sitzsysteme, die die Belastung zwischen beiden Gesäßhälften abwechseln, sind insofern besser, weil hier eine Dehnung der seitlichen Bauchwandmuskulatur und auch eine Dehnung von Teilen der Rückenmuskulatur erzielt werden kann. Auch diese Systeme führen nicht zu einer Entlastung der Hüftbeugemuskeln und gehen somit am Ziel vorbei, scheinen aber besser zu sein als normales, statisches Sitzen.

Dynamische Sitzmöbel

Die zweite Gruppe von Sitzmöbeln, die sich zum Teil mit der ersten überschneidet, ermöglicht ein dynamisches Sitzen. Hier gibt es zahllose Systeme, bei der das Sitzmöbel in alle möglichen Richtungen bewegbar, instabil, nachgebend oder körperführend ist.

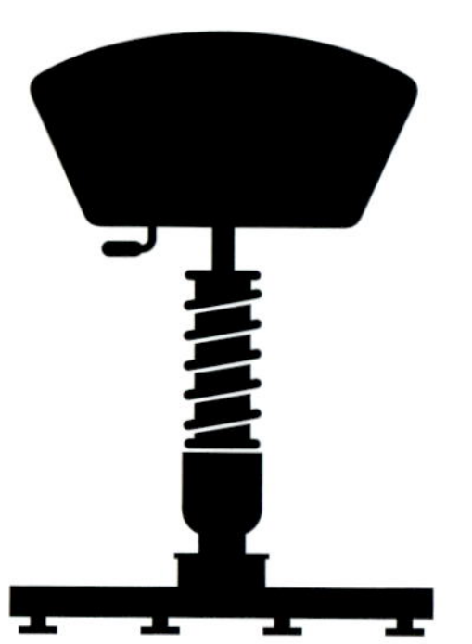

Bewegliche Hocker gelten als gesündeste Sitzmöbel, heben jedoch die Beugung der Hüfte nicht auf.

Betrachten wir zunächst die nachgebenden oder körperführenden Stühle. Die Überlegungen dazu sind sinnvoll, da wir im Bereich des gesamten Rumpfes, auch seitlich und vorne, eine verkürzte Muskulatur haben, die durch mehr Beweglichkeit gedehnt wird. Auch hier besteht jedoch das Problem, dass sich Muskeln oft so einfach nicht dehnen lassen. Trotzdem ist mehr Beweglichkeit sicher besser, als den Körper statisch zu fixieren.

Stühle mit verminderter Hüftbeugung und Sitzbälle

Um die Hüftbeugung zu vermindern, werden überwiegend Stehhocker angeboten. Es gibt inzwischen jedoch auch Stühle, bei denen man die Sitzfläche so weit nach oben stellen kann, dass man mit etwas geringer gebeugter Hüfte stehen kann. Genauso haben früher auch die Kniehocker gearbeitet, die meine Jahrgänge noch aus ihrer Kindheit kennen und die ich heute nur noch in Ergonomiefachgeschäften sehe – jedoch nicht mehr an Kinderschreibtischen. In die beiden vorherigen Kategorien fallen auch die sogenannten Sitzbälle.

Die Lösung in Sicht

Bislang gibt es also keinen Stuhl, der das Problem der Sitzkrankheit lösen könnte. Alle Gesundheitsstühle berücksichtigen gewisse Teilaspekte, können aber die Verkürzung der Hüftbeugemuskulatur nicht wettmachen.

Kein Gesundheitsstuhl kann bislang dafür sorgen, dass man durch seine Benutzung schmerzfrei und gesund wird. So sehr sich auch Vereine, Selbsthilfegruppen und Möbelhersteller um die Gesundheit beim Sitzen bemühen, scheitern sie alle an der Tatsache, dass die Hüfte beim Sitzen gebeugt und nicht gestreckt ist. Insofern greifen all ihre Empfehlungen nicht weit genug.

Höhenverstellbare Schreibtische

Nach Bandscheibenvorfällen leiden viele Patientinnen und Patienten beim Sitzen unter Schmerzen. Sie bevorzugen das Stehen und präferieren höhenverstellbare Tische. Leider schaden letztere mehr als sie nutzen. Natürlich helfen höhenverstellbare Schreibtische dabei, die permanente Hüftbeugung zu reduzieren, und als Trainingseffekt ist das durchaus sinnvoll. Wenn der Hüftbeuger im Stehen jedoch andauernd zieht, schadet das den Bandscheiben und führt zu Schmerzen, die bewirken, dass man sich wieder hinsetzen muss.

Die Ergonomie – eine Fixierung der Fehlhaltung

Der Begriff *Ergonomie* ist positiv besetzt. Auf jedem Werbeprospekt von Bürostuhlherstellern findet er sich. Er soll Sicherheit und Gesundheit vermitteln. Hält er, was er verspricht? Wir subsummieren unter Ergonomie eine ganze Menge unterschiedlicher Dinge. Bezogen auf den Rücken, bewirkt sie die Fixierung unserer Fehlhaltung in einem engen Rahmen und nicht ihre Vermeidung. Die Lendenwirbelstütze wird in exakt die falsche Richtung unterstützt.

Wir Menschen sind bequem. Wenn eine Haltung eingenommen wird, die unbequem erscheint, wird sie wieder verlassen, sofern sie aktiv gehalten werden muss. Ergonomische Sitzmöbel werden nur als bequem erachtet, wenn sie das zulassen, was der Körper ohnehin kann, und nichts zieht. Die Ergonomie zwingt also in eine Haltung, die für den Körper bequem ist, ohne dass sie etwas bewirkt. Wir halten beispielsweise eine Dehnungshaltung nur aus, wenn wir sie nicht selbst halten müssen. Dabei sind wiederum zwei Aspekte zu bedenken: Das Halten einer Dehnung ist erstens davon abhängig, ob der Muskel nachlässt oder nicht, und zweitens wie eine Dehnung gehalten wird, aktiv durch eigene Muskulatur oder passiv durch Gegendruck. Die eigene Muskulatur wird es nur für wenige Sekunden schaffen, da es anstrengt – ein Gegendruck wird von Möbeln bislang nicht erzeugt. Insofern beschränken sich ergonomische Überlegungen lediglich auf bequeme Polsterungen, das Vermeiden von Zwangspositionen und die Lordosenstütze.

Die beiden Eigenschaften der Lenden- oder Lordosenstütze

Jeder Bürostuhl und jeder Autositz haben eine Lenden- oder Lordosenstütze. Als Lordose bezeichnet man die nach vorne gewölbte, natürliche Krümmung der Lendenwirbelsäule, die, wenn sie größer wird, zu einem Hohlkreuz wird.

Wir haben gelernt, dass das Hohlkreuz durch den Muskelzug verursacht wird und die Wirbel dadurch aufeinandergepresst und die Bandscheiben zerquetscht werden. Weshalb um alles in der Welt sollten wir nun noch eine Lendenstütze in das Hohlkreuz hineinpressen? Das hat schließlich zur Folge, dass das Hohlkreuz nur noch verstärkt und damit alles noch schlimmer wird.

Wenn es schlimmer wird, warum tut es dann weniger weh oder fühlt sich angenehm an? Wir machen das Hohlkreuz mit der Lendenstütze größer. Umso größer das Hohlkreuz wird, desto mehr verkürzt sich die hintere Rückenmuskulatur, und desto mehr werden die Bandscheiben aufeinandergepresst – und umso näher ist der Bandscheibenvorfall. Die Schmerzreduktion ist das Ergebnis des verringerten Reibungsschmerzes aufgrund des erhöhten Drucks auf die Bandscheiben. Mehr Druck bedeutet mehr Stabilität und daher weniger Schmerz.

Der zweite Grund für die Schmerzreduktion liegt im Wissen unseres Körpers um das, was für ihn gut ist. Er verlangt automatisch nach dem Richtigen, um das Problem loszuwerden. Um Muskeln elastischer zu machen, bedarf es des Drucks auf den Muskelansatz, und das ist es schließlich, was durch die Lordosenstütze erreicht wird und was sie so beliebt macht. Durch den Druck auf die Ansätze des langen Rückenstreckers, der Multifidusmuskeln und des Quadratmuskels werden diese Muskeln elastischer und nehmen den Druck von der Bandscheibe, wenn auch nur in sehr geringem Ausmaß. Der geringe Druck der Lordosenstütze reicht zumindest für eine Schmerzreduktion, weil der Warnschmerz abgeschaltet wird.

Ein Orthopäde in Ulm hat sich Druckmesssonden in seine Bandscheiben implantieren lassen. Die Druckmessung hat im ersten Moment für überraschende Ergebnisse gesorgt.

Die Ergonomie behauptet, dass es sinnvoll ist, aufrecht zu sitzen mit einer möglichst geraden Wirbelsäule und einer Lordosenstütze im Rücken. Wenn so gesessen wird, ist der Druck – das zeigte die Messung – in der Bandscheibe jedoch sehr hoch.

Wenn auf einem Sofa gelümmelt wird, ist der Druck der Bandscheiben niedriger. Dahinter zeigt sich aber die richtige Logik. Dieses der Ergonomie widersprechende Ergebnis wurde daher kreativ interpretiert. Zum Beispiel, dass die Bandscheibe vielleicht einen gewissen Druck braucht, um gesund zu sein. So kann man sich Ergonomie natürlich schönreden.

Die Bandscheibe benötigt keinen Druck. Sie möchte sich entspannen, um sich ernähren zu können. Schließlich ist die Bandscheibe kein

Diamant, der unter Druck entsteht, sondern die Bandscheibe geht unter Druck kaputt. Sie sehen es an den vielen Bandscheibenvorfällen. Also wir lernen: Aufrecht sitzen erhöht den Druck der Bandscheiben, Lümmeln ist besser, weil Letzteres den Druck nimmt. Na, wenn ich das meiner Mutter früher erzählt hätte. Und trotzdem, es ist logisch so. Es scheint so, als ob die Ergonomie irrt.

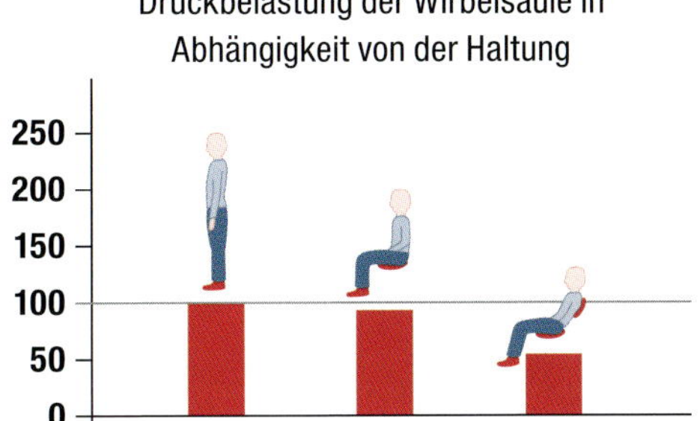

Bei lümmelnder Haltung ist der Druck auf die Bandscheibe am geringsten.

Die angeblich gesunde Sitzhaltung und die Erkenntnisse aus dieser Messung widersprechen einander und stehen auch in Kontrast zu früheren Studien. Es wurde zum einen gezeigt, dass der Druck auf die Bandscheibe sich im Sitzen und Stehen nicht wesentlich unterscheidet. Nach Lesen dieses Buches wissen Sie nun auch warum. Durch den erhöhten Muskelzug sowohl des Hüftbeugemuskels wie auch der Rückenmuskeln bleibt im Stehen und Sitzen der Druck auf die Bandscheiben sehr hoch. Erst, wenn aktiv ein Buckel eingenommen wird, wie beim Lümmeln auf der Couch, kommt es zu einer leichten Entspannung des Drucks auf die Bandscheibe. Der Buckel der Lendenwirbelsäule kommt der oben gezeigten Naturhocke auch am nächsten. Das ist es, was unser Körper verlangt und nicht eine gerade, aufgerichtete Wirbelsäule. Wie Sie hier sehen können, irrt die Ergonomie einfach.

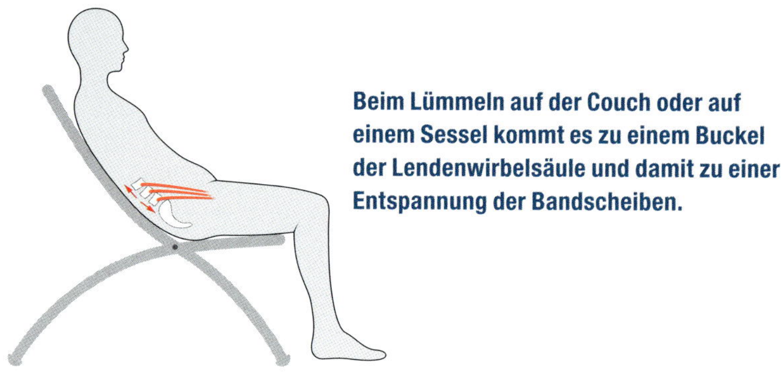

Beim Lümmeln auf der Couch oder auf einem Sessel kommt es zu einem Buckel der Lendenwirbelsäule und damit zu einer Entspannung der Bandscheiben.

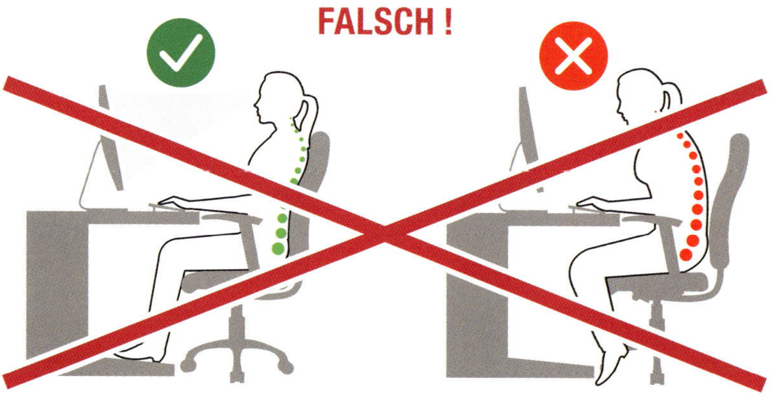

Die übliche Empfehlung, wie man korrekt sitzt. Leider ist diese Sitzhaltung falsch, da es der Natur entspricht, analog zur Naturhocke, mit einem Buckel zu sitzen. Korrekt wäre es genau gegenteilig, nämlich mit einem Buckel der Lendenwirbelsäule zu sitzen.

In Werbungen für ergonomisches Stühle wird oft ein Bild gezeigt, in dem eine aufrechte Person sowie – als Negativbeispiel – eine gebückte Person am Schreibtisch sitzen. Dieses auf den ersten Blick korrekte Bild der aufrechten Sitzhaltung ist so leider nicht richtig. Beginnen wir wieder bei der ursprünglichen Sitzhaltung, dem Hocken. In dieser war in früheren Zeiten der Rücken rund. Dies wäre auch heute noch günstig, weil dadurch die Muskeln auf der Rückseite der Wirbelsäule gedehnt wären und es somit nicht zu einer Quetschung der Bandscheiben käme. Hingegen ist das Sitzen in einer aufrechten Haltung mit eigentlich übertriebener Lordose (Hohlkreuz) nicht richtig, da dies voraussetzt, dass die Rückenmuskeln sich hier aneinander annähern und verkürzen. Beide Bilder haben das Problem, dass eine Person sichtbar ist, deren Hüfte gebeugt ist und das ist schlussendlich das wesentlich größere Problem. Weiterhin ist es natürlich richtig, dass die obere Wirbelsäule, sprich die Brustwirbelsäule, möglichst in gerader Haltung sein sollte. Dies ist allerdings von der Haltung der Lendenwirbelsäule unabhängig.

Eine ergonomische oder gesunde Sitzhaltung, so wird es uns erzählt, sei es, möglichst nicht mit einem Buckel der Lendenwirbelsäule zu sitzen. Stattdessen wird eine Aufrichtung wie bei einem Hohlkreuz als gesund angesehen. Nachdem aber bereits das Hohlkreuz die Folge eines muskulären Problems ist, hat es keinen Sinn, diese Fehlhaltung bewusst einzunehmen.

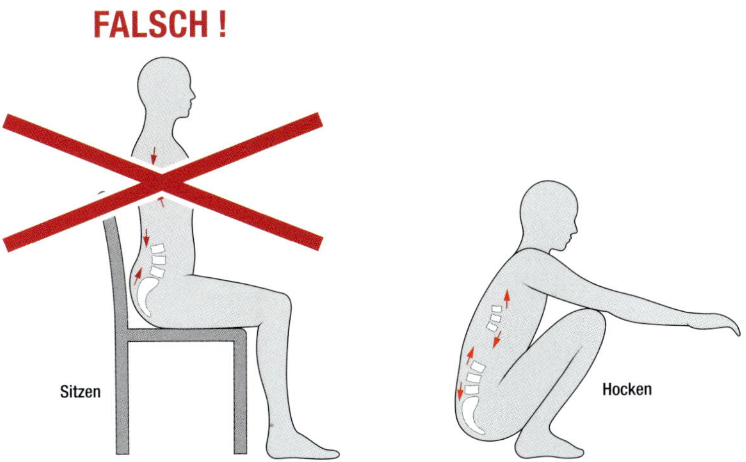

Im Gegensatz zum Sitzen (links,) bei dem ein Hohlkreuz der Lendenwirbelsäule besteht, ist rechts ein tief liegender Buckel und eine weit oben, im Bereich der Brustwirbelsäule gelegene, möglichst gute Aufrichtung gesund. Dies wirkt der in unserer Gesellschaft angelegten Verkürzung jeweils entgegen.

Da dies insgesamt unpraktisch ist, wäre als Alternative denkbar, einfach auf einem Block zu hocken, um damit die akzeptierte Arbeitshöhe auf Schreibtischniveau zu erreichen. Ein solches Sitzmöbel ist beispielsweise der *Paleo Chair*. Dabei handelt es sich um ein großes Kissen, auf dem man gegebenenfalls auch durch Unterstützung eines zweiten Kissens unter dem Gesäß hocken kann. Damit erreicht man ein Niveau einer akzeptieren Arbeitshöhe, statt auf dem Boden hocken zu müssen.

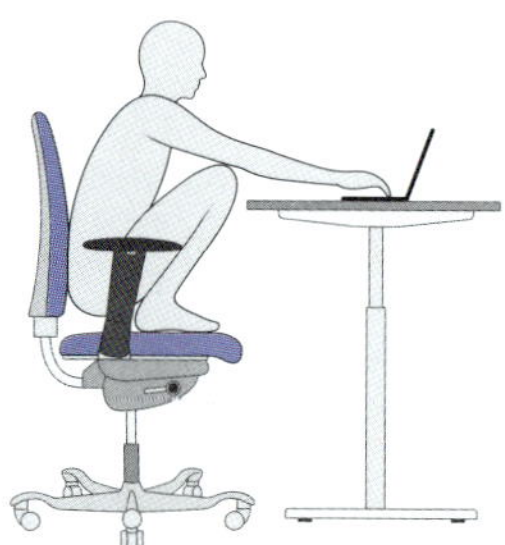

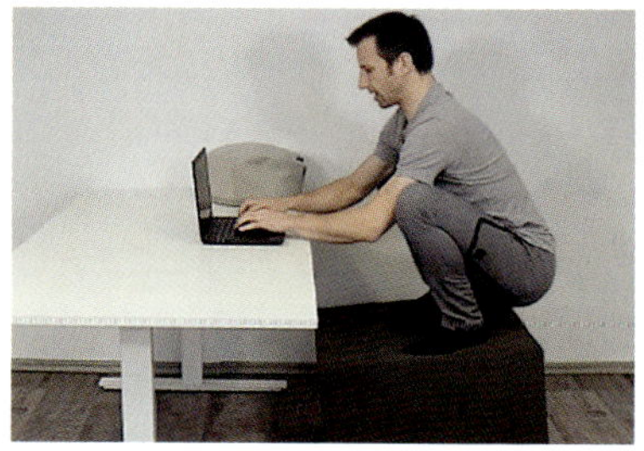

Beim Hocken auf einem Stuhl oder einer Kiste ist es möglich, an einem Schreibtisch zu arbeiten.

Für besonders hockfreudige Menschen gibt es einen mitwachsenden höhenverstellbaren Schreibtisch, der sich so weit absenken lässt, dass man an ihm hocken, sitzen, stehen und sturfen kann.

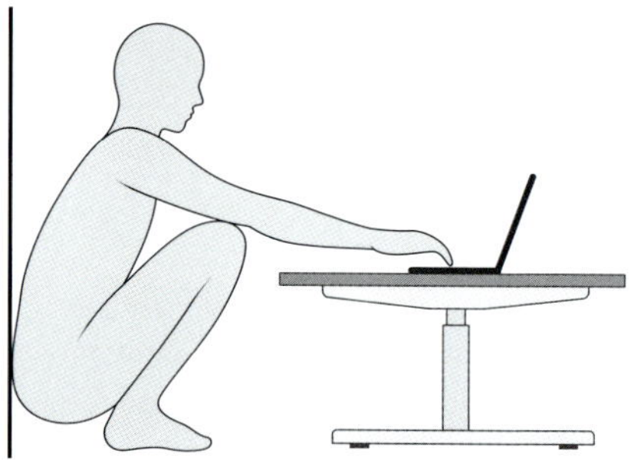

Um nicht nach hinten umzufallen, kann es für den anfänglichen Trainingseffekt sinnvoll sein, rücklings an einer Wand zu lehnen.

Empfehlungen für Kinder

Stehen dürfte gesund sein, wenn wir früh genug damit anfangen. In den USA gibt es erste Schulen, die nur noch im Stehen unterrichten. In Europa gibt es zumindest Schulen, die Stehhocker nutzen, statt die Kinder auf normalen Stühlen sitzen zu lassen.

Mein Rat an die Eltern dieser Kinder: Stellen Sie den Computer auf eine ca. 10 bis 15 Zentimeter hohe Kiste. Ihr Kind soll sich rücklings an der Wand anlehnen und in die Hocke gehen, mit den Fersen auf dem Boden. Durch die lange Dehnungsdauer wird es irgendwann wieder normal gehen und bestehende Schmerzen in den Knien und Füßen verschwinden meist auch von selbst.

Mit zunehmender Übung kann das Kind dann mit den Füßen immer weiter zurück an die Wand gehen, bis nur noch ein geringer Abstand zwischen der Ferse und der Wand besteht. Das Anlehnen an die Wand ist sinnvoll, um durch die Muskelverkürzung nicht nach hinten umzufallen.

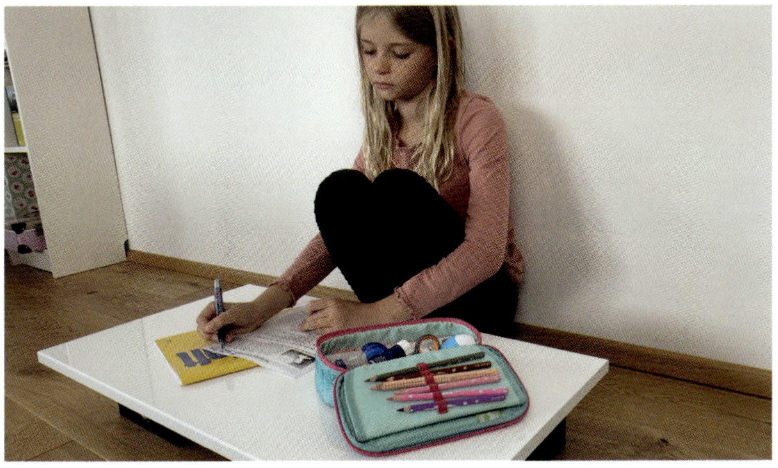

Ideal für Kinder ist die Benutzung eines Brettes auf zwei Schuhkartons, um Hausaufgaben in der Naturhocke auszuführen.

Wann Stehen noch funktioniert

Stehen funktioniert nur, wenn ab der Kindheit an nicht zu viel gesessen wird. Dann kommt es nicht zu einer Verkürzung der Hüftbeugemuskulatur. Nach jahrelangem Sitzen ist die Hüftbeugemuskulatur bereits so stark verkürzt, dass Stehen dies nicht mehr ausgleichen kann.

Umso früher mit einer stehenden Haltung begonnen würde, umso weniger Zug würde die Muskulatur auf die Bandscheiben ausüben. Die Bandscheiben würden weniger belastet. Ob auch gelegentlich eine zusätzliche Dehnung des Rückenstreckers notwendig wäre, kann ich nicht sagen, denn das wären völlig theoretische Überlegungen ohne Erfahrungen an Menschen. Einen Menschen, der nie gesessen hat, habe ich noch nie untersucht.

Sturfen

Beim Sturfen handelt es sich um eine Haltung, die das Sitzen und das Stehen im Büro ablöst. Dabei wird – anders als beim Sitzen – die Hüfte in überstreckter Form gehalten. Auf diese Weise werden der Hüftbeugemuskel und weitere Muskeln gedehnt und in Dehnung gehalten. Sturfen ist theoretisch auch ohne Hilfsmittel möglich, jedoch ist es praktisch kaum denkbar, hier einen so deutlichen Dehnungsreiz zu setzen, dass Erfolge erzielt werden können.

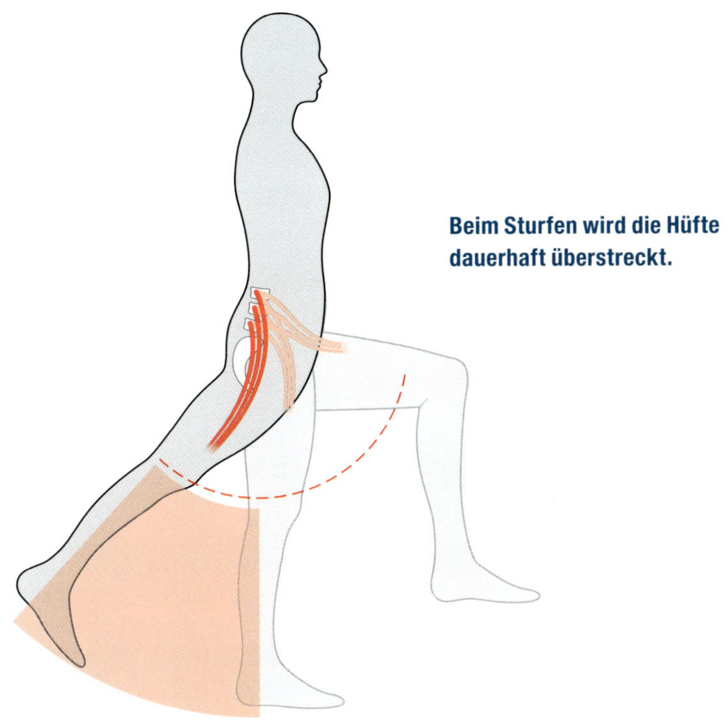

Beim Sturfen wird die Hüfte dauerhaft überstreckt.

Sturfen mit und ohne Hilfsmittel

Um ohne Hilfsmittel sturfen zu können, stellen Sie sich hin und fassen mit Ihren Handflächen in Ihre Gesäßfalte unterhalb des Gesäßes. Schieben Sie nun Ihre Hände nach vorne, das führt dazu, dass die Hüfte überstreckt wird. Dabei sollte nach Möglichkeit die Lendenwirbelsäule nicht ins Hohlkreuz fallen. Theoretisch ist sogar ein leichter Buckel akzeptabel. Es sollte in jedem Fall zu einem Zug auf der Vorderseite der Hüfte kommen.

Sollte sich kein Zug einstellen, können Sie folgende Dehnungsübung versuchen, um herauszufinden, an welcher Stelle der Zug sein soll, um es dann wiederum im Stehen zu versuchen: Knien Sie sich auf den Boden und platzieren Sie dabei ein Bein möglichst weit vorne. Den hinteren Unterschenkel legen Sie auf dem Boden ab. Greifen Sie nun mit der Hand, die auf derselben Seite wie Ihr hinteres Bein ist, in Ihre Gesäßfalte und schieben die Hüfte nach vorne. Gleichzeitig drehen Sie Ihre Hüfte stark in die Richtung des vorderen Beines, das bedeutet, dass Sie, sollten Sie das linke Bein vorne platziert haben, die rechte Hüfte stark nach vorne links drücken. Ist das rechte Bein vorne, drücken Sie die linke Hüfte stark nach vorne rechts.

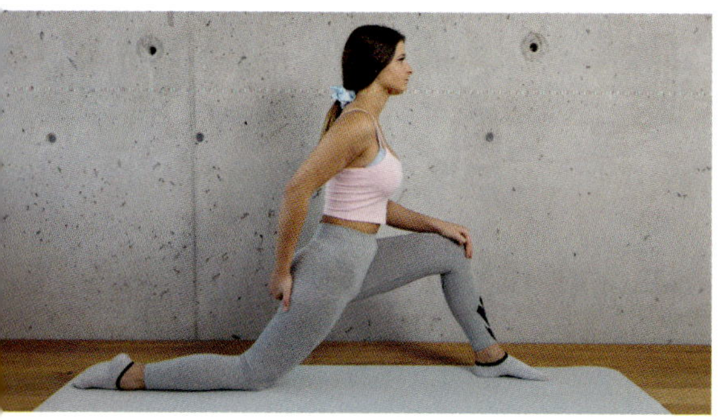

Die Eigenübung ohne Hilfsmittel zur Dehnung des Hüftbeugemuskels. Die meisten Menschen haben mit der korrekten Ausführung dieser Dehnungsübung große Mühe.

Es ist durchaus möglich, auch ohne Hilfsmittel in der Sturf-Position am Schreibtisch zu stehen, wobei es hier in der Regel sehr schnell zu einer Ermüdung kommt und der Dehnungsdruck nicht ausreichend aufgebaut werden kann. Als Übung für zwischendurch eignet sich diese Position jedoch hervorragend.

Um die Sturf-Haltung einzunehmen, kann man auch einen konventionellen Bürostuhl verwenden. Diesen müssen Sie gegebenenfalls mit einem Spanngurt am Schreibtisch befestigen, wenn er Rollen hat, wobei die Verwendung von Spanngurten im Arbeitsumfeld nicht ganz unproblematisch ist. Stellen Sie sich nun vor den Stuhl und legen Sie ein Bein mit dem Unterschenkel auf dem Stuhl ab. Der Unterschenkel sollte ganz zum Liegen kommt. Das kann Ihnen dabei helfen, die Sturf-Haltung länger einzunehmen, als wenn Sie nur stehen. Alternativ können Sie auch das Knie auf der Sitzfläche auflegen und den Fuß auf der Rückenlehne platzieren. Auf diese Weise kommt es zu einem erheblichen, noch zusätzlichen Zug auf den vorderen Oberschenkelmuskel (*M. rectus femoris*), was dazu führen kann, dass der Zug im Bereich des Hüftbeugemuskel wieder nachlässt.

Treppensturfen

Um eine dauerhafte Überstreckung der Hüfte zu erreichen, wäre es möglich, eine Matte auf die untersten Stufen einer Treppe zu legen und dann bäuchlings mit dem Becken noch auf dem Boden zu liegen und die Beine aufwärts auf die Stufen zu legen. Alternativ ist es mit einer ganzen Matratze noch einfacher, aber natürlich aufwändiger.

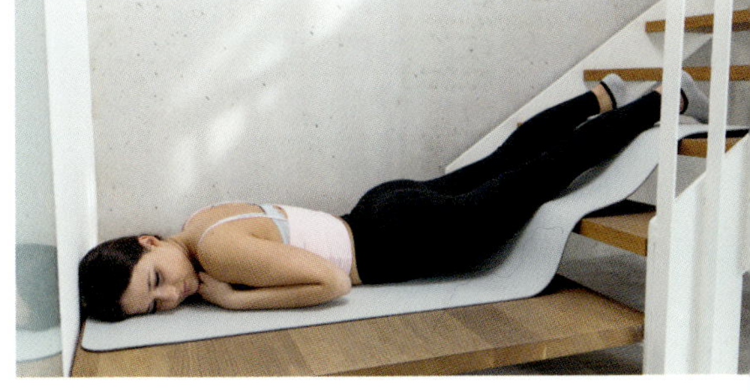

Mit einer Matte oder Matratze auf dem Treppenabsatz kann man sturfen.

Wichtig ist dabei, dass der gesamte Bauch und auch das Becken wirklich auf dem Boden aufliegt und hier kein vermehrtes Hohlkreuz entsteht.

Eine verstärkte Dehnung kann dadurch erzielt werden, dass sich ein Partner auf die Gesäßfalte setzt, nicht aber auf das Gesäß, sondern wirklich etwas unterhalb beinwärts auf die Gesäßfalte. Da es in diesem Fall durch den erhöhten Zug am Hüftbeugemuskel zu einer Verstärkung des Hohlkreuzes (*Lordose*) kommen kann, empfiehlt es sich, ein dickes, relativ festes Kissen unter den Bauch zu legen. Ihrer weiteren Kreativität ist natürlich keine Grenze gesetzt.

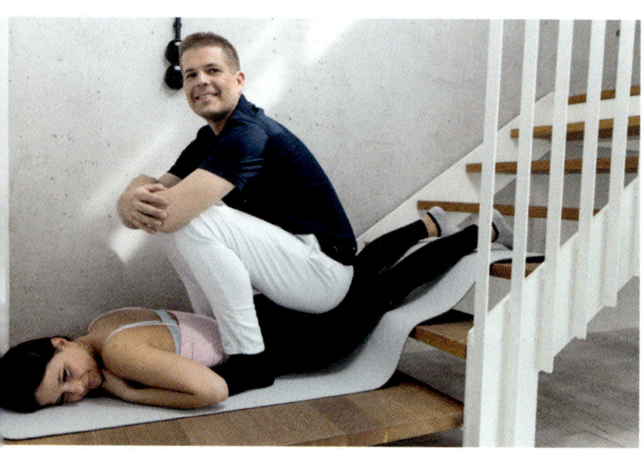

Um eine stärkere Dehnung des Hüftbeugemuskels zu erreichen, kann sich ein Partner auf die Gesäßfalte setzen.

Wer lieber kopfaufwärts nach oben liegt, auch das geht natürlich.

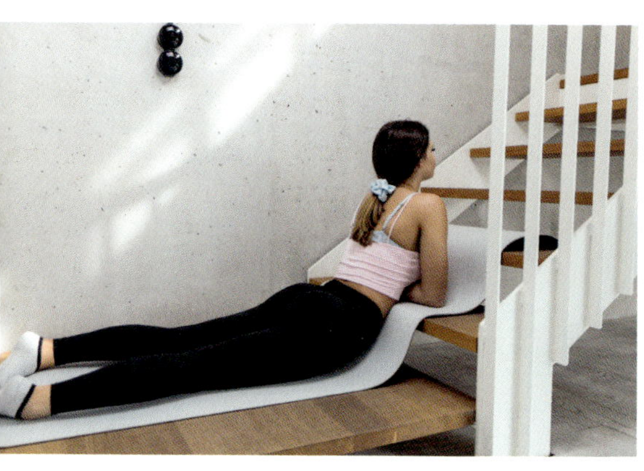

Der Oberkörper kann beim Treppensturfen auch nach oben gerichtet sein, hier empfiehlt sich allerdings eine Matratze, so wie hier mit der Matte ist es oft nicht ausreichend gepolstert.

Sie können Ähnliches auch auf einem Sofa oder Sessel durchführen.

Schmerzfrei am Arbeitsplatz

Ist es nicht das, was alle wollen: schmerzfrei zu sein, ohne etwas zu tun, ohne Tabletten und ohne Operation, vielleicht mit ein paar passiven Therapiesitzungen? Alles soll dabei weiter so gehandhabt werden können wie bisher, jeder Sport und jede Bewegung soll erlaubt sein, und natürlich auch ein wenig Kraftaufbau.

Aus meiner langjährigen Erfahrung kann ich das bejahen. Die meisten Menschen hoffen insgeheim, dass sich die lästigen Übungen irgendwie von ganz alleine erledigen, man schon trainiert aus der Arbeit kommt, über Wochen hinweg keinen Verlust des Trainingszustands hinnehmen muss und man ganz nebenbei trainieren kann. Was hier nach Utopie klingt, nach einem frommen Wunsch, ist inzwischen Realität geworden, und zwar in Gestalt des *Sturfers*, über den ich hier als Erfinder und Entwickler schreibe und nicht in meiner Funktion als Arzt und Orthopäde.

Sturfen mit Hilfsmitteln

Für Dehnungsübungen am Arbeitsplatz ist ein höhenverstellbarer Schreibtisch sinnvoll.

Stehposition mit Stuhl: Um es einfacher zu machen und auch die Oberschenkelvorderseite zu dehnen, kann das Knie auf einem Stuhl abgelegt und gleichzeitig der Fuß an der Rückenlehne angelehnt werden.

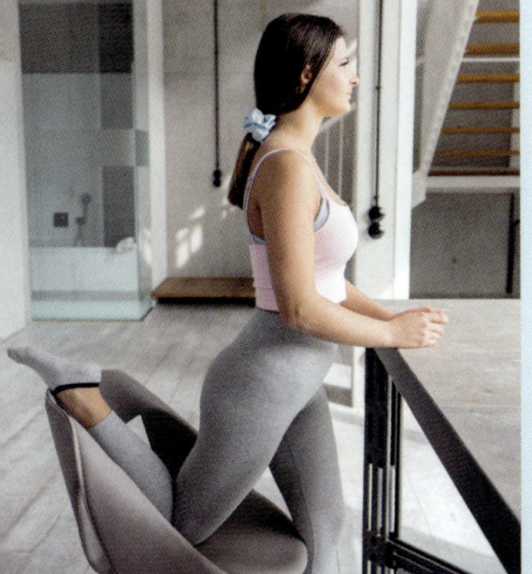

Ein Bein kann nach hinten abgelegt werden. Wenn es wie hier noch an der Lehne aufgestellt ist, wird der Hüftbeugemuskel und der vordere Oberschenkelmuskel gedehnt.

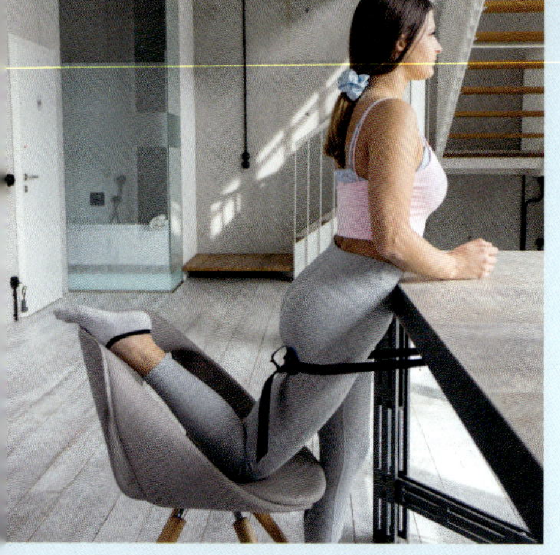

Stehposition nur mit Bändern: Um eine verstärkte Psoasdehnung zu erreichen, können Sie ein Band um ein Bein unter das Gesäß legen und dies am Schreibtisch befestigen.

Das hintere Bein wird mit einem Gurt am Schreibtisch befestigt.

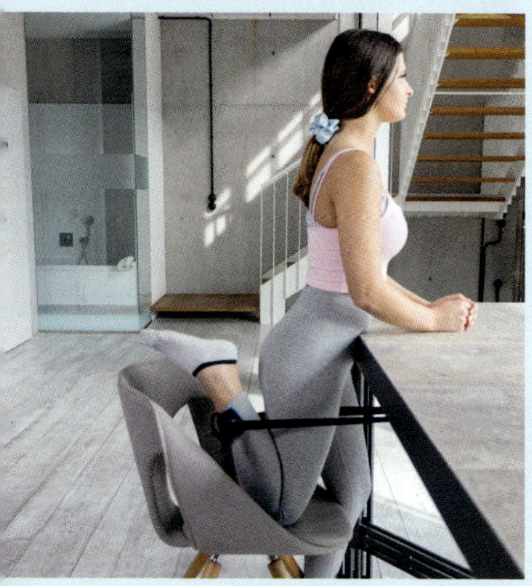

Fortgeschrittene können auch den gesamten Unterschenkel hochbinden. Beachten Sie jedoch, dass dann oft nur der Oberschenkel gedehnt wird und am Hüftbeugemuskel nur noch wenig Dehnung erreicht wird.

Stehposition mit Stuhl und Bändern: Sollte der Stuhl wegrollen, könnte er mit Bändern am Schreibtisch befestigt werden. Achten Sie dabei jedoch darauf, dass weder Sie noch andere Personen darüber fallen.

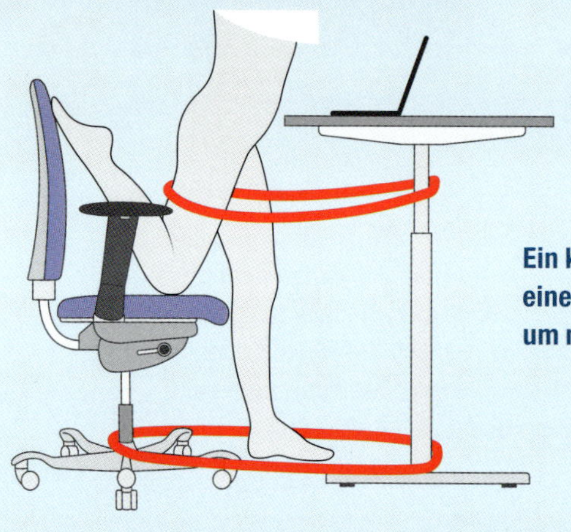

Ein klassischer Bürodrehstuhl kann mit einem Gurt am Tisch befestigt werden, um nicht wegzurollen.

Der Sturfer

Knapp bevor ich den Sturfer fertig entwickelt hatte – wir hatten ihn inzwischen bis ins kleinste Detail ausgearbeitet –, stand ich auf dem Heimweg im Stau und bekam den Schreck meines Lebens. Im Schneegestöber entdeckte ich auf einer Plakatwand links neben mir – einen Sturfer. Jemand war mir zuvorgekommen! Die Arbeit, die Entwicklungsgedanken, die hohen Kosten, all die Zeit, die ich meiner Familie abgerungen hatte – und jetzt war jemand anderer schneller als ich gewesen! Die Gedanken überschlugen sich in meinem Kopf. Als ich genauer hinschaute, legte sich mein Schreck. Das Bild entstammte einer österreichischen Tageszeitung und machte Werbung für eine effiziente Jobsuche. Es zeigte einen Mann, der sich von seinem Laptop auf dem Boden über seinen Bürosessel hinaus – einer Rakete gleich – in neue Sphären abstieß. Er nahm dabei – zufällig – die Position des Sturfens ein. Sofort war ich beruhigt.

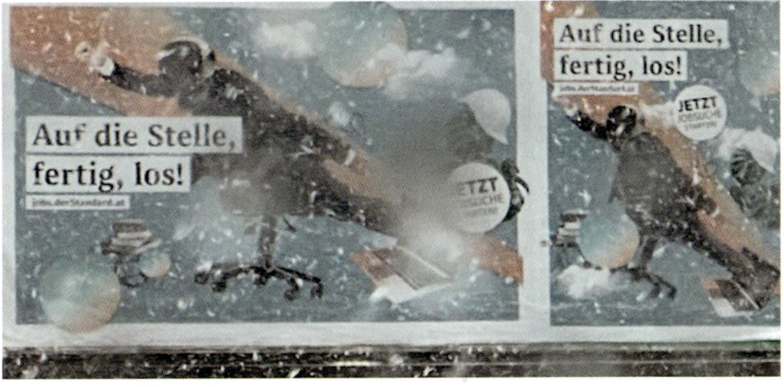

Sturfen – eine Interpretation des neuen Arbeitens durch eine große österreichische Tageszeitung.

Nachdem ich ja, wie Sie bereits wissen, etwas übungsfaul bin, habe ich mir zuhause eine hochklappbare Liege gebaut, auf der ich am Schreibtisch arbeiten kann und gleichzeitig meine Muskeln gedehnt werden. Dazu habe ich vom Schlosser einige Bügel anbringen lassen. Das Monstrum verschandelte über Monate unser Wohnzimmer, und es war eigentlich nicht sonderlich bequem. Ganz im Gegenteil: Auf dem Kunstlederüberzug kam ich regelmäßig ins Schwitzen.

Ich habe lange überlegt, wie ein Dehnungsgerät für den Arbeitsplatz aussehen könnte. Es war schließlich meine Frau, die den Impuls gab – es müsse gleichzeitig ein normaler Bürostuhl sein, denn niemand wolle sich ein solches Teil irgendwo hinstellen. Also nahm ich Kontakt mit diversen Ingenieurbüros auf, und der Weg zum Sturfer nahm seinen Lauf.

Etwa zwei Jahre nachdem die Idee geboren war, sturfte ich zum ersten Mal. Zugegeben, schön sah er noch nicht aus, aber er funktionierte. Es war ein Bürostuhl, der umgeklappt genau das machte, was er sollte, nämlich meine Muskeln von selbst während der Arbeit am Schreibtisch zu dehnen. Ich verbrachte rund neunzig Minuten auf dem Sturfer. Danach konnte ich nicht mehr. Es war zwar nicht anstrengend und auch nicht unbequem, jedoch mein Körper erschöpfte sich, mein Puls stieg, und ich musste aussteigen. Mein Körper hatte damit begonnen zu trainieren, ganz ohne mein Zutun.

Die Faszien, die Verkürzungen, alles begann sich auf dem Sturfer umzubauen – und das kostete anfangs einiges an Energie. Ein erhebender Moment stellte sich jedoch am nächsten Tag ein. Ich hatte mit einem Mal das Gefühl, schweben zu können. Ich lief durch die Praxis wie an jedem anderen Tag auch, von einem Zimmer ins andere, wie man das eben so macht als Arzt, diesmal war es jedoch anders. Es war leicht. Mein Rücken fühlte sich an wie eine Wolke. Ich hätte nicht für möglich gehalten, dass der Druck auf meinem Rücken so groß gewesen war. Jetzt war er weg. Meine Muskeln hatten sich entspannt und den Druck von den Bandscheiben genommen. Es war ein unglaubliches Gefühl. So fühlte es sich also an, wenn der Rücken gesund war.

Dieser Moment war die Geburtsstunde meines Projektes *Ein Sturfer für alle* oder *Schmerzfreiheit für Übungsfaule.*

Tausende Arbeitsstunden später existiert der Sturfer nun. Er dient zum einen als vollwertiger zertifizierter Bürodrehstuhl und löst gleichzeitig das Problem des inneren Schweinehundes. Nichts tun müssen und gleichzeitig die Ursache des Rückenschmerzes abstellen.

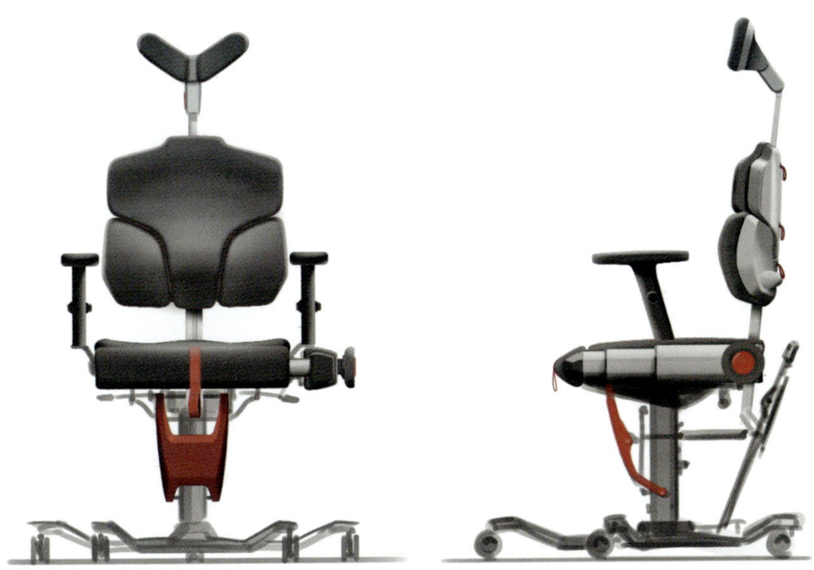

Der Sturfer ist auch ein normaler Bürodrehstuhl.

Der Sturfer lässt sich in unterschiedliche Positionen umbauen, somit sind zahlreiche Muskelgruppen von der Brustwirbelsäule, über die Lendenwirbelsäule, die Hüfte, die Knie und die Waden während der Arbeit in Dehnung zu halten. Ausgeklappt ist der Sturfer ein Dehnungsgerät mit der Besonderheit, den Hüftbeugemuskel stark dehnen zu können.

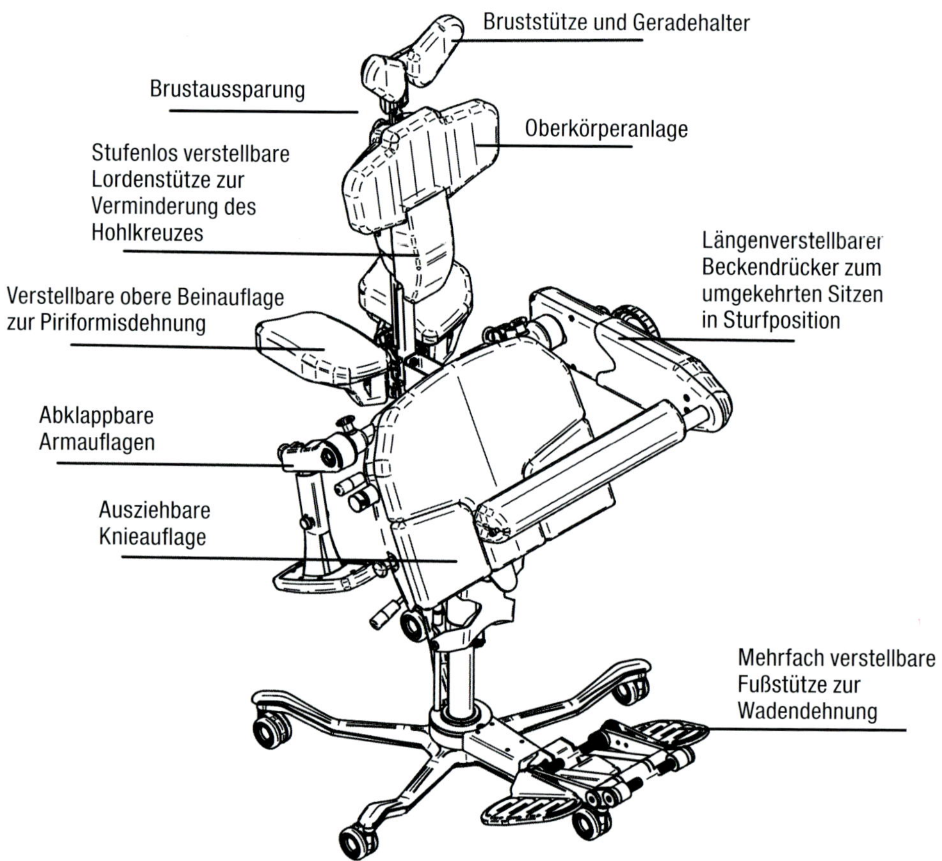

Bestandteile des Sturfers

Um zu sturfen, lehnen Sie sich nun mit dem Oberkörper nach vorne an die Rückenlehne des Sturfers an. Dadurch wird ihr Brustkorb in aufrechter Position gehalten. Zur besseren Überstreckung der Hüfte setzen Sie sich auf einen Beckenbügel. Diese Haltung ist äußerst bequem und bedarf keinerlei Anstrengung nach eine kurzen Gewöhnungsphase. Schon nach wenigen Tagen werden Sie eine Reaktion Ihres Körpers wahrnehmen: Der Körper beginnt, Muskeln und Faszien umzuarbeiten. Ihre Pulsfrequenz wird sich verändern, bis sich ihr Körper adaptiert hat.

Für einen positiven Effekt reicht eine anfängliche Nutzungsdauer von 15 bis 20 Minuten täglich vollkommen aus. In der übrigen Zeit können Sie den Sturfer als ganz normalen, funktionsfähigen Bürodrehstuhl benutzen.

Eine zu intensive Nutzung am Anfang empfiehlt sich nicht, da während des Sturfens jeweils die Muskeln auf Länge gehalten werden. Dies kann in der Anfangsphase dazu führen, dass zunächst ein zusätzlicher Druck auf Gelenke und Bandscheiben sowie Nerven und Muskeln erfolgt. Die Dehnungsintensität sollte daher gering eingestellt werden und dann erst über Wochen behutsam gesteigert werden. Mit der Zeit können die Phasen des Sturfens immer weiter ausgeweitet werden, bis Sie schließlich überwiegend sturfen statt sitzen.

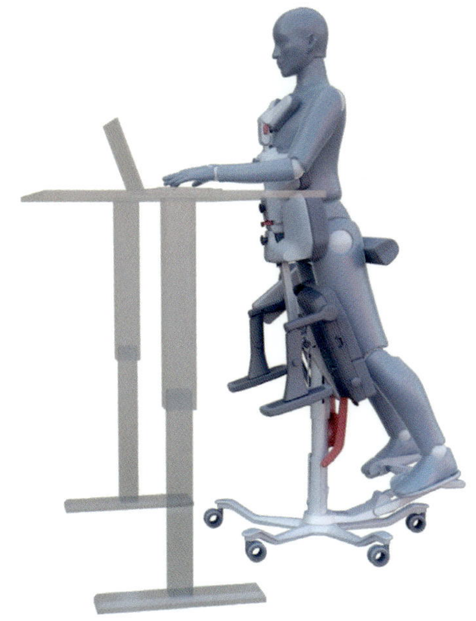

Sturfer in Sturfposition

Ein Teil der möglichen Positionen auf dem Sturfer

Für den Erhalt der Schmerzarmut ist die tägliche Nutzung in Standardstellung ausreichend.

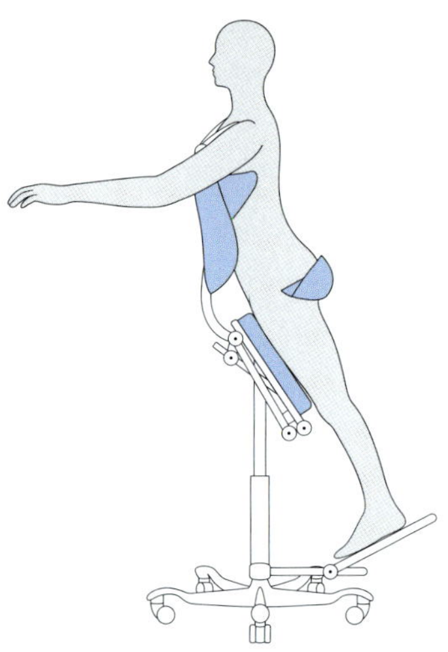

Standardposition mit leichter Überstreckung der Hüfte, für den Anfänger ausreichend.

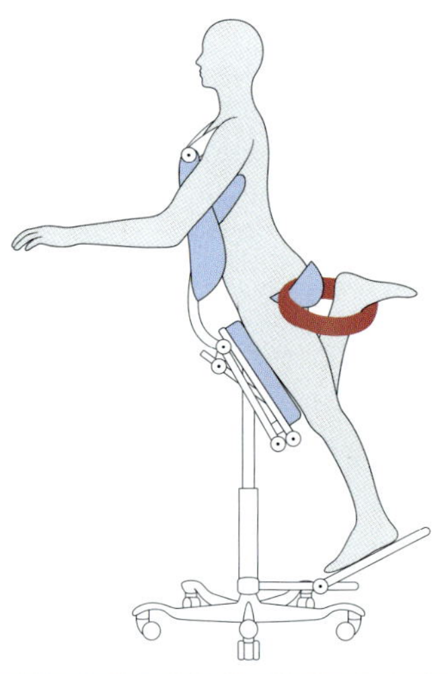

Zusätzlich Dehnung des vorderen Oberschenkelmuskels

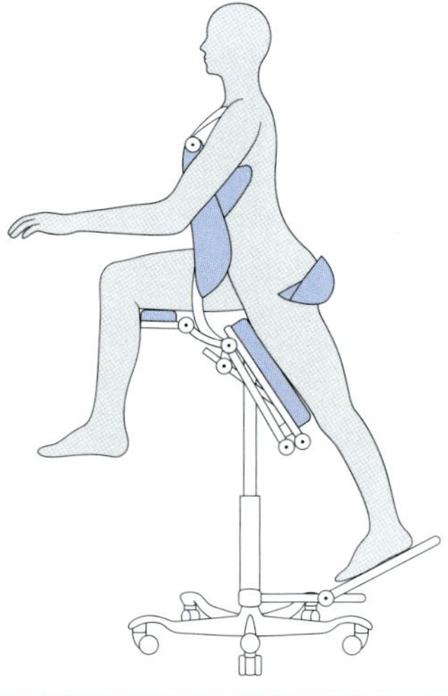

Zur einfachen Dehnung der Gesäßmuskeln kann das Bein vorne herunterhängen.

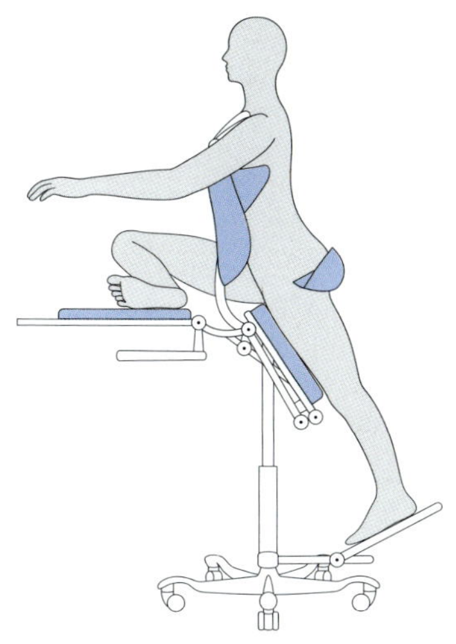

In dieser Position wird der Piriformismuskel stark gedehnt.

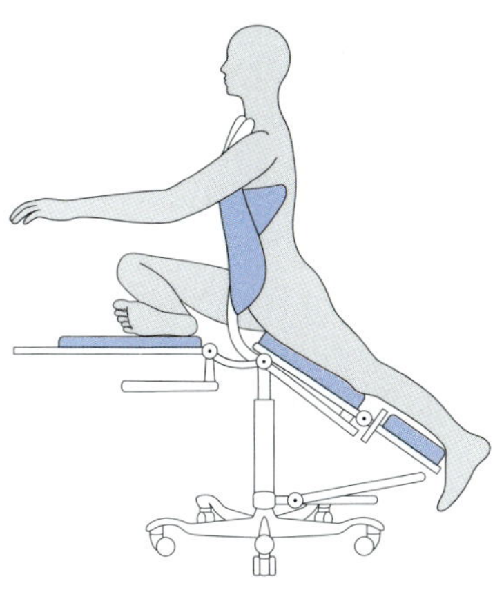

Fortgeschrittene können das hintere Bein in eine 50°-Überstreckung bringen.

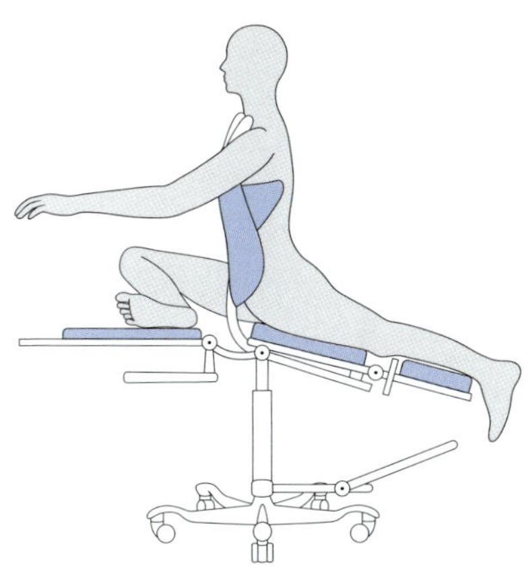

Weit fortgeschrittene Anwender haben sogar die Möglichkeit einer Überstreckung der Hüfte von 70°.

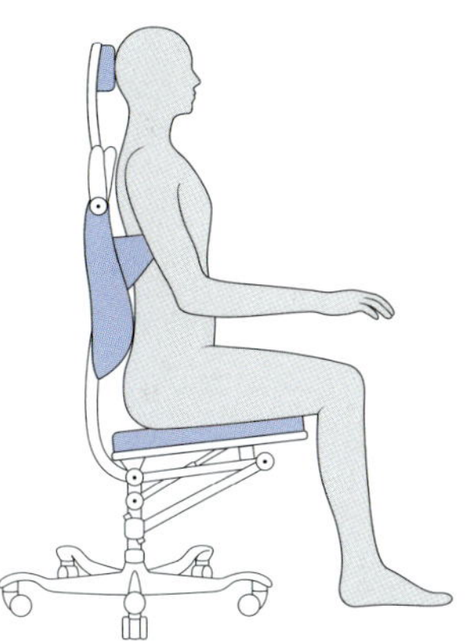

Komfortables Sitzen mit allen Funktionen eines ergonomischen Bürodrehstuhls.

Die Vorteile des Sturfens

Unmittelbare Effekte auf den Rücken

Der eigentliche Effekt, die Entlastung der Bandscheiben, zeigt sich unmittelbar nach Beendigung des Sturfens. Anwenderinnen und Anwender berichten über eine erhebliche Leichtigkeit im unteren Rücken. Zudem lassen Schmerzen, die man etwa bei längeren Autofahrten verspürt hat, sukzessive nach. Das liegt daran, dass es nach Jahren eines erhöhten Drucks auf die Bandscheiben zum ersten Mal zu einer Entlastung gekommen ist. Da unser Körper generell in der Lage ist, unangenehme Gefühle und Schmerzen sowie Druckgefühle auszublenden, wird nun, oft zum ersten Mal, bemerkt, wie sich der Rücken ohne diesen Druck durch den starken Muskelzug anfühlt.

Um bessere Ergebnisse zu erzielen und um Schäden durch zu starke Dehnung in jedem Fall zu vermeiden, kann man die Muskulatur vor der Benutzung des Sturfers dehnbar und geschmeidiger machen.

Die Grundstellung des Sturfens ist in nur leichter Überstreckung der Hüfte möglich. Hierfür ist es nur erforderlich, sich in der Sturf-Position an den Sturfer zu lehnen. Mit zunehmendem Trainingseffekt wird dann der Beckendrücker immer weiter an das Gesäß herangefahren und damit der Zug auf den Hüftbeugemuskel jeweils erhöht. Dies sollte in langsamen Schritten erfolgen.

Gerade in der Anfangsphase kann sich ein leicht unangenehmes Gefühl im unteren Rücken einstellen. Das liegt daran, dass durch das Sturfen zunächst der Muskelzug des Hüftbeugemuskels verstärkt wird und es anfänglich zu einer minimalen Vergrößerung des Hohlkreuzes kommen kann. Um hier Entlastung zu schaffen, sind zwei Kompensationsmechanismen eingebaut. Zum einen ist die Lendenstütze (Lordosenstütze) sehr weit ausfahrbar, sodass hier bauchseitig ein Gegendruck gegen das Hohlkreuz erfolgen kann.

Sie wird auf einer weichgelagerten Gasfeder etwas in Richtung des Bauches herausgestellt. Wenn der Bauch bequem anliegt, sind keine Druckstellen zu erwarten. Dies wird von Anwenderinnen und Anwendern als äußerst angenehm empfunden.

Ein weiterer Mechanismus, um dem Hohlkreuz und dem anfänglich sich einstellenden leichten Schmerz entgegenzuwirken, ist das Lagern des Beins über die obere Beinauflage, sodass der Unterschenkel wieder herunterhängt. Dies hat in etwa denselben, wenn nicht sogar einen zusätzlichen verstärkenden Effekt beim Ausgleichen des Hohlkreuzes und dem Zug der Hüftbeugemuskulatur. Wenn der gesamte Unterschenkel auf der oberen Beinauflage abgelegt wird, ist es zudem möglich, auch die hintere Gesäßmuskulatur zu dehnen. Auch diese Haltung ist äußerst bequem. Zu Beginn kann der Winkel der oberen Beinauflage verstellt werden, um auch hier schrittweise die Dehnung zu verbessern.

Dehnung der Oberschenkelvorderseite

Während des Sturfens ist es möglich, ein Bein über ein Gurtband im Kniegelenk zu beugen, was zu einer Dehnung der Vorderseite des Oberschenkels führt. Auch dies hat eine erhebliche Verbesserung der Beckenkippung zur Folge. Man kann das Knie auch auf der Knieablage ablegen, um hier nicht einseitig mit dem Becken zu kippen.

Gerade Haltung durch das Sturfen

Die gerade Haltung beginnt beim Sturfen bereits am Oberschenkel. Durch eine Dehnung der vorderen Oberschenkelmuskulatur kommt es zu einer geraden Beckenhaltung. Das Becken wird aufgerichtet. Dies hat in weiterer Folge einen positiven Effekt auf die Haltung des Oberkörpers, da die Bauchmuskulatur nun weniger am Brustkorb zieht. Sie wird ebenfalls durch die Überstreckung gedehnt. Im Bereich des Brustkorbes erfolgt zudem eine Aufrichtung des

Brustkorbes und der Brustwirbelsäule durch einen kontinuierlichen Gegendruck. Diese Anlage ist sehr bequem und entspannt neben der Bauchmuskulatur auch die Zwischenrippenmuskulatur.

Flacher Bauch

Über den kontinuierlichen Dehnungszug der Hüftbeugemuskulatur wird das Hohlkreuz deutlich vermindert. Dies führt schlussendlich auch dazu, dass ein möglicherweise entstandener Bauch reduziert wird. Denn während der Sturfer das Hohlkreuz vermindert, trägt er so gleichzeitig auch zu einem schöneren Aussehen durch einen flacheren Bauch bei.

Eine gerade Körperhaltung

Die Bruststütze ist das erste und bislang einzige Hilfsmittel, das eine gerade Aufrichtung des Brustkorbes erzielen kann. Bisher gab es lediglich Stoffhalter, sogenannte „Rückengeradehalter“, die jedoch niemals einen kontinuierlichen Druck aufrechterhalten können.

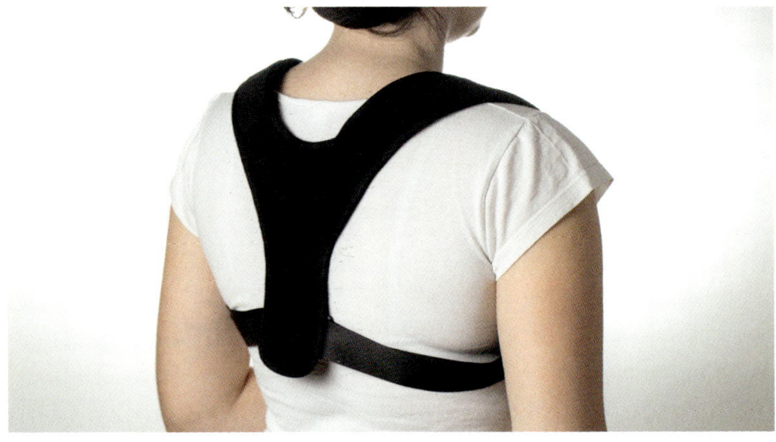

Ein „Rückengeradehalter“ ist meist aus Stoff und kann der Fehlhaltung nur wenig entgegensetzen.

Die Brustanlage des Sturfers ist anatomisch geformt, sodass hier auch für weibliche Nutzerinnen ausreichend Freiraum geschaffen ist. Zudem sind sowohl die Knopfleiste wie auch die Schweißrinne ausgespart. Mit der Bruststütze ist es möglich, verschiedene Lagen des Sturfens einzunehmen, von einer leicht über dem Schreibtisch liegenden bis zu einer sehr aufrechten Lage sind hier verschiedene Positionen denkbar. Im Sitzmodus kann die Bruststütze entweder als Sakkohalter oder alternativ als Kopfstütze verwendet werden.

Dehnung der Wadenmuskulatur

Je nach Stellung der Fußpads können Sie auch Ihre Wadenmuskulatur dehnen, was positive Auswirkungen auf den Fuß, die Wade und das Knie hat.

Verbesserung von Hüft- und Knieschmerzen

Der Sturfer dehnt alle Muskelgruppen auf der Vorderseite des Körpers, die sowohl den unteren Rücken, die Hüfte und die Knie betreffen. Sie sind somit in der Lage, auch die Muskelverkürzungen zu behandeln, die zu Problemen im Bereich von Hüft- und Kniegelenken führen.

Erhalt des Trainingszustandes

Durch die Benutzung des Sturfers ist es möglich, den Trainings- und Dehnungszustand der Muskulatur ohne Übungen zu verbessern und aufrecht zu erhalten. Im Gegensatz zu sportlicher Betätigung oder Therapieverfahren kommt es durch die kontinuierliche Dehnung der Muskulatur während des Arbeitens am Schreibtisch nicht zu einem Rückfall in den Zustand einer verkürzten Muskulatur. Insbesondere auch für übungsfaule Menschen besteht dadurch die Möglichkeit, ihren Trainingsstatus aufrechtzuerhalten.

Reduktion von Müdigkeit und Verbesserung der Venenfunktion

Da die Muskulatur kontinuierlich unter Spannung gehalten wird, hat dies positive Auswirkungen auf die Muskelzirkulation und die Venenfunktion. Es kommt nicht zu einer Erschlaffung der Muskeln, sondern der venöse Rückfluss wird unterstützt.

Demonstration Ihres Gesundheitswillens

Der Sturfer bietet Ihnen zudem die Möglichkeit, Ihren Gesundheitswillen zu demonstrieren. Jeder wird sehen, dass sie aktiv sind und etwas für Ihren Körper tun.

Prävention/Vorbeugung

Schmerzen stellen sich in der Regel erst nach einer gewissen Zeit der Fehlbenutzung des Körpers ein. Insofern können Sie den Sturfer vor allem auch zur Prävention nutzen, da er verhindert, dass Schmerzzustände überhaupt erst entstehen.

Voraussetzungen zum schmerzfreien Sturfen

Es ist davon auszugehen, dass etwa neunzig Prozent der Rückenschmerzen durch muskuläre Verkürzungen und muskuläre Probleme versursacht sind und dies dann zu Bandscheibenschäden, Wirbelveränderungen und Wirbelgelenksarthrose führt. Diesen Erkrankungen ist in den meisten Fällen durch Verbesserung der muskulären Spannung beizukommen. Lediglich bei schweren Abnutzungen in einer späten Phase ist der Schaden so groß, dass er durch muskuläre Behandlungen nicht mehr zu lösen ist. In diesen Fällen müsste vor dem Sturfen eine Therapiefähigkeit hergestellt werden. Bei Rückenschmerzen, die nicht auf eine behandelbare muskuläre Ursache zurückzuführen sind, sollte der Sturfer nicht ohne die Konsultation einer Ärztin oder eines Arztes verwendet werden, beziehungsweise sollte vor der Benutzung eine Sturffähigkeit hergestellt werden, entweder durch Therapien, invasive Maßnahmen wie Spritzen, Infiltrationen oder Operationen.

Ein Versuch kann in der Regel dennoch unternommen werden bei:

Bogenschlussstörung

Das ist ein angeborenes Problem, bei dem der hintere Wirbelbogen nicht geschlossen ist. Dies führt zu Reibung zwischen den Knochenenden und oft auch zu einer vermehrten Belastung der Bandscheiben, was vermehrt Bandscheibenvorfälle auch in jüngerem Alter zu Folge haben kann. Manchmal muss bei entsprechenden Schmerzen zuerst die Bogenschlussstörung verschlossen werden.

Wirbelbogenbruch

Der Wirbelbogenbruch (Spondylolyse) ist ein Bruch im Wirbelbogen, der meistens beidseitig auftritt und oft angeboren ist. Der Bruch kann auch im Teenageralter aufgrund einer Schwachstelle erfolgen. Die Knochenenden können aneinander reiben und Schmerzen verursachen, zudem kann es zu einem Wirbelgleiten kommen. Es kann vor dem Sturfen erforderlich sein, den Wirbelbogenbruch zu verschrauben.

Wirbelgleiten (Spondylolisthese)

In Folge eines Wirbelbruches fehlt die Verbindung zu den Wirbelgelenken, was dazu führen kann, dass der obere Wirbel nach vorne rutscht (Wirbelgleiten). Die Bandscheibe kann diesen Versatz nicht ausgleichen und bildet einen falschen Bandscheibenvorfall aus, der jedoch Nerven einklemmen kann. Hier ist unter Umständen zunächst eine Fixierung des Wirbelgleitens erforderlich.

Hypoplasie L 5

Auch bei einem zu kleinen Wirbel, meist ist es der unterste Lendenwirbel, kommt es zu einer Ausbildung von zwei falschen Bandscheibenvorfällen. Grund dafür ist der zu kleine Wirbel (Hypoplasie), weshalb die normal große Bandscheibe übersteht. Es kommt zu einem Bild wie bei einem Bandscheibenvorfall.

Bandscheibenvorfall

Bandscheibenvorfälle sind sehr unterschiedlich, und auch das Beschwerdeausmaß ist sehr unterschiedlich in Abhängigkeit von Vorfallgröße, Alter, Wassergehalt und Lokalisation. Viele Bandscheibenvorfälle schmerzen überhaupt nicht und werden auch nicht bemerkt. Bei frischen Bandscheibenvorfällen und solchen, die noch auf den Nerv drücken oder in ungünstiger Lage auf einen Nerv drücken, der ins Bein ausstrahlt (zum Beispiel Ischias-Schmerz), kann es sein, dass dies durch das Sturfen verstärkt wird. Es sollte der Vorfall daher erst behandelt oder entfernt werden beziehungsweise sollte die Spontanheilung abgewartet werden. Nach etwa drei Monaten ohne Schmerzen kann dann mit dem Sturfen begonnen werden. Bei einer Bandscheibenvorwölbung sollten Sie unbedingt sturfen, idealerweise mit einer Vorbereitung durch eine Therapeutin oder einen Therapeuten.

Lumbosakrale Übergangsstörungen

Im Bereich des unteren Lendenwirbels können ein- oder beidseitig angeborene Veränderungen bestehen. Dies sind meist Verwachsungen des unteren Wirbels mit dem Becken, was zu einer übermäßigen Abnutzung der darüber liegenden Bandscheibe führen kann. Man spricht hier von Sakralisation, Lumbalisation oder dem Bertolotti-Syndrom. In Einzelfällen kann eine solche Verwachsung gelöst werden, wobei man dies in der Regel nicht als alleinige Operation macht, sondern meist dann, wenn ohnehin eine Operation erforderlich ist, beispielsweise wenn ein Bandscheibenvorfall operiert werden muss. Die Spannung, die durch eine solche Knochenspange entsteht, kann zu Skoliosen (Wirbelsäulenverkrümmung) führen, aber auch ein verstärktes Hohlkreuz kann die Folge sein. Ich habe einmal eindrücklich erlebt, wie ein Mädchen, bei der ich eine solche Verwachsung gelöst habe, nach der Operation um vier Zentimeter größer war und sich neu einkleiden musste, weil die Spange sich gelöst hatte, die die Wirbelsäule in eine erhebliche Fehlhaltung gezwungen hatte.

Skoliose

Die Verkrümmung der Wirbelsäule kann leichte und schwere Formen aufweisen. Auch wenn Betroffene oft sehr unter der Verkrümmung leiden, entstehen in vielen Fällen keine Schmerzen bei Skoliose. Neben den oben genannten Verwachsungen sind meines Erachtens unterschiedlich starke Muskelzüge für die Verkrümmung verantwortlich. Der Knochen wächst schneller, als der verkürzte Muskel nachlässt, wodurch es zu der Verkrümmung kommt. Die Skoliose schließt das Sturfen nicht aus.

Spinalkanalstenose

Im Falle einer Spinalkanalstenose empfehle ich eine vorbereitende Therapie, danach kann mit dem Sturfen begonnen werden. Nach einer Dekompression des Spinalkanals kann das Sturfen das probate Mittel sein, die neuerliche Entstehung einer Spinalkanalstenose hinauszuzögern oder sogar zu verhindern.

Versteifungsoperation, Bandscheibenoperationen, Bandscheibenprothesen

Nach einer Operation der Wirbelsäule, sofern die relevanten Schäden behoben wurden und sofern nicht noch eine weitere Erkrankung wie eine Spinalkanalstenose besteht, kann Sturfen eine sehr gute Option sein. Durch die Operationen ist in der Regel die Ursache der Rückenerkrankung nicht behoben, weshalb ich das Sturfen hier empfehle, um die Krankheitsursache abzustellen. Ich empfehle aber in diesen Fällen eine vorangehende Therapie der Muskelverkürzung durch Elastopathie und Elastopressur.

Wirbelbrüche

Ein Bruch von Wirbeln sollte in jedem Fall zunächst zur Ausheilung gebracht werden. Die Heilungsdauer beträgt ca. drei bis sechs Monate.

Osteoporose

Dünne und brüchige Knochen sind kein Grund, nicht zu sturfen. Es sollte jedoch bei hochgradiger Osteoporose mit der Ärztin oder dem Arzt abgeklärt werden, ob Sturfen zu empfehlen ist.

Fragen Sie nach

Im Zweifel sollten Sie immer Ihre Ärztin oder Ihren Arzt konsultieren und fragen, ob es Einwände gegen das Sturfen gibt. Bedenken Sie jedoch, dass viele Ärztinnen und Therapeuten die Grundlagen des Sturfens und der Dehnbar- und Elastischmachung (Elastopathie) noch nicht kennen. Fragen Sie daher explizit nach der Erfahrung mit diesen Methoden und holen Sie sich im Zweifelsfall immer eine

Meinung von einer Ärztin oder einem Arzt ein, die oder der mit diesen Methoden Erfahrung hat.

Vorbereitung des Sturfens

Es empfiehlt sich in jedem Fall, nach Möglichkeit die Muskulatur für das Sturfen vorzubereiten. Dies ist durch eine Therapeutin oder einen Therapeuten möglich, eine selbständige Vorbereitung ist ebenfalls denkbar. Hier ist es erforderlich, die zu dehnenden Muskeln zunächst elastisch zu machen. Hier sind folgende Schritte sinnvoll: Zunächst sollten alle beteiligten Muskeln an ihrem Muskelansatz lange gedrückt werden, anschließend wäre es sinnvoll, zumindest für die ersten Tage Dehnungsübungen durchzuführen. Im Einzelnen wird hier erläutert, welche Muskeln wie behandelt werden müssen und welche Dehnungsübungen empfehlenswert sind. Die Elastischmachung der Muskulatur sollte immer nach längeren Dehnungspausen beziehungsweise nach einer längeren Phase der Nichtbenutzung des Sturfers erfolgen. Die Dehnungsfähigkeit der Muskulatur ist nach Dehnbarmachung nur für wenige Tage gegeben und fällt danach in den meisten Fällen wieder zurück. Wenn sie regelmäßig dehnen oder regelmäßig den Sturfer an fünf Tagen pro Woche verwenden, ist eine Dehnbarmachung durch Drücken auf den Muskelansatz nicht regelmäßig erforderlich. Dennoch empfiehlt es sich, den Muskelansatz gelegentlich erneut zu drücken, um hier das volle Potenzial der Dehnung auszuschöpfen.

Vorbereitung durch eine Therapeutin oder einen Therapeuten

Grundsätzlich ist es möglich, dass sie eine Physiotherapeutin oder einen Physiotherapeuten Ihrer Wahl aufsuchen. Diese oder dieser sollte in der Lage sein, anhand dieser Anleitung eine entsprechende Therapie durchzuführen. Möglicherweise ist dafür eine gewisse Vorbereitungszeit notwendig, da die Elastopathie und Elastopressur der Muskulatur über das Drücken von Muskelansätzen nicht zum gängigen Spektrum der Behandlung in der Physiotherapie gehört.

Für eine Ausbildung in dieser Technik biete ich daher auch vor Ort und online Schulungen für Therapeutinnen und Therapeuten an. Dennoch sind die anatomischen Kenntnisse, also die Kenntnisse des Körperbaus, über die physiotherapeutisch Praktizierende verfügen, ausreichend, um eine solche Therapie durchzuführen. Planen Sie für eine Behandlung etwa sechzig bis neunzig Minuten Zeit ein. Eine Behandlung in einer Kassenphysiotherapiesitzung ist schon aus Zeitgründen nicht möglich. Sie benötigen etwa drei bis sechs Sitzungen, um alle Muskeln ausreichend behandelt zu haben. Gleichzeitig sollten Sie sich die Dehnungsübungen zeigen und auch kontrollieren lassen.

Es gibt therapeutische Verfahren, die solche Techniken beinhalten. Hierbei wäre es möglich Therapeutinnen und Therapeuten aufzusuchen, die entweder nach der Schmerztherapie nach Liebscher und Bracht oder nach der Hock-Schmerztherapie ausgebildet sind. Die Methode nach Liebscher und Bracht ist etwas verbreiteter, insbesondere durch ein ausgeprägtes YouTube-Marketing. Es ist hier allerdings darauf hinzuweisen, dass das Nachturnen von YouTube-Übungen in der Regel keinesfalls ausreichend ist, sondern eine Behandlung durch geschulte Therapeutinnen und Therapeuten erforderlich ist, insbesondere da bei reinen Dehnungsübungen die

Vorbereitung fehlt. Die Hock-Schmerztherapie ist in einzelnen Punkten etwas genauer, hat aber auch einige Nachteile. Ich kann sie insbesondere dann empfehlen, wenn sie mit der Schmerztherapie nach Liebscher und Bracht keine ausreichenden Erfolge erzielen, da bei der Hock-Schmerztherapie eine genauere Diagnostik erfolgt und zusätzliche Muskelpunkte behandelt werden.

Dehnen statt Sturfen

Als Alternative zum Sturfen können Dehnungsübungen durchgeführt werden. Entscheidend hierbei ist jedoch, dass die Übungen nahezu täglich durchgeführt werden.

Dehnungs- und Zeitersparnis durch Sturfen

Durch das Sturfen wird die Dehnung komfortabel und kann über einen langen Zeitraum aufrechterhalten werden. Es fällt somit das mühsame Dehnen weg und sportliche Menschen können Ihre Zeit für andere sportliche Aktivitäten nutzen.

Mangelbeweglichkeit durch Sturfen?

Sturfen kann falsch verstanden werden, nämlich als allzu passive Maßnahme, die den Bewegungsmangel fördert. Auf den ersten Blick, scheint eine solche Denkweise nachvollziehbar. Bei genauerer Betrachtung sieht die Sache anders aus. Stuhlhersteller beobachten, dass die Einstellmöglichkeiten an Stühlen abgesehen von der Höhenverstellung kaum benutzt werden, weshalb modernere Stühle zunehmend zu Automatikstühlen werden, die sich von selbst an das Körpergewicht anpassen können. Diese Stühle sind rein passiv. Beim Sturfen muss bewusst eine Position aus verschiedenen Möglichkeiten ausgewählt werden, und es wird zwischen verschiedenen Positionen immer wieder gewechselt. Es sind zudem definitiv andere Positionen als gewöhnlich beim Sitzen im Alltag, im Auto, am Esstisch etc.

Vor allem zu Beginn stellt man beim Sturfen fest, dass die körperliche Aktivität und der Pulslevel steigen, da der Körper beginnt, seine Muskeln und Faszien umzubauen. Sturfen kann über längere Zeiträume für Ungeübte zunächst körperlich fordernd sein. Ehemals gequetschte Strukturen und Knorpel können sich wieder entfalten und Nährstoffe besser aufnehmen, beispielsweise auch unterstützt durch Nahrungsergänzungsmittel. Der Trainingszustand des Körpers verbessert sich, was zu weiterer sportlicher Tätigkeit anregt. Sturfen ist somit auch ein Motivator, sich aus der Abwärtsspirale der Bewegungsarmut herauszubegeben.

Schäden durch gesteigerte Beweglichkeit?

In der Kritik an Dehnungsübungen wird gerne auf Schäden verwiesen, die durch eine gesteigerte Beweglichkeit entstehen können. Hier muss zuerst darauf hingewiesen werden, dass alle Bewegungen nur im Rahmen der normalen Gelenksbeweglichkeit ausgeführt werden. Kein Gelenk sollte von einem Gerät oder Stuhl in eine Bewegungsrichtung gedrängt werden, die es nicht erreichen kann. Solche Verfahren werden im medizinischen Bereich angewandt, unter anderem auch durch motorbetriebene Bewegungsschienen, wie zum Beispiel nach Knieprothesenoperationen, bei denen Extremitäten mit Bändern an Geräte gebunden werden, um die Beweglichkeit zu steigern.

Dies ist bei einem solchen Stuhl nicht der Fall. Primär wird der Stuhl in einer Position eingestellt, in der man es gut aushält und es selbst in der Hand hat, die Position einzunehmen, die bequem ist. Für eine Dehnung ist natürlich eine Stellung ideal, die leicht in einen Dehnungsschmerz hineingeht. Diesen Schmerz könnte man als Wohlfühlschmerz bezeichnen. Schmerzt die Dehnung über dieses Wohlergehen hinaus, sollte die Dehnungsintensität vermindert werden.

Allen Studien, die bislang durchgeführt wurden, ist gemein, dass jeweils vor der Dehnung keine Elastopressur vorgenommen wurde. Insofern sagt keine Studie – weder eine positive, noch eine negative – etwas darüber aus, wie es wäre, wenn zuvor eine Elastopressur durchgeführt worden wäre.

Schließlich wird noch angeführt, dass es in Bauchanlage zu Schäden im Darmbereich kommen kann. Auch diese Vermutung entbehrt jeder Grundlage, denn es wird kein hoher Druck aufgebaut, sondern der Druck entspricht demjenigen, der entsteht, wenn man im Bett auf dem Bauch liegt und sich ein Kissen unter den Bauch legt.

Fazit

Rückenschmerzen sind ursächlich durch das Sitzen in der Schulzeit entstanden. Dadurch kam es bei so gut wie allen von uns zu Muskelverkürzungen, welche die Bandscheiben und Wirbelgelenke zerdrücken. Durch Bewegung und Kraftaufbau kann zwar der Reibeschmerz vermindert werden, in Wirklichkeit kommt es aber dadurch erst recht zu einer Zermahlung der Bandscheiben unter dem muskulären Druck. Es müsste daher vor jeglicher Therapie, Bewegung oder Sport zunächst die Sitzkrankheit beseitigt werden, indem die verkürzte Muskulatur wieder elastisch gemacht wird. Dies erfolgt über Elastopressur durch Druck auf Sensoren im Muskelansatz aller beteiligter Muskeln, welche die Spannung des Muskels herabsetzt. Anschließend muss die unmittelbar einsetzende Schmerzreduktion unterbrechungsfrei nahezu täglich durch Dehnungsübungen aufrechterhalten werden. Alternativ können entweder als zweiter oder ersatzweise für beide Schritte lange Dehnungsstellungen mit Hilfsmitteln eingenommen werden, die den gleichen Effekt haben.

Am Schluss bleibt die Erkenntnis, dass der Rückenschmerz eine klar erkennbare Ursache hat. Die Wissenschaft muss sich die Frage stellen, weshalb diese offensichtliche Ursache nie untersucht worden ist. Genauso muss man sich fragen, weshalb zahlreiche Therapieverfahren, die seit Jahren in Anwendung sind, nicht erforscht sind. Gäbe es diesen blinden Fleck in der Forschung nicht, wäre zumindest bekannt, dass von den vielen angebotenen Therapien die einen helfen, die anderen nicht. Die Wissenschaft kann eben auch nur Aussagen über Sachverhalte treffen, die untersucht worden sind, nicht jedoch über etwas, das noch nie Ziel einer Studie war.

Für alle diejenigen, die ihre Schmerzen verstehen und loswerden möchten, sind hier Maßnahmen skizziert. Wie eingangs beschrieben, sollten sich schmerzgeplagte Menschen nicht an dem festhalten, was sie schon immer geglaubt haben, sondern umdenken zu dem, was der Logik entspricht. Sport, Muskelaufbau und Bewegung klingen gut, haben aber mit Schmerz und Gesundheit nicht so viel zu tun, wie allgemein angenommen wird.

Nachdem ich einer älteren Dame das alles genau erklärt hatte, verließ sie mein Sprechzimmer mit dem Satz: „Junger Mann, sehr interessant. Aber ich muss Gartenarbeit machen, und dazu brauche ich Muskeln.“ Ich wünsche Ihnen, dass Sie verstanden haben, dass Sie Ihre Muskeln nicht kräftigen müssen, um schmerzfrei zu sein und dennoch alles machen können – auch im Garten arbeiten.

Quellen

Wissenschaftliche Studien

Sears, W. R./Sergides, I. G./Kazemi, N./Smith, M./White, G. J./Osburg, B.: Incidence and prevalence of surgery at segments adjacent to a previous posterior lumbar arthrodesis. Spine J. 2011/Jan 11; 1:11-20.

Vigotsky, A. D./Lehman, G. J./Beardsley, C./Contreras, B./Chung, B./Feser, E. H.: The modified Thomas test is not a valid measure of hip extension unless pelvic tilt is controlled. PeerJ. 2016/Aug 11; 4:e2325.

Marshall, Paul/Haylesh, Patel/Callaghan, Jack: Gluteus Medius Strength, Endurance, and Co-Activation in the Development of Low Back Pain during Prolonged Standing. Human Movement Science 2011; 30 (1): 63–73.

Maher, C./Underwood, M./Buchbinder, R.: Non-specific low back pain. Lancet. 2017/Feb 18; 389(10070):736-747.

Wilke, H. J./Neef, P./Caimi, M./Hoogland, T./Claes, L. E.: New in vivo measurements of pressures in the intervertebral disc in daily life. Spine (Phila Pa 1976). 1999/Apr 15; 24(8):755-62.

Roffey, Darren M. et al.: Causal assessment of occupational sitting and low back pain: results of a systematic review. The Spine Journal 10.3/2010; 252-261.

Bajwa, N. S./Toy, J. O./Young E. Y./Cooperman, D. R/Ahn, N. U.: Disk degeneration in lumbar spine precedes osteoarthritic changes in hip. Am J Orthop (Belle Mead NJ). 2013/Jul; 42(7):309-12.

Ben-Galim, P./Ben-Galim, T./Rand, N./Haim, A./Hipp, J./Dekel, S./Floman, Y.: Hip-spine syndrome: the effect of total hip replacement surgery on low back pain in severe osteoarthritis of the hip. Spine (Phila Pa 1976). 2007/Sep 1; 32(19):2099-102.

Bumann, Anke/Banzer, Winfried/Fleckenstein, Johannes: Prevalence of Biopsychosocial Factors of Pain in 865 Sports Students of the Dach (Germany, Austria, Switzerland) Region – A Cross-Sectional Survey. Journal of Sports Science and Medicine (19). 2020; 323 - 336.

Boden, S. D./Davis, D. O./Dina, T. S./Patronas, N. J./Wiesel, S. W.: Abnormal magnetic-resonance scans of the lumbar spine in asymptomatic subjects. A prospective investigation. J Bone Joint Surg Am. 1990/Mar; 72(3):403-8.

Roffey, D. M./Wai, E. K./Bishop, P./Kwon, B. K./Dagenais, S.: Causal assessment of occupational sitting and low back pain: results of a systematic review. Spine J. 2010/Mar; 10(3):252-61.

Mannion, A. F./Junge, A./Elfering, A./Dvorak, J./Porchet, F./Grob, D.: Great expectations: really the novel predictor of outcome after spinal surgery? Spine (Phila Pa 1976). 2009/Jul 1; 34(15):1590-9.

Wan, Q./Lin, C./Li, X./Zeng, W./Ma, C.: MRI assessment of paraspinal muscles in patients with acute and chronic unilateral low back pain. Br J Radiol. 2015/Sep; 88(1053):20140546.

Manchikanti, L./Abdi, S./Atluri, S./Benyamin, R. M./ Boswell, M. V./Buenaventura, R. M./Bryce, D. A./Burks, P. A./Caraway, D. L./Calodney, A. K./Cash, K. A./Christo, P. J./Cohen, S. P./Colson, J./Conn, A./Cordner, H./Coubarous, S./Datta, S./Deer, T. R./Diwan, S./Falco, F. J./Fellows, B./Geffert, S./Grider, J. S./Gupta, S./Hameed, H./Hameed, M./Hansen, H./Helm, S. 2nd/Janata, J. W./Justiz, R./Kaye, A. D./Lee, M./Manchikanti, K. N./McManus, C. D./Onyewu, O./Parr, A. T./Patel, V. B./Racz, G. B./Sehgal, N./Sharma, M. L./Simopoulos, T. T./Singh, V./Smith, H. S./Snook, L. T./Swicegood, J. R./Vallejo, R./Ward, S. P./Wargo, B. W./Zhu, J./Hirsch, J. A.: An update of comprehensive evidence-based guidelines for interventional techniques in chronic spinal pain. Part II: guidance and recommendations. Pain Physician. 2013/Apr; 16(2 Suppl):S49-283.

Soroceanu, A./Ching, A./Abdu, W./McGuire, K.: Relationship between preoperative expectations, satisfaction, and functional outcomes in patients undergoing lumbar and cervical spine surgery: a multicenter study. Spine (Phila Pa 1976). 2012/Jan 15; 37(2):E103-8.

Parisien, M./Lima, L. V./Dagostino, C./El-Hachem, N./Drury, G. L./Grant, A. V./Huising, J./Verma, V./Meloto, C. B./Silva, J. R./Dutra, G. G. S./Markova, T./Dang, H./Tessier, P. A./Slade, G. D./Nackley, A. G./Ghasemlou, N./Mogil, J. S./Allegri, M./Diatchenko, L.: Acute inflammatory response via neutrophil activation protects against the development of chronic pain. Sci Transl Med. 2022/May 11; 14(644).

Studien über Mukelaufbau

Steele, J./Bruce-Low, S./Smith, D.: A reappraisal of the deconditioning hypothesis in low back pain: review of evidence from a triumvirate of research methods on specific lumbar extensor deconditioning. Current Medical Research and Opinion. 2014; 30(5):865-911.

Steele, J./Bruce-Low, S./Smith, D.: A review of the clinical value of isolated lumbar extension resistance training for chronic low back pain. PM R. 2015; 7(2):169-87.

Fernandez-de-las-Penas, C./Albert-Sanchis, J. C./Buil, M./Benitez, J. C. et al.: Cross-sectional area of cervical multifidus muscle in females with chronic bilateral neck pain compared to controls. The Journal of Orthopaedic and Sports Physical Therapy. 2008; 38(4):175-80.

Elliott, J. M./Pedler, A. R./Jull, G. A. et al.: Differential changes in muscle composition exist in traumatic and nontraumatic neck pain. Spine. 2014; 39(1):39-47.

Le Cara, E. C./Marcus, R. L./Dempsey, A. R. et al.: Morphology versus function: the relationship between lumbar multifidus intramuscular adipose tissue and muscle function among patients with low back pain. Archives of Physical Medicine and Rehabilitation. 2014; 95(10):1846-52.

Teichtahl, A. J./Urquhart, D. M./Wang, Y. et al.: Fat infiltration of paraspinal muscles is associated with low back pain, disability, and structural abnormalities in community-based adults. Spine Journal. 2015; 15(7): 1593-601.

Vigotsky, Andrew D. et al.: The modified Thomas test is not a valid measure of hip extension unless pelvic tilt is controlled. PeerJ 4, 2016.

Masse-Alarie, H./Beaulieu, L. D./Preuss, R. et al.: Corticomotor control of lumbar multifidus muscles is impaired in chronic low back pain: concurrent evidence from ultrasound imaging and double-pulse transcranial magnetic stimulation. Experimental Brain Research. 2016; 234(4):1033-45.

Ekin, E. E./Kurtul Yildiz, H./Mutlu H. Age and sex-based distribution of lumbar multifidus muscle atrophy and coexistence of disc hernia: an MRI study of 2028 patients. Diagnostic and Interventional Radiology. 2016; 22(3):273-6.

Fortin, M./Lazary, A./Varga, P. P. et al.: Association between paraspinal muscle morphology, clinical symptoms and functional status in patients with lumbar spinal stenosis. European Spine Journal. 2017; 26(10):2543-51.

Pillastrini, P./Ferrari, S./Rattin, S./Cupello, A./Villafañe, J. H./Vanti, C.: Exercise and tropism of the multifidus muscle in low back pain: a short review. *J Phys Ther Sci*. 2015; 27(3):943-945.

Hicks, G. E./Morone, N./Weiner, D. K.: Degenerative lumbar disc and facet disease in older adults: prevalence and clinical correlates. Spine. 2009; 34(12):1301-6.

Owen, P. J./Rantalainen, T./Scheuring, R. A. et al.: Axial loading and posture cues in contraction of transversus abdominis and multifidus with exercise. Sci Rep 10/2020; 11218.

Danneels, L. A./Vanderstraeten, G. G./Cambier, D. C. et al.: Effects of three different training modalities on the cross sectional area of the lumbar multifidus muscle in patients with chronic low back pain. British Journal of Sports Medicine 2001; 35:186-191.

Storheim, K./Berg, L./Hellum, C. et al.: Fat in the lumbar multifidus muscles – predictive value and change following disc prosthesis surgery and multidisciplinary rehabilitation in patients with chronic low back pain and degenerative disc: 2-year follow-up of a randomized trial. BMC Musculoskelet Disord 18/2017; 145.

Shahidi, B./Hubbard, J. C./Gibbons, M. C. et al.: Lumbar multifidus muscle degenerates in individuals with chronic degenerative lumbar spine pathology. J Orthop Res. 2017; 35(12):2700-2706.

Hofste, A./Soer, R./Hermens, H. J. et al.: Inconsistent descriptions of lumbar multifidus morphology: A scoping review. BMC Musculoskelet Disord 21/2020; 312.

Teichtahl, A. J./Urquhart, D. M./Wang, Y. et al.: Physical inactivity is associated with narrower lumbar intervertebral discs, high fat content of paraspinal muscles and low back pain and disability. Arthri-tis Research & Therapy. 2015; 17:114.

Dahlqvist, J. R./Vissing, C. R./Hedermann G. et al.: Fat Replacement of Paraspinal Muscles with Aging in Healthy Adults. Medicine and Science in Sports and Exercise. 2017; 49(3):595-601.

Hides, J. A./Stanton, W. R./McMahon, S. et al.: Effect of stabilization training on multifidus muscle cross-sectional area among young elite cricketers with low back pain. The Journal of Orthopaedic and Sports Physical Therapy. 2008; 38(3):101-8.

Wasserman, M. S./Guermazi, A./Jarraya, M. et al. Evaluation of spine MRIs in athletes participating in the Rio de Janeiro 2016 Summer Olympic Games. BMJ Open Sport & Exercise Medicine. 2018; 4:e000335.

Steele, J./Bruce-Low, S./Smith, D.: A review of the specificity of exercises designed for conditioning the lumbar extensors. British Journal Sports Medicine. 2015; 49(5):291-7.

Da Silva, R. A./Larivière, C./Arsenault, A. B. et al.: Pelvic stabilization and semisitting position increase the specificity of back exercises. Medicine and Science in Sports and Exercise. 2009; 41(2):435-43.

San Juan, J. G./Yaggie, J. A./Levy, S. S. et al.: Effects of pelvic stabilization on lumbar muscle activity during dynamic exercise. Journal of Strength and Conditioning Research. 2005; 19(4):903-7.

Larivière, C./Da Silva, R. A./Arsenault, A. B. et al.: Specificity of a back muscle exercise machine in healthy and low back pain subjects. Medicine and Science in Sports and Exercise. 2010; 42(3):592-9.

Schomacher, J./Falla, D.: Function and structure of the deep cervical extensor muscles in patients with neck pain. Manual Therapy. 2013; 18(5):360-6.

Pollock, M. L./Graves, J. E./Bamman, M. M. et al.: Frequency and volume of resistance training: effect on cervical extension strength. Archives of Physical Medicine and Rehabilitation. 1993; 74(10):1080-6.

Graves, J. E./Pollock, M. L./Carpenter, D. M. et al.: Quantitative assessment of full range-of-motion isometric lumbar extension strength. Spine. 1990; 15(4):289-94.

Graves, J. E./Pollock, M. L./Foster, D. et al.: Effect of training frequency and specificity on isometric lumbar extension strength. Spine. 1990; 15(6):504-9.

Robinson, M. E./Greene, A. F./O'Connor, P. et al.: Reliability of lumbar isometric torque in patients with chronic low back pain. Physical Therapy. 1992; 72(3):186-90.

Graves, J. E./Pollock, M. L./Leggett, S. H. et al.: Limited range-of-motion lumbar extension strength training. Medicine and science in sports and exercise. 1992; 24(1):128-33.

Stevens, S./Agten, A./Timmermans, A./Vandenabeele F.: Unilateral changes of the multifidus in persons with lumbar disc herniation: a systematic review and meta-analysis. Spine J. 2020/Oct; 20(10):1573-1585.

Steele, J./Bruce-Low, S./Smith, D. et al.: A randomized controlled trial of limited range of motion lumbar extension exercise in chronic low back pain. Spine. 2013; 38(15):1245-52.

Hides, J. A./Lambrecht, G./Stanton, W. R./Damann, V.: Changes in multifidus and abdominal muscle size in response to microgravity: possible implications for low back pain research. Eur Spine J. 2016/May; 25 Suppl 1:175-82.

Pollock, M. L./Leggett, S. H./Graves, J. E./Jones, A./Fulton, M./Cirulli, J.: Effect of resistance training on lumbar extension strength. American Journal of Sports Medicine. 1989; 17(5):624-9.

Zhang, S./Xu, Y./Han, X. et al.: Functional and Morphological Changes in the Deep Lumbar Multifidus Using Electromyografy and Ultrasound. Sci Rep 8. 2018; 6539.

Steele, J./Bruce-Low, S./Smith, D./Jessop, D./Osborne, N.: Isolated Lumbar Extension Resistance Training Improves Strength, Pain, and Disability, but Not Spinal Height or Shrinkage ("Creep") in Participants with Chronic Low Back Pain. Cartilage. 2017c; 1:1947603517695614.

Evans, R./Bronfort, G./Nelson, B./Goldsmith, C. H.: Two-year follow-up of a randomized clinical trial of spinal manipulation and two types of exercise for patients with chronic neck pain. Spine. 2002; 27(21):2383-9.

Steele, J./Bruce-Low, S./Smith, D./Osborne, N./Thorkeldsen, A.: Can specific loading through exercise impart healing or regeneration of the intervertebral disc? Spine Journal. 2015; 15(10):2117-21.

Steele, J./Fisher, J./Perrin, C./Conway, R./Bruce-Low, S./Smith, D.: Does change in isolated lumbar extensor muscle function correlate with good clinical outcome? A secondary analysis of data on change in isolated lumbar extension strength, pain, and disability in chronic low back pain. Disability and Rehabilitation. 2018; 12:1-9.

Nelson, B. W./Carpenter, D. M./Dreisinger, T. E. et al.: Can spinal surgery be prevented by aggressive strengthening exercises? A prospective study of cervical and lumbar patients. Archives of Physical Medicine and Rehabilitation. 1999; 80(1):20-5.

Nelson, B. W./O'Reilly, E./Miller, M. et al.: The clinical effects of intensive, specific exercise on chronic low back pain: a controlled study of 895 consecutive patients with 1-year follow up. Orthopedics. 1995; 18(10):971-81.

Literaturliste / Empfohlene Bücher

https://www.leitlinien.de/nvl/html/kreuzschmerz/kapitel-1

Schnack, Gerd: Das Wunder der Entspannungshocke: Befreiter Rücken und ein gutes Bauchgefühl. Freiburg im Breisgau: Verlag Herder GmbH, 2016.

Elstner, Frank/Schnack, Gerd: Bonusjahre: Durch Bewegung, Meditation und Elastizität in ein erfülltes und gesundes Leben. München: Piper ebooks, 2017.

Schnack, Gerd: Sitzen macht krank: Übungsrituale für Rücken, Gelenke und strapazierte Nerven. München: Piper ebooks, 2019.

Starrett, Kelly/Cordoza, Glen/Starrett, Juliet: Sitzen ist das neue Rauchen: Das Trainingsprogramm, um lebensstilbedingten Haltungsschäden vorzubeugen und unsere natürliche Mobilität zurückzugewinnen. München: riva Verlag, 2016.

Suchert, Vivien: Sitzen ist fürn Arsch: Warum die sitzende Lebensweise unsere Gesundheit gefährdet und was wir dagegen tun können. München: Heyne Verlag, 2017.

Starrett, Kelly/Cordoza, Glen: Werde ein geschmeidiger Leopard – aktualisierte und erweiterte Ausgabe: Die sportliche Leistung verbessern, Verletzungen vermeiden und Schmerzen lindern. München: riva Verlag, 2016.

Józsa, László G./Kannus, Pekka: Human Tendons: Anatomy, Physiology, and Pathology. Champaign: Human Kinetics, 1997.

Liebscher-Bracht, Roland/Bracht, Petra: Deutschland hat Rücken: Wie es so weit kommen konnte. Warum jetzt Schluss damit ist. Was Sie selbst dagegen tun können – Mit unseren besten Selbsthilfeübungen für zu Hause. München: Mosaik Verlag, 2018.

Thömmes, Frank: Wer länger sitzt, ist früher tot: Das Erste-Hilfe-Programm für Vielsitzer gegen Haltungsschäden und Schmerzen. München: riva Verlag, 2017.

Perugia, Lamberto/Ippolito, Ernesto/Postacchini, Franco: The Tendons: Biology, Pathology, Clinical Aspects. Milano: Kurtis, 1986.

Gunn, C. Chan: The Gunn Approach to the Treatment of Chronic Pain: Intramuscular Stimulation for Myofascial Pain of Radiculopathic Origin. Hong Kong: Churchill Livingstone, 1996.

Weigl, Tobias/Berthold, Thomas: Die Rückenschmerz-Bibel: Diagnose - Therapie - Heilung. Aachen: Meyer & Meyer, 2018.

Ellgen, Pamela: Training für den Psoas: Ein kräftiger und beweglicher großer Lendenmuskel verbessert Ihre Mobilität und beugt Verletzungen und Rückenschmerzen vor. München: riva Verlag, 2015.

Staugaard-Jones, Jo Ann: Psoas-Training: Der große Lendenmuskel als Schlüssel zu körperlichem, seelischem und emotionalem Wohlbefinden. London: Stiebner Verlag GmbH, 2017.

Adler, Kristin/Fengler, Arndt: Psoas-Training für Vielsitzer: Schmerzfrei und beweglich: Die Lendenmuskulatur kräftigen. Stuttgart: Georg Thieme Verlag, 2018.

Froböse, Ingo/Schöber, Ulrike: Das neue Psoas-Training: Schmerzfrei, leistungsfähig und beweglich: Die besten Übungen für den großen Lendenmuskel. München: Südwest Verlag, 2017.

Froböse, Ingo/Schöber, Ulrike: Das neue Psoas-Training: Schmerzfrei, leistungsfähig und beweglich: Die besten Übungen für den großen Lendenmuskel. München: Südwest Verlag, 2017.

Hock, Burkhard: Atlas der Hock Schmerztherapie: Ein Lehrbuch mit kompletter Behandlungsanleitung. Piding: Verlag der Gesundheit, 2015.

Hock, Burkhard: Schmerzt es noch oder dehnen Sie schon? Die Dehnungsanleitung zur Hock-Schmerz-Therapie. Piding: Verlag der Gesundheit, 2015.

McGill, Stuart: Low Back Disorders, 3E. Champaign: Human Kinetics, 2015.

Gokhale, Esther: Nie wieder Rückenschmerzen: Dauerhafte Besserung in 8 Schritten. München: riva Verlag, 2013.

McGill, Stuart: Rücken-Reparatur: Die McGill-Methode, um Rückenschmerzen selbst zu heilen. München: riva Verlag, 2016.

Bowman, Katy: Bewegung liegt in deiner DNA: Wie man lernt, sich wieder natürlich zu bewegen, und dadurch gesund wird. München: riva Verlag, 2016.

Stelzig, Manfred: Krank ohne Befund. Salzburg: ecoWin, 2013.

Hausteiner-Wiehle, Constanze/Henningsen, Peter: Kein Befund und trotzdem krank? Mehr Behandlungszufriedenheit im Umgang mit unklaren Körperbeschwerden – bei Patient und Arzt. Stuttgart: Klett-Cotta, 2019.

Wright, James Gardner: Evidence-based Orthopaedics: The Best Answers to Clinical Questions. Edinburgh, New York: Elsevier Health Sciences, 2009.

Sachse, Jochen/Schildt, Karla: Manuelle Untersuchung und Mobilisationsbehandlung der Wirbelsäule. Berlin/Heidelberg/New York: Springer-Verlag, 2013.

Beck, Frieder: Bewegung macht schlau: mentale Leistungssteigerung durch körperliche Aktivität. Wien: Goldegg Verlag, 2021.

Suchert, Vivien: Sitzen ist fürn Arsch: Warum die sitzende Lebensweise unsere Gesundheit gefährdet und was wir dagegen tun können. München: Heyne Verlag, 2017.

Bildquellen

Fotos: S. 34, 35, 36, 37, 61, 100, 145, 211, 219: ©Christian Behrendt; S. 32: ©Lukas Kapeller; S. 33: Shutterstock/©OlgaRomanova, Shutterstock/©Muellek; S. 41: Shutterstock/©bxTT; S. 42: Shutterstock/©Marcin Balcerak; S. 45: Shutterstock/©Yargin; S. 88: Shutterstock/©Jiri Stoklaska; S. 93: Shutterstock/©bluedog studio; S. 104: Shutterstock/©MJfotografie.cz; S. 105: Shutterstock/©Yellow Cat, Shutterstock/©Quality Stock Arts; S. 108: Shutterstock/©Stock-Asso; S. 109: Shutterstock/©Dusan Petkovic; S. 112: ©Archiv Behrendt; S. 177, 179, 181, 183, 185, 186–187, 189, 191–200, 214–218: ©Steve Senftleben; S.228: Shutterstock/©HENADZI KLIENT.

Alle Illustrationen: ©Stefan Dangl, andere Bezugsquellen: S. 112, 130, 178, 180, 182, 184, 186, 188, 190: Shutterstock/©SciePro; S. 96: Shutterstock/©stihii; S. 104: Shutterstock/©Axel Kock; S. 136: Shutterstock/©Chu KyungMin; S. 174: Shutterstock/©medicalstocks; S. 200: Shutterstock/©Maanas; S. 202: Shutterstock/©Dn Br; S. 211: ©Busse Design+Engineering GmbH; S. 222: ©Martin Martiska; S. 223 ©Alexander Beim.

Der große Gesundheitscheck

Jeder möchte alt werden, aber keiner möchte alt sein. Dieser Spruch ist ebenso banal wie wahr. Zucker, Stress, Alkohol, Rauchen oder Bewegungsmangel, die bei vielen Menschen wie selbstverständlich zum Alltag gehören, beschleunigen das Altern und erhöhen das Risiko für Krankheiten. Dass Körper und Seele gepflegt werden wollen, wird vielen erst klar, wenn sie ernsthaft krank werden.
Der Allgemein- und Ernährungsmediziner Dr. Burkhard Jahn zeigt auf, welche Krankmacher unser Leben bedrohen und was es bei Gesundheitsuntersuchungen zu beachten gilt, um einen exakten Überblick über die eigene Gesundheit zu erhalten. Darüber hinaus enthält das Buch praktische Tipps zu mehr Gesundheit und Lebensfreude sowie Rezepte für ein gesundes, langes Leben.

Von der Wirkung des bösen Sonnenblumenöls und des noch böseren Buben Zuckers, über den Darm als eine Schaltzentrale bis hin zum Einklang von Körper, Geist und Seele. Dr. Jahn nimmt uns mit auf eine spannende Reise in unseren Körper! Er gibt vielseitige Tipps, um gesund und fröhlich alt zu werden und sich und seinen Körper besser zu verstehen. Nie mit erhobenem Zeigefinger, aber immer mit Verstand und Nachdruck. Spannend, anschaulich und leicht erklärt. Ein Hoch auf das gesunde Leben.

Katharina Guleikoff, Radio Bremen

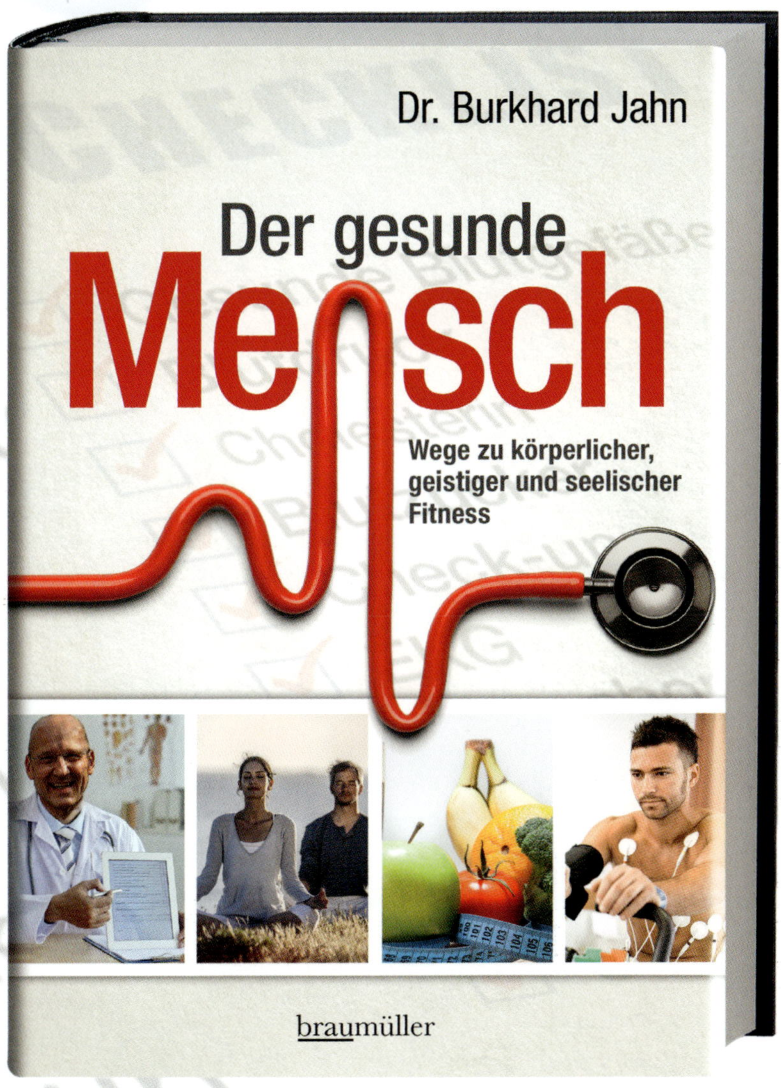

ISBN 978-3-99100-309-0
400 Seiten, Hardcover
(D) **€ 25**

Dr. med. Burkhard Jahn

Der gesunde Mensch

Wege zu körperlicher, geistiger und seelischer Fitness

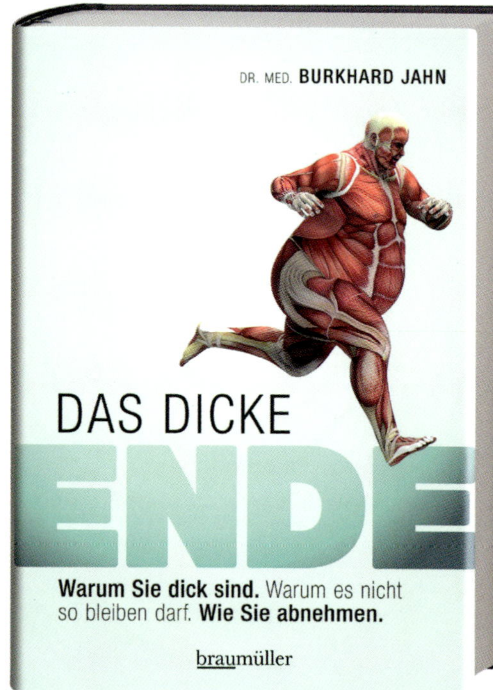

Dr. med. Burkhard Jahn

Das dicke Ende

Warum Sie dick sind. Warum es nicht so bleiben darf. Wie Sie abnehmen.

ISBN 978-3-99100-148-5
208 Seiten, Hardcover
(D) **€ 21,90**

Ein Fünftel der Gesellschaft ist massiv übergewichtig. Und es werden immer mehr! Mit Beschönigen und Verharmlosen erreicht man gar nichts, manchmal helfen nur harte Geschütze. Die fährt Burkhard Jahn auf, findet deutliche Worte. Er tut mit diesen unbequemen Wahrheiten dem Leser den größtmöglichen Gefallen, denn ein Leben mit massivem Übergewicht bringt massive Beeinträchtigungen mit sich.

Das dicke Ende nimmt neben der medizinischen auch die soziale, wirtschaftliche und emotionale Komponente ins Visier. Es verbindet den argumentativen Weitblick und die thematische Tiefe eines Sachbuchs mit dem Nutzwert eines Ratgebers, indem es nicht nur zum Umdenken anregt, sondern dort, wo es angebracht und sinnvoll ist, konkrete Hilfestellungen bietet.

Dr. med. Christian Matthai

Leichter werden

Vom richtigen Umgang mit dem Körper

ISBN 978-3-99100-090-7
192 Seiten, Hardcover
(D) **€ 19,90**

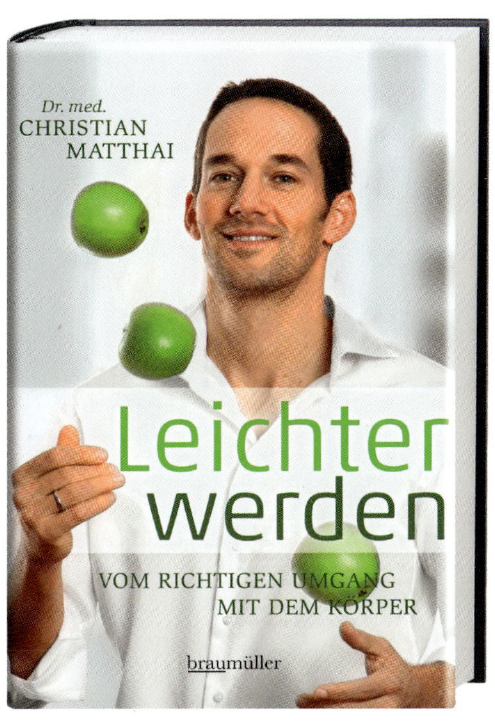

Mehr als die Hälfte der erwachsenen Europäer ist übergewichtig. Haben wir verlernt gesund zu leben? Oder ist der menschliche Körper des 21. Jahrhunderts durch falsche Ernährung bereits verweichlicht? Der aus den Medien bekannte Gesundheitsexperte Dr. Christian Matthai zeigt mit seinem neuen Buch, wie man seinen Körper in Form hält.

Dr. Christian Matthai beleuchtet mit *Leichter werden* auf charmante und verständliche Art Ernährung und Lebensführung, verbindet sie miteinander zum ultimativen „Well Aging"-Konzept. Das wissenschaftliche Fundament spricht damit auch jene Leser an, die bereits mit der Materie vertraut sind.

Bibliografische Information der Deutschen Nationalbibliothek
Die Deutsche Nationalbibliothek verzeichnet diese Publikation in der Deutschen Nationalbibliografie; detaillierte bibliografische Daten sind im Internet über http://dnb.d-nb.de abrufbar.

1. Auflage 2022

Servitengasse 5, A-1090 Wien
www.braumueller.at

Lektorat: Maria-Christine Leitgeb
Bilder Umschlag: Vorderseite: Shutterstock/©Hamara; Rückseite: Illustrationen ©Stefan Dangl; Fotos: ©Steve Senftleben, ©Helge Kirchberger.
Druck und Bindung: Florjancic Tisk d.o.o, Perhavceva ulica 44, SI-2000 Maribor
ISBN 978-3-99100-354-0